新文京開發出版股份有限公司
NEW WCDP
新世紀・新視野・新文京 — 精選教科書・考試用書・專業參考書

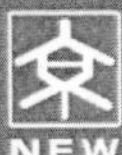

New Wun Ching Developmental Publishing Co., Ltd.

New Age · New Choice · The Best Selected Educational Publications — NEW WCDP

第2版
Second Edition

美容衛生與化妝品法規

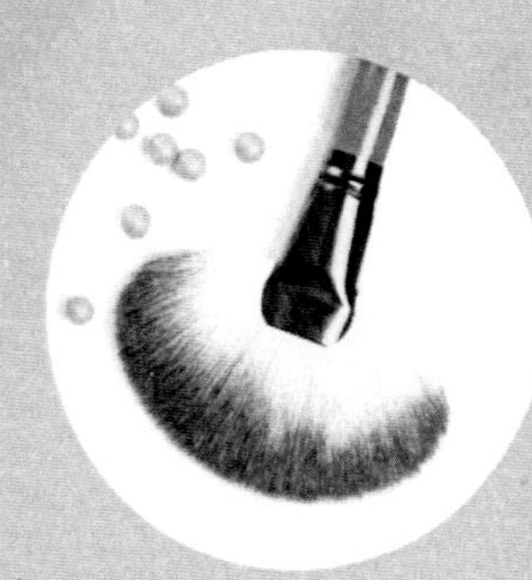

編著 蔡琦・徐珮清・王素華
校閱 費廣明

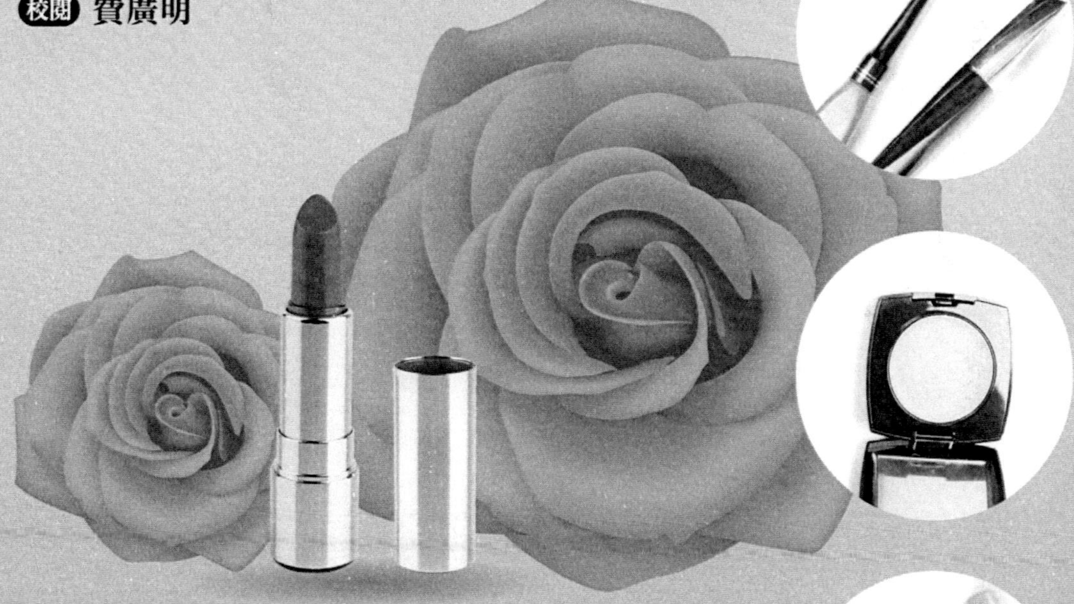

Beauty Hygiene and The Cosmetic Products Regulations

國家圖書館出版品預行編目資料

美容衛生與化妝品法規 / 蔡琦, 徐珮清, 王素華編著.
-- 二版. -- 新北市 : 新文京開發, 2019.09
面 ; 公分

ISBN 978-986-430-562-9（平裝）

1. 衛生法規 2. 化妝品檢驗

412.21 108014592

美容衛生與化妝品法規(第二版) （書號:**B432e2**）

編著者 蔡琦 徐珮清 王素華
出版者 新文京開發出版股份有限公司
地址 新北市中和區中山路二段 362 號 9 樓
電話 (02) 2244-8188（代表號）
F A X (02) 2244-8189
郵撥 1958730-2
初版 西元 2018 年 02 月 10 日
二版 西元 2019 年 09 月 10 日

建議售價：450 元

法律顧問：蕭雄淋律師

ISBN 978-986-430-562-9

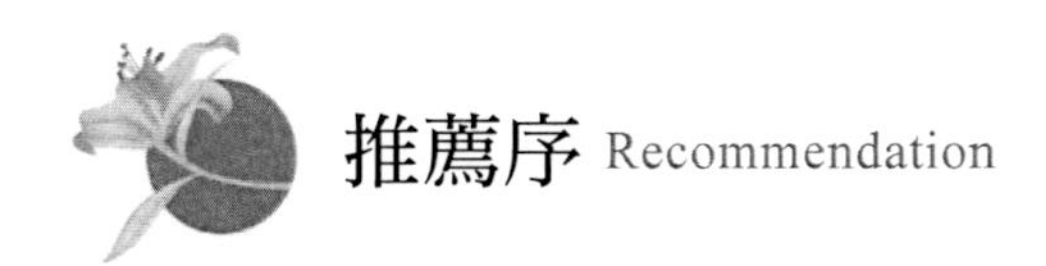

推薦序 Recommendation

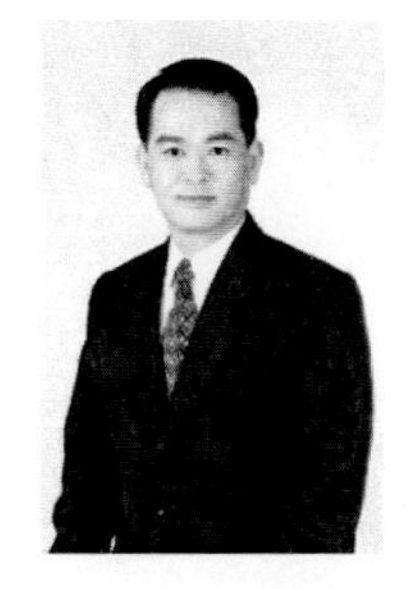

當今人口結構之快速老化，已是全世界在新世紀中必須共同面臨的挑戰，雖然醫療科技精進，能讓人健康促進增長，但人們隨著走向高齡也需要隨著社會的高度發展跟進，以至於人們對外貌的表現也越加重視，在化妝品的市場上，規模亦逐年擴大和創新，各大專院所開設之化妝品與美容相關科系，也日益趨長；我看了《美容衛生與化妝品法規》這本書，除了可以做為美容與化妝品相關科系之法規及美容衛生教學書籍，也是一本認識化妝品的初入門必要書籍，特別是第二版出書即將誕生。

人都是需要被瞭解、需要被愛，每一個人自成長階段到高齡時光，都可以是一個充滿「愛」的美好時光，所以「化妝品」雖然普遍都會用到，但更是一個需要被認識的知識和領域。本書由蔡琦老師、徐珮清老師及王素華老師，就其專業領域之精華共同編撰，書籍之內容對「化妝品」所衍生的「化妝品美學」服務與選擇和運用層面問題，非常值得您我重視。這本非常優質化妝品美學健康的書，從每一個人的生活意涵與裝扮範疇等均涵蓋；須知誰都不能免於隨著年齡衰老的事實，但若不深入瞭解，不當地使用化妝品及保養品，那就會更加速您皮膚的凋零和損傷；尤其若在當今眼花撩亂的廣告催化下，一般使用化妝品的年齡已降到十六歲左右，而在二十歲上下就長出皮膚斑的年輕人，也有越來越多的趨勢；從這可見對化妝品的認識是非常重要的，假如因不知而危害到自身皮膚，那後果真是不容您我忽視。

一般對成長至高齡者，在健康促進來說，老年長者若健康與皮膚受影響，尤其在女性或高齡者可能會給個人帶來迷失、心碎。如何讓每個人得到應有的重視、外觀受照顧保養和生活品質昇華，以提升人們的尊嚴；雖然成長過程是人生必經的階段，但是這個階段，仍然可以透過「化妝品」機制來追求自我不斷的成長，須知「關心今天自己的美貌，就是關心明天的自己」，我們應該共同努力營造美好優質的長久生活。非常多人的皮膚症狀被誤解是正常人生老化的現象，因而造成延誤就醫與確診；當在認識「化妝品學」後，我們才能從最初就深刻體會到「生命的美好與艱難」；若欠缺對一般實務瞭解，會因為「未知」與「不可測」，讓我們感覺到美的「恐慌和害怕」。

人生的過程和意義，莫過於將智慧分享他人，這本書內容和文筆不僅深入淺出，蔡琦老師等更以她們無私的品質、豐富的閱歷，將她們在人生專業經營當中，所撰最精彩「美容衛生與化妝品法規」，毫無保留地奉獻給社會大眾分享，這種精神與做法，值得所有人士敬佩和學習；個人對書中所撰與詳讀後，深表激賞與肯定；我們要熟悉「化妝品」，也要非常謹慎與配合專業人員意見，因為相信「愛美」是每個人都想要的。

我深深體悟出預防保養與杜絕不當，絕非一朝一夕之功，乃是點點滴滴、經年累月積聚而成，本人有幸為該書作序和校正，深覺這是一本好書，我非常樂意把它推薦給社會大眾！祈能喚起社會更多的迴響，以嘉惠更多學習者和社會大眾；讓每個家庭成員均可快樂、平安、健康、幸福、圓滿。僅此書序，對蔡琦老師等的謝忱與誠摯敬意；希望這本書的出版，可以讓社會大眾更深體認《美容衛生與化妝品法規》一書，讓大家獲得更多的支持與資訊，同時給予身體皮膚的愛和知識，讓我們的外觀，不僅是因醫療延長生命，而是在有生之年獲得更豐富美麗的生命。

中華民國失智者照顧協會及靜宜大學校友總會
理事長 費廣明 謹識

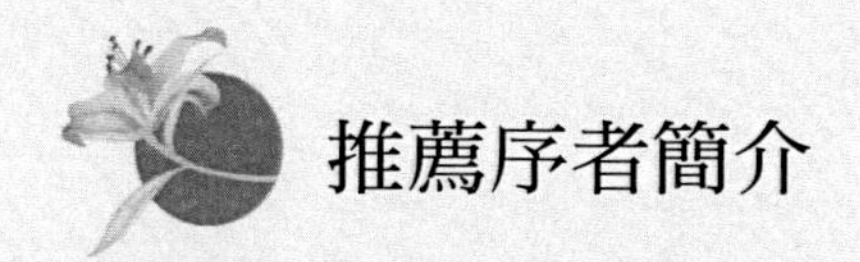

推薦序者簡介

費廣明

學經歷（摘要）

1. 中國國際養老院院長協會榮譽會長暨 2019 執行會長
2. 北京大師藏資產管理有限公司國際醫療部顧問
3. 山西仁安醫院有限公司總顧問
4. 山西仁安醫院暨產後醫護中心策略長
5. 廣東珠海新悅臺灣月子中心總顧問
6. 陝西西安伊本番茄醫療醫美有限公司總院長
7. 中國大陸醫護服務產業及老齡產業醫護諮詢顧問
8. 越南醫護及老齡產業暨財稅務等規劃諮詢顧問
9. 中華民國教育部部定講師
10. 中華民國靜宜大學校友總會理事長
11. 中華民國失智者照顧協會理事長
12. 臺灣中華健康文化管理學會理事
13. 臺灣法紀會中央政策負責群執行委員會資深副委員長
14. 臺灣失智症政策委員會委員
15. 臺灣中台科技大學管理學院兼任講師
16. 臺灣靜宜大學資訊學院兼任講師
17. 臺灣南開科技大學福祉科技與服務管理研究所兼任業界講師
18. 臺灣東海大學 EMHA 研究所兼任業界講師
19. 臺灣老人福利照顧機構評鑑指導老師

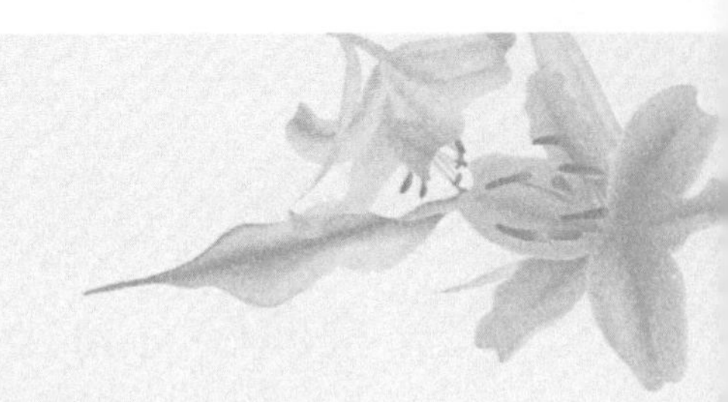

20. 臺灣教育部樂齡學習資源中心講師
21. 臺灣醫務管理學會／臺灣醫務管理師
22. 臺灣長期照護管理學會／臺灣憂鬱症防治協會會員
23. 靜宜大學企業管理研究所醫療管理組
24. 中國醫藥大學醫務管理學研究所
25. 國防醫學院（衛）1974 年班
26. 國家考試衛生環保行政職系及格
27. 前退輔會彰化榮譽國民之家保健組長
28. 前退輔會臺中榮總埔里分院醫務企劃室主任
29. 前退輔會臺中榮總埔里分院兼資訊室主任
30. 前臺北衛勤學校教務處處長／國防醫學院兼任老師
31. 前國軍臺中(803)總醫院軍醫官／前國軍軍醫上校
32. 榮獲史懷哲醫療奉獻獎 921 救災醫療團隊代表受獎
33. 榮獲靜宜大學企業管理研究所傑出校友
34. 榮獲國防醫學院民國 100 年傑出校友
35. 靜宜大學中區校友會理事（2012~2014 理事長）
36. 國防醫學院校友總會（衛）分會副會長
37. 國防醫學院中區校友會理事
38. 臺灣醫療產業暨軍公教實務等經驗 40 餘年
39. 臺灣老齡照護產業實務經驗 20 餘年

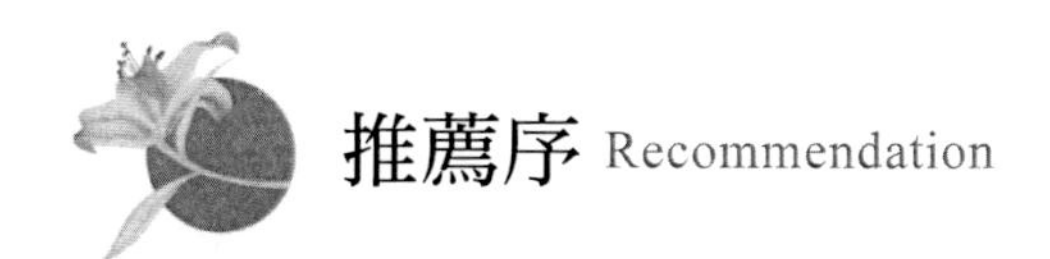

推薦序 Recommendation

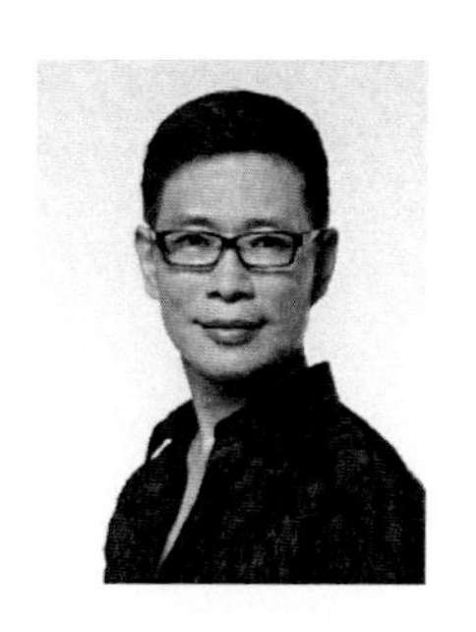

欣聞蔡琦老師、徐珮清老師與王素華老師共同編著的《美容衛生與化妝品法規》一書即將再版，無疑是對所有從事與化妝品領域相關的人員，不論是研發製造者，或是美的創造者，甚而一般的消費使用者們，真的是一個莫大的福音，因為其實美的產業在現今的社會裡，早已成為我們生活上息息相關且密不可分的朋友，它不但能帶給大家美麗健康的身心，更能帶給人們愉悅的心靈，所以我們更不能不去深入地認識及瞭解它。

對所有從事創造美麗的化妝品產業的朋友們，首先除了必須先熟悉化妝品正確完善的使用方法與知識後，才能夠悠遊地創造出屬於真正身、心、靈美麗的容顏，另外對化妝品本身的內容成分與相關的製造與法規，更需要深入的去瞭解，如此才能把美的工作與事業帶領到更專業與健康的境界。

早已聽聞蔡琦老師在美容法規與化妝品調製及創意專利發明上擁有相當卓越且優秀的表現，蔡老師也在《美容衛生與化妝品法規》第二版一書中不吝將其十九年的教學與研究成果經驗與大家分享。而在本書中除了涵蓋法律、化妝品與美容相關法規知識外，並加入了徐珮清與王素華老師所編撰的美容衛生，更提供許多學子在美容相關檢定與應試時一個最佳的參考知識與方向，所以本書絕對是所有從事美麗相關產業的朋友們必須要擁有的良方與知識寶庫。

朱正生

序 Preface

古云：愛美是人的天性，然隨著經濟的發展、社會繁榮，人們的生活水準與消費觀念均有很大的提升及改變，從原先謹講究「美」的需求，進而增加為美容與保健並重，因此化妝品、美容、保養服務，已受到大眾的重視。國內化妝品、美容等服務業蒸蒸日上，從業人員迅速成長，為顧及消費者權益，政府制訂化妝品各項相關法規，規範化妝品之衛生、品質，並推行美容、美髮技術士技能檢定考試。美容教育在各級學校、社會蔚為風氣，升學、求知的管道越見暢通，莘莘學子投入美容、美髮等相關行業，對於從業人員的貢獻，我們敬致最大的肯定。

由於美容、美髮業的蓬勃發展，相關產品推陳出新，行銷廣告見於各類媒體，良莠不齊，新聞廣告化、廣告新聞化等置入性行銷、不良產品魚目混珠，往往傷害到消費者權益及身心健康，糾紛問題層出不窮。惟有依據相關之法律予以規範，對於化妝品相關法規，我們從業人員更應予以研讀，以保障自身權益，避免誤觸法網。

化妝品資訊瞬息萬變，從事美容、美髮專業人員，必須要隨時掌握，《美容衛生與化妝品法規》為必學之基礎學科，本書之編輯從基礎法學、中央法規的標準等漸次導入美容相關法規，以法條為主兼顧理論與實務，使讀者對於化妝品及相關法規，能一窺全貌，俾參加考試及在社會上能靈活運用。目前坊間雖有多本與化妝品法規相關之書籍著作，但能涵蓋法律、化妝品、美容相關法規及題庫之書籍不多，本書蒐集美容科技相關之最新法律條文，檢定考試及題庫，力求周全，期能提供社會大眾、相關業界及教育單位參考。

蔡琦 於經國管理暨健康學院

美容流行設計系

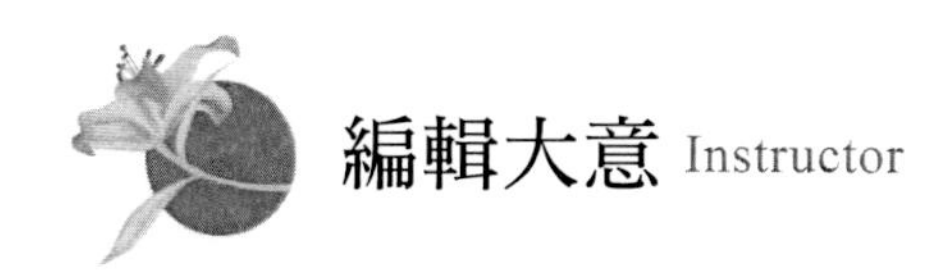

編輯大意 Instructor

一、本書之編輯目的為提供對化妝品、美容相關法規有興趣及有需要之社會人士、美容化妝品從業人員及化妝品科系或相關科系學生，最新、最有效的法規、技術士檢定資訊查詢。

二、為使本書更具實用性、讀者易於入門，特從法學及行政等基礎法律介紹起，以利於研讀化妝品相關法規。

三、美容業的範圍甚廣，本書係以行政院衛福部最新頒布之《化妝品衛生安全管理法》、《化妝品衛生安全管理法施行細則》為基礎編撰外，並加入衛福部之公告事項、相關案例等，同時將相關之法規，如《工廠管理輔導辦法》、《化妝品製造工廠設廠標準》、廣告相關法規、消費者相關法規、專利法規、著作權法、美容衛生等予以列入，以供讀者於實務運用時之參考。

四、為提供讀者更完整之法律及專業知識，本書之份量較學校所排之教學時數為多，老師們可以依照課程時數，學生學習興趣，程度、檢定考試等需要，作適度之調整講授。

五、感謝衛生福利部、公平交易委員會、消費者保護委員會、經濟部、台北市政府衛生局等提供相關的法規資料及公告，使編者得以順利完成本書之出版。

六、為因應化妝品、美容業界朋友及同學們參加美容美髮技術士乙、丙級證照檢定考試之需要，本書蒐集最新年度相關試題並輔以解答，是應考人員的最佳選擇。

七、本書之編輯力求完美，並以極為嚴謹的態度蒐集相關資訊，有關法學方面均請教專家並參考法學專書，但編者學識有限，倘有訛誤或疏漏之處，尚請各界先進、教師不吝指教。

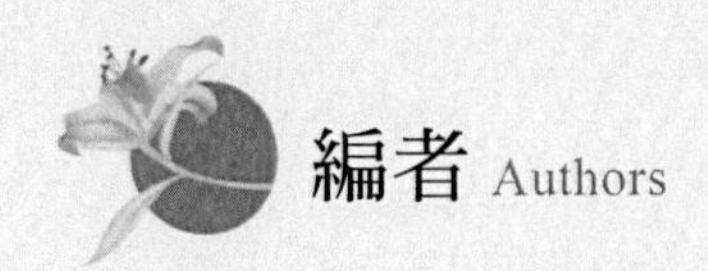

編者 Authors

蔡 琦

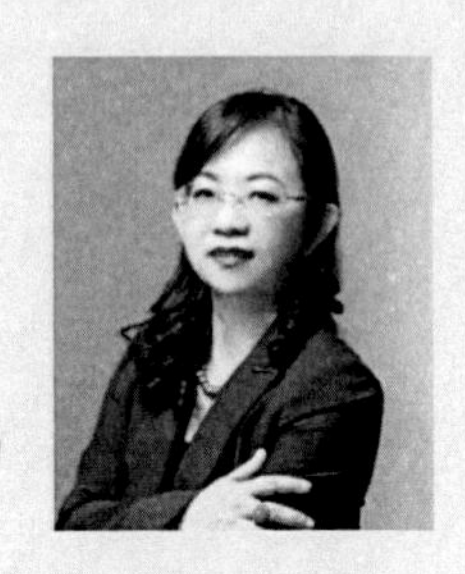

學歷 私立静宜大學應用化學系博士

教學科目

美容衛生、美容衛生與法規實務、化妝品配方設計、化妝品調製、化妝品概論、化妝品檢驗……化學生物科技專利寫作與實務等

現任 經國管理暨健康學院美容流行設計系助理教授

經歷

1. 2013~2019 年「女人我最大」美妝大賞成分專家評審團
2. 2015~2019 年美容科學研討會論文審查委員
3. 2019TVBS 聯立媒體股份有限公司 2019「女人我最大」賞評審
4. 2017~2019 敏惠醫護管理專科學校 106~108 年度專業教師改進教學計畫審查委員
5. 2017~2019 敏惠醫護管理專科學校 106~108 年度教師專題研究之專家效度審查
6. 2019 福爾摩莎美容美髮館美容顧問
7. 2019 中華時尚創新發展協會化妝品顧問
8. 2019 和春技術學院論文升等外審委員
9. 2019 基隆高中優質化教師生涯講座（精油探索及壓力舒解）講師
10. 2019 耕莘健康管理專科學校 107 年度專題研究計畫專家諮詢委員
11. 2019 保灃國際股份有限公司卡西亞 Aura cacia 精油及芳香調理專業產品顧問
12. 2017 龍華科技大學化工與材料工程系（科）暨碩士班研究所口試委員
13. 2017 萬能科技大學化妝品應用與管理系暨研究所口試委員
14. 2017 中華國際美容協會時尚美學國際研討會論文審查委員及評審
15. 2017 舒堤國際有限公司美容教育顧問
16. 2017 耕莘健康管理專科學校 105 學年度第二學期專題發表競賽評審
17. 2016 台南應用科技大學生活服務產業系生活應用科學碩士學位論文考試委員
18. 2015 年貝琳雅美學教育機構化妝品顧問

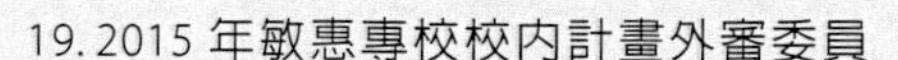

19. 2015 年敏惠專校校內計畫外審委員
20. 經濟部標準檢驗局（化學工業國家標準技術委員）
21. 2014 年龍華科技大學工程學院學生專題製作競賽評審委員
22. 2014 年龍華科技大學化工與材料工程校外課程委員
23. 2014 年耕莘健康管理護理專校化妝品應用與管理科兼任講師級專技人員外審委員
24. 2013 年中華民國應用商業管理協會「CPA 芳香療法應用師」命題委員
25. 2013 年中華民國應用商業管理協會「CBS 新娘祕書造型設計師」命題委員
26. 2013 年惠幼國際股份有限公司精油產品顧問
27. 2012 年時尚東方造型創意競賽手工肥皂及香水競賽評審
28. 2011 年國際傑出發明家學術國光獎章（獲獎）
29. 慈惠醫護專科學校校內計畫外審委員
30. 化學乙丙級監評合格
31. 龍華科技大學化工與材料工程系校外課程委員
32. 化學技術士（丙級）明志科技大學及苗栗農工監評委員
33. 南亞技術學院化妝品應用系兼任講師級專技人員外審委員
34. 黎明技術學院化妝品應用系兼任講師級專技人員外審委員
35. 龍華科技大學化工與材料工程系（化學丙級學科講座）
36. 龍華科技大學化學技術士（丙級）化工與材料工程系（化妝品調製講座）
37. 耕莘健康管理專科學校校內計畫外審委員
38. 化學技術士（丙級）陸軍專科學校監評委員
39. 育英醫護管理專科學校化妝品應用與管理科外審委員
40. 經國管理暨健康學院進修學院（在職專班進修專校）教務組長
41. 南亞技術學院第五屆傑出校友
42. 萬能科技大學化學與工程材料系專題成果比賽評審
43. 行政院勞工委員會職業訓練美容家事類計畫評選委員
44. 耕莘健康管理醫護專校兼任助理教授
45. 美容科技應用研討會（耕莘健康管理護理專校）論文審查委員
46. 萬能科技大學工程學院學生專題製作競賽評審
47. 萬能科技大學化學與工程材料系專題成果比賽評審
48. 台灣天然草本芳香美容協會美容 SPA 職能分析受邀學者代表
49. 崇右技術學院時尚造型設計系學位送審之外審委員

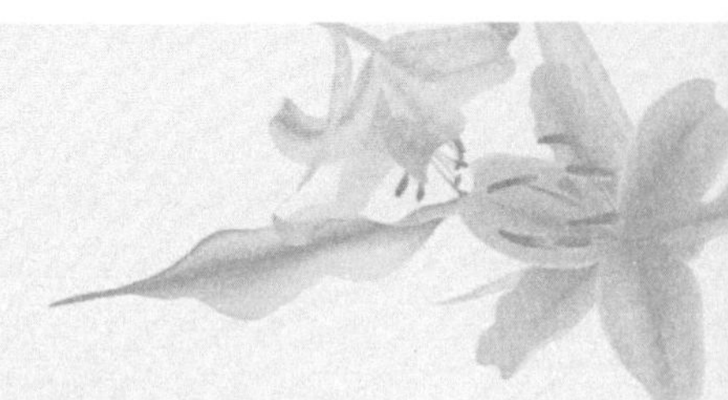

證照

1. TRIZ 創新師(Level 1)種子師資（16 小時）合格(2014)
2. TRIZ 創新師(Level 2)種子師資（32 小時）合格(2014)
3. 乙級及丙級化學技術士技能檢定術科測驗監評人員勞中二字第 0990203846 號(2010)
4. 化學乙級技術士證 030-011498(2010)
5. 甲種勞工安全衛生業務主管訓練班，中國勞工安全衛生管理學會，勞安管甲業字第 14013 號(2003)
6. 特定化學物質作業主管安全衛生教育訓練班，中華民國工業安全衛生協會，安福特化字第 24616 號(2003)
7. 有機溶劑作業主管，中國勞工安全衛生管理學會，勞安管有機字第 6121 號
8. 美容技術士丙級證照 100-101388
9. 國立政治大學公企中心合辦之第十二期美容美髮乙級美容講師培訓班訓練檢定合格，中華美技協訓字第 168 號(2000)
10. 國立政治大學公企中心合辦之第十二期美容美髮丙級美容講師培訓班訓練檢定合格，中華美技協訓字第 168 號(2000)

研習

1. 2019 國立臺南護理專科學校 108 年度教育部高等教育深耕補助計畫
2. 化妝品配方設計與實作研習 12 小時

專利（新型專利）

1. 乾濕彩妝瓶(2017/02/11)中華民國證書新型第 M536545
2. 光影線美髮剪刀結構(2016/04/11)中華民國證書新型第 M520011
3. 可提供剪裁及割紙的雙用裁切座(2016/08/01)中華民國證書新型第 M526481
4. 口紅上妝盒(2015/06/01)中華民國證書新型第 M501764
5. 包覆精華液之微膠囊美容面膜(2015/02/1)中華民國證書新型第 M495122
6. 具清潔消毒液之膠囊粒子紙巾(2015/02/11)中華民國證書新型第 M495179
7. 水波油動磁能按摩美膚面膜結構(2013/12/11)中華民國證書新型第 M467372
8. 扇子彩妝結構(2013/10/01)中華民國證書新型第 M462542
9. 具易展開之通用設計之美容美膚面膜結構(2012.08.21) 中華民國證書新型第 M435859
10. 美容輔具(2012.11.01)中華民國證書新型第 M440114
11. 迴力旋轉之時尚美妝睫毛刷(2012.10.21)中華民國證書新型第 M439397

12. 可同步提供蜜粉之美容流行彩妝刷裝置(2011/11/01)中華民國證書新型第M414860
13. 13..可控制香味濃淡之擴香安全結構(2011/03/23)中華民國證書新型第 M411945
14. 時尚快速彩妝筆裝置(2010/06/11)中華民國證書新型第 M382049
15. 時尚快速彩妝手套筆(2010/10/11)中華民國證書新型第 M390059
16. 教學用之彩妝臨摹裝置(2009/04/01)中華民國證書新型第 M352371
17. 具臨摹效果之彩妝結構(2008/10/01)中華民國證書新型第 M341437
18. 具殺菌效果之化妝瓶蓋裝置(2008/01/21)中華民國證書新型第 M325764
19. 教學用手工肥皂製造器皿安全裝置(2009/07/21)中華民國證書新型第 M361384
20. 化妝品容器之保鮮裝置(2007/04/21)中華民國證書新型第 M309906
21. 化妝品容器蓋之改良結構(2007/05/11)中華民國證書新型第 M311313
22. 按摩裝置之改良結構 (2007/09/11)中華民國證書新型第 M318416
23. 攜帶式容器組合結構(2007/09/11) 中華民國證書新型第 M318347 大陸專利 1件
24. 攜帶式容器組合結構，(2008)證書號：1040837 號

專書

1. 蔡琦、徐珮清、王素華美容衛生與化妝品法規(2018)第一版（新文京開發出版股份有限公司）
2. 蔡琦，化妝品法規(2015)第四版（新文京開發出版股份有限公司）
3. 彭金玉、蔡琦、徐瑞蓮、黃淑桂、張聰明、莊佳霖、王詠騰合著
   美容衛生學(2009)第三版（華格那企業股份有限公司）
4. 蔡琦、吳錦生、林宗寬、陳哲鑫、官常慶、王月花、張乃方、張嘉苓，化妝品化學(2013)第三版（新文京開發出版股份有限公司）
5. 張聰明、鄭智交、徐瑞蓮、莊佳霖、彭金玉、蔡琦、趙涵儒、王詠騰、詹錦豐、林佩珊、蘇淑惠、蘇淑真、溫燕霞、李佳諭合著
   美容衛生與法規(2016)第三版（華格那企業股份有限公司）

專利技術轉移

水波油動磁能按摩美膚面膜結構
技術轉移廠商：惠幼國際股份有限公司(2014/04/25)

專利授權六件

1. 具殺菌效果之化妝瓶蓋裝置(2010/03/01)
   授權廠商：聯好生化科技有限公司
2. 具臨摹效果之彩妝結構(2010/5/01)
   授權廠商：福爾摩莎生技有限公司

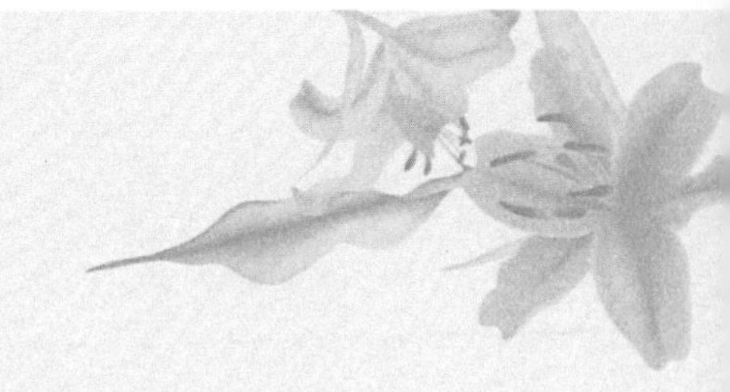

3. 教學用之彩妝臨摹裝置(2010/05/17)
   授權廠商：福爾摩莎生技有限公司
4. 美容輔具(2012.12.11)
   授權廠商：亞洲色彩國際企業有限公司
5. 具易展開之通用設計之美容美膚面膜結構(2012.12.11)
   授權廠商：亞洲色彩國際企業有限公司
6. 迴力旋轉之時尚美妝睫毛刷(2012.12.11)
   授權廠商：亞洲色彩國際企業有限公司

期刊論文（含國科會研究報告）：

1. Chi Tsai*, Li-Huei Lin, Chin-Sheng Wu, Chang-Chin Kwan, 2010, July, “Surface Properties of Lithospermum-Containing Multiple Phase Emulsion Systems”, Journal of Applied Polymer Science, 117, 1041-1046.(SCI) ，impact factor : 1.240
2. Chi Tsai, Li-Huei Lin*, Chang-Chin Kwan, 2010, August, “Surface properties and morphologies of pheohydrane/liquid crystal moisturizer product”, International Journal of Cosmetic Science, 32, 258-265.(EI)

媒體專訪

1. 蔡琦台視（新聞大追擊節目）專訪(2014)
   題目：化妝品隱憂
2. 蔡琦非凡新聞台專訪（產學合作篇）2010
   學界協助中小企業關懷計畫，典範廠商：聯妤生化科技有限公司
   抗頭皮屑洗髮精與除毛膏開發研究

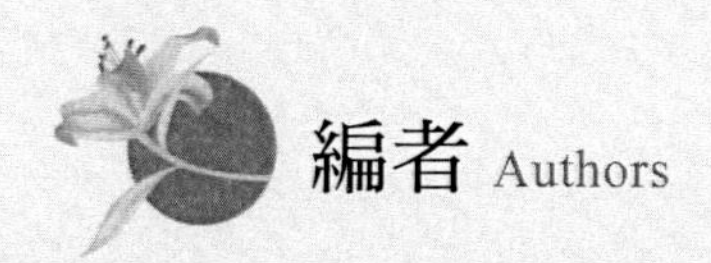

編者 Authors

徐珮清

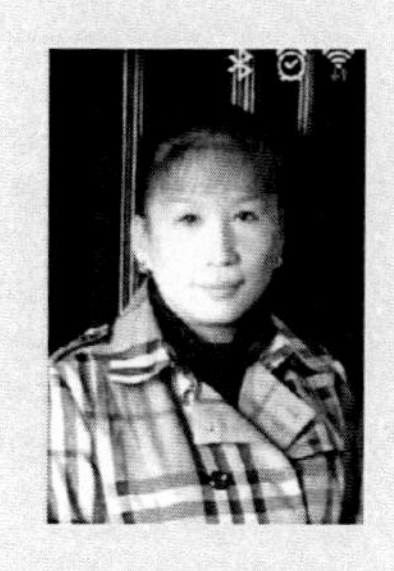

學歷 香港珠海大學中國文學所博士
樹德科技大學應用設計研究所碩士

現任 台北海洋科技大學時尚造型設計管理系助理教授

經歷 慈惠醫護管理專科學校美容造型設計科主任
勞動部美容乙、丙級評審
勞動部國際技能競賽中華民國競賽委員

王素華

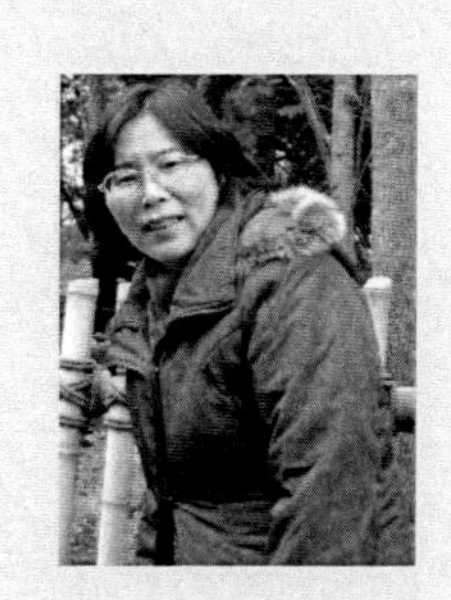

學歷 中國文化大學生活應用科學研究所碩士
湖南中醫藥大學中醫系博士

現任 華德工家時尚造型科專任教師
勞動部美容乙、丙級評審
東方設計大學時尚美妝設計系兼任講師

經歷
1. 華德工家美容科主任
2. 勞動部美容乙、丙級評審
3. 三軍總醫院麻醉護士
4. 維娜斯美容護膚坊美容師
5. 莊敬高職美容科專任教師
6. 東吳工家美容科專任教師
7. 中華醫事科技大學化妝品應用與管理系兼任講師
8. 東方設計大學化妝品應用與管理系兼任講師
9. 國立空中大學兼任講師

目錄 Contents

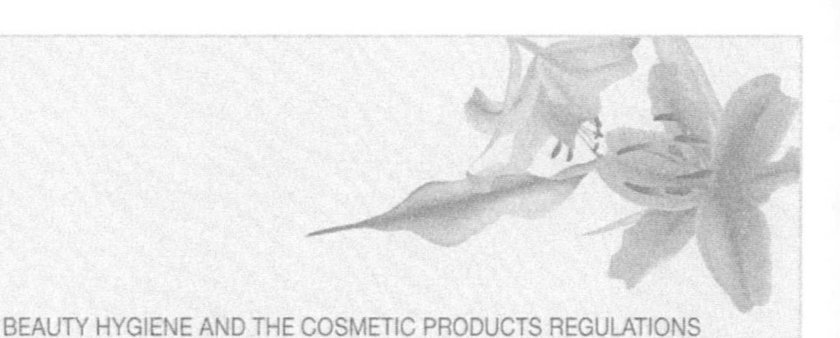

PART 1

法學緒論

Chapter 01 法學概論

人類為求生存，產生各種活動，為確保社會進程得以平穩有序的進行，必須有一定的規範，人類生活規範的形式有宗教、道德、法律…等，但以法律的效果最為顯著，法律者即以保障群眾安寧，維持社會秩序為目的，通過國家權力，以強制實行之一種生活規範，因此法律可顯示出下列三端：

1. 法律者社會生活之規範也。
2. 法律者通過國家權力以強制實行之規範也。
3. 法律者以保障群眾安寧，維持社會秩序為目的之規範也。

法律包含權利與義務的關係，指導人類的生活，有強制實行的性質，維持和保護人類生活規範。

法律由國家制定公布，一經公布施行後，即由政府、全體國民遵行，惟國家因主義的施行，政策的改變或因事實的需要或因法律的內容尚欠完備或因時代的變遷，均可能將法律修正，以求更完善適用。

第一節 法律的淵源

法律之淵源，簡稱「法源」。其產生的原因很多，最普遍的原因有直接發生效力者，如憲法、法令、自治法規、命令、條約等，謂之直接法源，亦稱成文法法源，有須經國家之承認，始發生效力者，如習慣、法理、判決例、解釋、學說、主義、宗教、道德等，謂之間接法源，亦稱不成文法源。

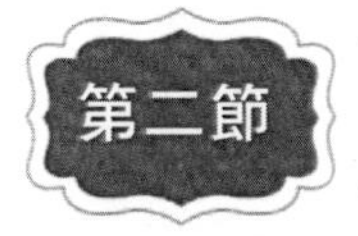

第二節 法律的分類

一、因法律的觀點不同，法律可分為各種的類別

1. 以法之成立過程為標準，可分為成文法與不成文法二種。
2. 以法之內容分類，可分為國內法、國際法二種。國內法再分為直接法與間接法兩種，其次為將直接法分為公法、私法及公私綜合法三種，最後另分直接法為實體法與程序法。
3. 以法之適用範圍分類，可分為普通法與特別法，原則法與例外法。
4. 以法之適用程度分類，可分為：強行法與任意法，命令法與禁止法，補充法與解釋法。
5. 以法之資料來源為標準可分為：固有法與繼受法二種，固有法為該國原有之法律；繼受法者乃模仿外國法而制定之法律；亦即繼受外來之法律也，故繼受者稱為「子法」，而被繼受者稱為「母法」。
6. 以法律之產生關係而言，凡一種法律係直接根據他種法律而產生者，其所根據的法律為「母法」，被產生的法律為「子法」。

二、為深入簡出並配合本書化妝品法規的需要，特就母法與子法的分類詳加說明

母法與子法的分別，主要是從二種法規產生的關係著眼，所以一種法規，可同時具有母法與子法的性質，例如：

乙法規為根據甲法規而產生，甲法規為母法，乙法規為子法，但若根據乙法規再產生丙法規，則乙法規又為丙法規的母法，丙法規為乙法規的子法。

母法所未規定的事項，均得以子法補充，一種母法可以產生多子法，母法所規定的意旨、法例或文句等，常由子法詮釋說明，二者為互補之關係，可同時適用，並無優先順序，也不互相排斥。

中央法規的標準

中央法規之制定、施行、適用、修正及廢止，除《憲法》規定外，依《中央法規標準法》之規定，本章就其有關內容予以簡要介紹。

《中央法規標準法》共分六章，內容包含總則、法規之制定、法規之執行、法規之適用、法規之修正與廢止、附則，共有條文二十六條，依照其第一條之規定法律得定名為法、律、條例、或通則；各機關發布之命令，得依其性質，稱規程、規則、細則、辦法、綱要、標準或準則。

法律應經立法院通過，總統公布，方可施行，應以法律規定之事項，不得以命令定之，法規條文之書寫方式，應分條直行書寫，冠以「第某條」字樣，並得分為項、款、目。項不冠數字、低二字書寫，款冠以一、二、三數字，目冠以(一)、(二)、(三)等數字，並應加具標點符號。法規內容繁複或條文較多者，得劃分為第某篇、第某章、第某節、第某款、第某目。

法規如需修正應依下列方式增刪：(一)修正法規廢止少數條文時，得保留所廢條文之條次，並於其下加括弧，註明「刪除」二字。(二)修正法規增加少數條文時，得將增加之條文，列在適當條文之後，冠以前條「之一」、「之二」等條次。(三)廢止或增加篇、章、節、款、目時，準用前二項之規定。

法律與命令之效力，在本法明確規定，法律不得牴觸憲法，命令不得牴觸憲法或法律、下級機關訂定之命令不得牴觸上級機關之命令，又法規之施行應規定施行日期，或授權以命令規定施行日期。

法規明定自公布或發布日施行者，自公布或發布之日起算至第三日起發生效力。法規定有施行日期，或以命令特定施行日期者，自該特定日起發生效力。

本書所介紹之化妝品法規，屬中央法規，其制定、施行、適用、修正與廢止悉依《中央法規標準法》之規定辦理。

中央法規標準法

民國 59 年 8 月 31 日公布
民國 93 年 5 月 19 日修改

第一章　總　則

第 1 條　中央法規之制定、施行、適用、修正及廢止，除憲法規定外，依本法之規定。

第 2 條　法律得定名為法、律、條例或通則。

第 3 條　各機關發布之命令，得依其性質，稱規程、規則、細則、辦法、綱要、標準或準則。

第二章　法規之制定

第 4 條　法律應經立法院通過，總統公布。

第 5 條　下列事項以法律定之：

一、憲法或法律有明文規定，應以法律定之者。
二、關於人民之權力、義務者。
三、關於國家各機關之組織者。
四、其他重要事項之應以法律定之者。

第 6 條　應以法律規定之事項，不得以命令定之。

第 7 條　各機關依其法定職權或法律授權訂定之命令，應視其性質分別下達或發布，並即送立法院。

第 8 條　法規條文應分條書寫，冠以「第某條」字樣，並得分為項、款、目。項不冠數字，空二字書寫，款冠以一、二、三等數字，目冠以(一)、(二)、(三)等數字，並應加具標點符號。

前項所定之目再細分者，冠以 1 、 2 、 3 等數字，並稱為第某目之 1 、 2 、 3 。

第 9 條　法規內容繁複或條文較多者，得劃分為第某篇、第某章、第某節、第某款、第某目。

第 10 條　修正法規廢止少數條文時，得保留所廢條文之條次，並於其下括弧，註明「刪除」二字。

修正法規增加少數條文時得將增加之條文，列在適當條文之後，冠以前條「之一」、「之二」等條次。

廢止或增加篇、章、節、款、目時，準用前二項之規定。

第 11 條　法律不得牴觸憲法，命令不得牴觸憲法或法律，下級機關訂定之命令不得牴觸上級機關之命令。

第三章　法規之施行

第 12 條　法規應規定施行日期，或授權以命令規定施行日期。

第 13 條　法規明定自公布或發布日施行者，自公布或發布之日起算至第三日起發生效力。

第 14 條　法規特定有施行日期，或以命令特定施行日期者，自該特定日起發生效力。

第 15 條　法規定有施行區域或授權以命令規定施行區域者，於該特定區域內發生效力。

第四章　法規之適用

第 16 條　法規對其他法規所規定之同一事項而為特別之規定者，應優先適用之。其他法規修正後，仍應優先適用。

第 17 條　法規對某一事項規定適用或準用其他法規之規定者，其他法規修正後，適用或準用修正之法規。

第 18 條　各機關受理人民聲請許可案件適用法規時，除依其性質應適用行為時之法規外，如在處理程序終結前，據以准許之法規有變更者，適用新法規。但舊法規有利於當事人而新法規未廢除或禁止所聲請之事項者，適用舊法規。

第 19 條　法規因國家遭遇非常事故，一時不能適用者，得暫停適用其一部或全部。法規停止或恢復適用之程序，準用本法有關法規廢止或制定之規定。

第五章　法規之修正與廢止

第 20 條　法規有下列情形之一者，修正之：

一、基於政策或事實之需要，有增減內容之必要者。

二、因有關法規之修正或廢止而應配合修正者。

三、規定之主管機關或執行機關已裁併或變更者。

四、同一事項規定於二以上之法規，無分別存在之必要者。

法規修正之程序，準用本法有關法規制定之規定。

第 21 條　法規有下列情形之一者，廢止之：

一、機關裁併，有關法規無保留之必要者。

二、法規規定之事項已執行完畢，或因情勢變遷，無繼續施行之必要者。

三、法規因有關法規之廢止或修正致失其依據，而無單獨施行之必要者。

四、同一事項已定有新法規，並公布或發布施行者。

第 22 條　法律之廢止，應經過立法院通過，總統公布。

命令之廢止，由原發布機關為之。

依前二項程序廢止之法規，得僅公布或發布其名稱及施行日期；並自公布或發布之日起算，至第三日起失效。

第 23 條　法規定有施行期限者，期滿當然廢止，不適用前條之規定。但應由主管機關公告之。

第 24 條　法律定有施行期限，主管機關認為需要延長者，應於期限屆滿一個月前送立法院審議。但其期限在立法院休會期內屆滿者，應於立法院休會一個月前送立法院。

命令定有施行期限，主管機關認為需要延長者，應於期限屆滿一個月前，由原發布機關發布之。

第 25 條　命令之原發布機關或主管機關已裁併者，其廢止或延長，由承受其業務之機關或其上級機關為之。

第六章　附則

第 26 條　本法自公布日施行。

PART 2

化妝品法規

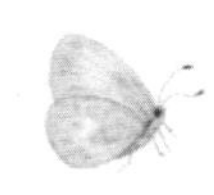

化妝品法規概論

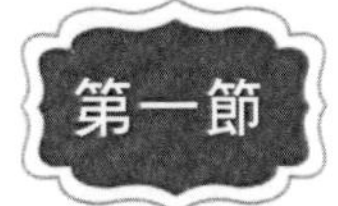

立法目的

有人說愛美是人類的天性，其實以現代社會生活而言，由於經濟發達、社會生活水準提升，整肅儀容，更是一種社交禮儀，因此有關頭髮養護、潤膚、瘦身、美容等用品之需求亦大幅增加，其產品琳瑯滿目，此類化妝品在本質上除提供使用者「美」的期望外，還需不影響使用者之身體健康，對於化妝品之衛生品質方面的管理，更形重要，政府為有效管理及使生產業者有所遵循，並確保使用者不致因劣質化妝品的產製、銷售以及廣告而導致期望之落差而影響身心健康，特別訂定化妝品衛生管理相關法規。

我國有關化妝品衛生管理法規，為《化妝品衛生安全管理法》，其重點主要規範化妝品之衛生品質，涵蓋化妝品之製造、輸入、販賣等行為及抽查、違規之取締與處罰等事項，其子法則包括：《化妝品衛生安全管理法施行細則》、《化妝品製造工廠設廠標準》。再依據化妝品查驗登記或核備作業及管理之需要，訂定各種作業準則，如《含藥化妝品及化妝品色素查驗登記審查基準》、《化妝品中防腐劑成分使用及限量規定基準表》、《法定化妝品色素品目表》、《化妝品範圍及種類表》、《化妝品中禁止使用成分》、《含藥化妝品基準》、《化妝品及化妝品色素查驗登記收費標準》、《化妝品標籤仿單包裝之標示規定》、《公告－申請含藥化妝品含新化合物成分應檢附之技術性基本資料》、《從事手工香皂之製造或加工管理規定》、《一般化妝品免予備查公告》等。

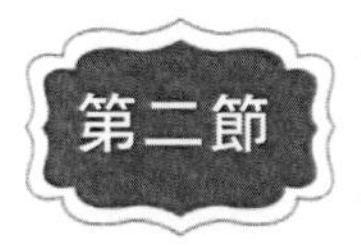

第二節 化妝品相關法規立法重點

前節所述化妝品相關法規之立法重點，茲簡介如下：

一、化妝品衛生安全管理法

本條例為化妝品衛生管理之母法，共分為六章，三十二條條文，涵蓋總則，製造、輸入及工廠管理，廣告及流通管理，抽查、檢驗及管制，罰則，附則等範圍，其立法要點如下：

(一) 明定化妝品衛生管理之主管機關在中央為行政院衛生署（衛生福利部）；在直轄市為直轄市政府；在縣（市）為縣（市）政府。

(二) 將化妝品分為「一般化妝品」及「含有醫療或毒劇藥品成分之化妝品」（亦簡稱為含藥化妝品），其標籤、仿單之定義及化妝品應標示事項之規定，均在第三條至第六條中予以界定。

(三) 一般化妝品之輸入或製造，須經衛生主管機關備查，其備查之程序分別載於本條例第二條、第五條，至於含有醫療或毒劇藥品之化妝品均須申請中央衛生主管機關查驗登記，經核准並發給許可證後，始得輸入或製造，許可證有效期限為五年，期滿得申請展延（第五條第一項）。

(四) 為確保化妝品之衛生品質，製造含藥化妝品應聘請藥師駐廠監製（第九條）。

(五) 化妝品色素之品目及含有醫療或毒劇藥品之基準，均由中央衛生主管機關定之（第五條）。

(六) 化妝品之廣告不得涉入虛偽誇大，廣告之登載或宣播須事前申請中央或直轄市衛生主管機關核准並向傳播機構繳驗核准之證明文件（第十條）。

(七) 違反本條例之規定者，其處罰、罰鍰機關、強制執行等均分別於第二十條至第二十七條訂定，須注意者為本條例有處有期徒刑、拘役之規定。

二、化妝品製造工廠設廠標準

《化妝品製造工廠設廠標準》，係依據《化妝品衛生安全管理法》第八條規定訂定，係由經濟部及行政院衛生福利部會銜令發布，重點為規定化妝品之製造工廠應具備之基本條件及共同設備，個別劑型如粉劑、液劑、乳劑、油劑、油膏、固形化妝品、眉筆、噴霧劑、非手工之香皂等製造工廠應具備之設備，均分別於標準中逐條明列。對於含藥化妝品經檢驗不合格案件亦定有「處理要點」，以供遵循。

三、化妝品查驗登記或核備作業之相關規定

為使化妝品查驗登記或核備作業有一致之標準，行政院衛生福利部公告有《含藥化妝品及化妝品色素查驗登記審查基準》、《含藥化妝品基準》及《法定化妝品色素品目表》、《化妝品範圍及種類表》、《化妝品中防腐劑成分使用及限量規定基準表》、《化妝品中禁用成分》、《化妝品及化妝品色素查驗登記收費標準》等行政命令，對於化妝品之範圍、種類、不得使用之原料、准許使用之醫療或毒劇藥品基準、化妝品色素之名稱、使用範圍等均於相關命令中規定，使政府與業者得以遵循。

化妝品衛生安全管理法

民國 61 年 12 月 28 日公布
民國 68 年 4 月 4 日修正
民國 74 年 5 月 27 日全文修正
民國 80 年 5 月 27 日修正
民國 88 年 12 月 22 日修正
民國 91 年 6 月 12 日修正
民國 105 年 11 月 9 日修正
民國 107 年 5 月 2 日修正

第一章　總　則

第 1 條　為維護化妝品之衛生安全，以保障國民健康，特制定本法。

第 2 條　本法所稱主管機關：在中央為衛生福利部；在直轄市為直轄市政府；在縣（市）為縣（市）政府。

第 3 條　本法用詞，定義如下：

一、化妝品：指施於人體外部、牙齒或口腔黏膜，用以潤澤髮膚、刺激嗅覺、改善體味、修飾容貌或清潔身體之製劑。但依其他法令認屬藥物者，不在此限。

二、化妝品業者：指以製造、輸入或販賣化妝品為營業者。

三、產品資訊檔案：指有關於化妝品品質、安全及功能之資料文件。

四、化妝品成分：指化妝品中所含之單一化學物質或混合物。

五、標籤：指化妝品容器上或包裝上，用以記載文字、圖畫或符號之標示物。

六、仿單：指化妝品附加之說明書。

前項第一款化妝品之範圍及種類，由中央主管機關公告之。

第二章　製造、輸入及工廠管理

第 4 條　經中央主管機關公告之化妝品種類及一定規模之化妝品製造或輸入業者應於化妝品供應、販賣、贈送、公開陳列或提供消費者試用前，完成產品登錄及建立產品資訊檔案；其有變更者，亦同。

前項之一定規模、產品登錄之項目、內容、程序、變更、效期、廢止與撤銷及其他應遵行事項之辦法，由中央主管機關定之。

第一項之一定規模、產品資訊檔案之項目、內容、變更、建立與保存方式、期限、地點、安全資料簽署人員資格及其他應遵行事項之辦法，由中央主管機關定之。

第 5 條　製造或輸入經中央主管機關指定公告之特定用途化妝品者，應向中央主管機關申請查驗登記，經核准並發給許可證後，始得製造或輸入。

前項取得許可證之化妝品，非經中央主管機關核准，不得變更原登記事項。但經中央主管機關公告得自行變更之事項，不在此限。

輸入特定用途化妝品有下列情形之一者，得免申請第一項之查驗登記，並不得供應、販賣、公開陳列、提供消費者試用或轉供他用：

一、供個人自用，其數量符合中央主管機關公告。

二、供申請第一項之查驗登記或供研究試驗之用，經中央主管機關專案核准。

前項第一款個人自用之特定用途化妝品超過公告數量者，其超量部分，由海關責令限期退運或銷毀。

本法中華民國一百零七年四月十日修正之條文施行前，製造或輸入化妝品含有醫療或毒劇藥品，領有許可證者，其許可證有效期間於一百零七年四月十日修正之條文施行之日起五年內屆滿，仍須製造或輸入者，得於效期屆滿前三個月內申請展延，免依第一項申請查驗登記。

第一項與第二項之許可證核發、變更、廢止、撤銷、第三項第二款之專案核准、第五項之許可證展延之申請程序及其他應遵行事項之辦法，由中央主管機關定之。

第一項及第二項規定，於本法中華民國一百零七年四月十日修正之條文施行之日起五年後，停止適用。

第 6 條　化妝品不得含有汞、鉛或其他經中央主管機關公告禁止使用之成分。但因當時科技或專業水準無可避免，致含有微量殘留，且其微量殘留對人體健康無危害者，不在此限。

中央主管機關為防免致敏、刺激、褪色等對人體健康有害之情事，得限制化妝品成分之使用。

第一項禁止使用與微量殘留、前項限制使用之成分或有其他影響衛生安全情事者，其成分、含量、使用部位、使用方法及其他應遵行事項，由中央主管機關公告之。

化妝品業者於國內進行化妝品或化妝品成分之安全性評估，除有下列情形之一，並經中央主管機關許可者外，不得以動物作為檢測對象：

一、該成分被廣泛使用，且其功能無法以其他成分替代。

二、具評估資料顯示有損害人體健康之虞，須進行動物試驗者。

違反前項規定之化妝品，不得販賣。

第四項以動物作為檢測對象之申請程序及其他應遵行事項之辦法，由中央主管機關定之。

第 7 條　化妝品之外包裝或容器，應明顯標示下列事項：

一、品名。

二、用途。

三、用法及保存方法。

四、淨重、容量或數量。

五、全成分名稱，特定用途化妝品應另標示所含特定用途成分之含量。

六、使用注意事項。

七、製造或輸入業者之名稱、地址及電話號碼；輸入產品之原產地（國）。

八、製造日期及有效期間，或製造日期及保存期限，或有效期間及保存期限。

九、批號。

十、其他經中央主管機關公告應標示事項。

前項所定標示事項，應以中文或國際通用符號標示之。但第五款事項，得以英文標示之。

第一項各款事項，因外包裝或容器表面積過小或其他特殊情形致不能標示者，應於標籤、仿單或以其他方式刊載之。

前三項之標示格式、方式及其他應遵行事項，由中央主管機關公告之。

化妝品販賣業者，不得將化妝品之標籤、仿單、外包裝或容器等改變出售。

第 8 條　化妝品製造場所應符合化妝品製造工廠設廠標準；除經中央主管機關會同中央工業主管機關公告者外，應完成工廠登記。

經中央主管機關公告之化妝品種類，其化妝品製造場所應符合化妝品優良製造準則，中央主管機關得執行現場檢查。

化妝品之國外製造場所，準用前項規定。

第一項標準，由中央主管機關會同中央工業主管機關定之；第二項準則，由中央主管機關定之。

第 9 條　製造化妝品，應聘請藥師或具化妝品專業技術人員駐廠監督調配製造。

前項化妝品專業技術人員資格、訓練、職責及其他應遵行事項之辦法，由中央主管機關定之。

第三章　廣告及流通管理

第 10 條　化妝品之標示、宣傳及廣告內容，不得有虛偽或誇大之情事。

化妝品不得為醫療效能之標示、宣傳或廣告。

接受委託刊播化妝品廣告之傳播業者，應自刊播之日起六個月內，保存委託刊播廣告者之姓名或名稱、國民身分證統一編號或公司、商號、法人或團體之設立登記文件號碼、住居所或地址及電話等資料，且於主管機關要求提供時，不得規避、妨礙或拒絕。

第一項虛偽、誇大與第二項醫療效能之認定基準、宣傳或廣告之內容、方式及其他應遵行事項之準則，由中央主管機關定之。

第 11 條　化妝品業者應建立與保存產品直接供應來源及流向之資料。但直接販賣至消費者之產品流向資料，不在此限。

前項資料之範圍、項目、內容、建立與保存期限、方式及其他應遵行事項之辦法，由中央主管機關定之。

第 12 條　化妝品業者對正常或合理使用化妝品所引起人體之嚴重不良反應或發現產品有危害衛生安全或有危害之虞時，應行通報，並依消費者保護法第十條規定辦理。

前項所稱之嚴重不良反應，指有下列各款情形之一者：
一、死亡。
二、危及生命。
三、暫時或永久性失能。
四、胎嬰兒先天性畸形。
五、導致使用者住院治療。

第一項通報對象、方式、內容、期限及其他應遵行事項之辦法，由中央主管機關定之。

第四章　抽查、檢驗及管制

第 13 條　主管機關得派員進入化妝品業者之處所，抽查其設施、產品資訊檔案、產品供應來源與流向資料、相關紀錄及文件等資料，或抽樣檢驗化妝品或其使用之原料，化妝品業者應予配合，不得規避、妨礙或拒絕。
主管機關為前項抽樣檢驗時，其抽樣檢驗之數量，以足供抽樣檢驗之用為限，並應交付憑據予業者。
執行抽查或抽樣檢驗之人員依法執行公務時，應出示執行職務之證明文件。

第 14 條　中央主管機關為加強輸入化妝品之邊境管理，得對有害衛生安全之虞之化妝品，公告一定種類或品項，經抽查、抽樣檢驗合格後，始得輸入。
前項抽查、抽樣檢驗之方式、方法、項目、範圍及其他應遵行事項之辦法，由中央主管機關定之。

第 15 條　化妝品業者疑有違反本法規定或化妝品有下列情形之一者，主管機關應即啟動調查，並得命化妝品業者暫停製造、輸入或販賣，或命其產品下架或予以封存：

一、逾保存期限。

二、來源不明。

三、其他足以損害人體健康之情事。

主管機關執行前項調查或本法其他之抽查、抽樣檢驗，得命化妝品業者提供原廠檢驗規格、檢驗方法、檢驗報告書與檢驗所需之資訊、樣品、對照標準品及有關資料，化妝品業者應予配合，不得規避、妨礙或拒絕。

第一項情形經調查無違規者，應撤銷原處分，並予啟封。

第 16 條　化妝品業者有下列情形之一者，該違規之化妝品不得供應、販賣、贈送、公開陳列或提供消費者試用：

一、違反第四條第一項規定。

二、違反依第四條第二項或第三項所定辦法有關登錄或檔案之項目、內容、變更或建立與保存方式、期限及地點之規定，經主管機關認定有害衛生安全之虞。

三、違反第五條第一項或第二項規定。

四、違反第六條第一項規定或依第三項公告之事項。

五、違反第七條第一項、第二項、第三項或第五項規定或依第四項公告之事項。

六、違反第八條第一項規定，未辦理工廠登記。

七、違反第八條第一項化妝品製造工廠設廠標準或第二項化妝品優良製造準則規定，經主管機關認定有害衛生安全之虞。

八、違反第十條第一項或第二項之標示規定。

九、經中央主管機關撤銷或廢止產品登錄或產品許可證。

化妝品逾保存期限、來源不明或其他經中央主管機關公告有害衛生安全，亦同。

第 17 條　化妝品製造或輸入業者有下列情形之一者，應即通知販賣業者，並於主管機關所定期限內回收市售違規產品：

一、違反第四條第一項規定、依第二項或第三項所定辦法有關登錄或檔案之項目、內容、變更或建立與保存方式、期限及地點之規定，經主管機關命其限期改正而屆期不改正。

二、違反第五條第一項、第二項或第三項規定，經主管機關命其限期改正而屆期不改正。

三、違反第六條第一項規定或依第三項公告之事項。

四、違反第七條第一項、第二項、第三項或第五項規定或依第四項公告之事項。

五、違反第八條第一項規定，未辦理工廠登記。

六、違反第八條第一項化妝品製造工廠設廠標準或第二項化妝品優良製造準則規定，經主管機關認定有害衛生安全之虞。

七、違反第十條第一項或第二項之標示規定。

八、經中央主管機關撤銷或廢止產品登錄或產品許可證。

化妝品來源不明或其他經中央主管機關公告有害衛生安全，亦同。

製造或輸入業者回收前二項化妝品時，販賣業者應予配合。

第一項及第二項應回收之化妝品，其分級、處置方法、回收作業實施方式、完成期限、計畫書與報告書內容、紀錄保存及其他應遵行事項之辦法，由中央主管機關定之。

第 18 條　化妝品業者有下列情形之一者，該違規之化妝品沒入銷毀之：

一、違反第四條第一項規定、依第二項或第三項所定辦法有關登錄或檔案之項目、內容、變更或建立與保存方式、期限及地點之規定，經主管機關認定有害衛生安全。

二、違反第五條第一項、第二項或第三項規定，經主管機關認定有害衛生安全。

三、違反第六條第一項規定或依第三項公告之事項。

四、違反第七條第一項、第二項、第三項或第五項規定或依第四項公告之事項，經主管機關認定有害衛生安全。

五、違反第八條第一項或第二項規定，經主管機關認定有害衛生安全。

六、違反第九條第一項規定，經主管機關認定有害衛生安全。

七、違反第十條第一項或第二項規定，經主管機關認定有害衛生安全。

八、經中央主管機關撤銷或廢止產品登錄或產品許可證。

化妝品逾保存期限、來源不明或其他經中央主管機關公告有害衛生安全，亦同

第 19 條　主管機關對於檢舉查獲違反本法規定之化妝品、標示、宣傳、廣告或化妝品業者，除應對檢舉人身分資料嚴守秘密外，並得酌予獎勵。

前項檢舉獎勵辦法，由中央主管機關定之。

第五章　罰則

第 20 條　違反第十條第一項規定或依第四項所定準則有關宣傳或廣告之內容、方式之規定者，處新臺幣四萬元以上二十萬元以下罰鍰；違反同條第二項規定者，處新臺幣六十萬元以上五百萬元以下罰鍰；情節重大者，並得令其歇業及廢止其公司、商業、工廠之全部或部分登記事項。

化妝品之宣傳或廣告違反第十條第一項、第二項規定或依第四項所定準則有關內容、方式之規定者，應按次處罰至其改正或停止為止。

違反第十條第一項或第二項有關宣傳或廣告規定，情節重大者，除依前二項處分外，主管機關並應令其不得供應、販賣、贈送、公開陳列或提供消費者試用。

前項違反廣告規定者，應於裁處書送達三十日內，於原刊播之同一篇幅、時段刊播一定次數之更正廣告，其內容應載明表達歉意及排除錯誤訊息。

違反前二項規定，繼續供應、販賣、贈送、公開陳列或提供消費者試用或未刊播更正廣告者，處新臺幣十二萬元以上二百萬元以下罰鍰。

第 21 條　傳播業者違反第十條第三項規定者，處新臺幣六萬元以上三十萬元以下罰鍰，並得按次處罰。

第 22 條　化妝品業者有下列行為之一者，處新臺幣二萬元以上五百萬元以下罰鍰，並得按次處罰；情節重大者，並得處一個月以上一年以下停業處分或令其歇業、廢止其公司、商業、工廠之全部或部分登記事項，或廢止該化妝品之登錄或許可證：

一、違反第六條第一項規定或依第三項公告之事項。

二、違反第八條第一項規定。

三、違反第八條第二項規定，經令限期改正，屆期不改正。

前項經廢止化妝品之登錄或許可證者，一年內不得再辦理該產品登錄或申請查驗登記。

第 23 條　化妝品業者有下列行為之一者，處新臺幣一萬元以上一百萬元以下罰鍰，並得按次處罰；情節重大者，並得處一個月以上一年以下停業處分或令其歇業、廢止其公司、商業、工廠之全部或部分登記事項，或撤銷或廢止該化妝品之登錄或許可證：

一、違反第四條第一項規定。

二、依第四條第一項規定所登錄或建立檔案之資料不實。

三、違反第四條第二項或依第三項所定辦法有關登錄或檔案之項目、內容、變更或建立與保存方式、期限及地點之規定，經令限期改正，屆期不改正。

四、違反第五條第一項、第二項或第三項規定。

五、以不實資料申請第五條第一項或第二項之登記。

六、違反第六條第四項、第五項規定。

七、違反第七條第一項、第二項、第三項或第五項規定或依第四項公告之事項。

八、違反第九條第一項規定。

九、依第十一條第一項規定所建立之來源或流向資料不實。

十、違反第十三條第一項規定。

十一、違反第十五條第二項規定。

十二、違反第十六條規定，供應、販賣、贈送、公開陳列違規化妝品或提供消費者試用。

前項經撤銷或廢止化妝品之登錄或許可證者，一年內不得再辦理該產品登錄或申請查驗登記。

第 24 條　化妝品業者有下列行為之一者，經令限期改正，屆期不改正，處新臺幣一萬元以上一百萬元以下罰鍰，並得按次處罰；情節重大者，並得處一個月以上一年以下停業處分或令其歇業、廢止其公司、商業、工廠之全部或部分登記事項，或廢止該化妝品之登錄或許可證：

一、違反第十一條第一項規定或依第二項所定辦法有關資料之範圍、項目、內容或建立與保存方式及期限之規定。

二、違反第十二條第一項規定或依第三項所定辦法有關通報方式、內容或期限之規定。

三、違反第十七條第一項、第二項規定，未通知販賣業者或未依期限回收，或違反第三項規定或依第四項所定辦法有關處置方法、回收作業實施方式、完成期限、計畫書與報告書內容或紀錄保存之規定。

前項經廢止化妝品之登錄或許可證者，一年內不得再辦理該產品登錄或申請查驗登記。

第 25 條　違反前五條規定者，主管機關得視其違規情節、危害程度及影響範圍，公布違規業者之名稱、地址、商品及違法情形。

第 26 條　本法所定之處罰，除撤銷或廢止化妝品之登錄或許可證，由中央主管機關處罰外，其餘由直轄市、縣（市）主管機關為之，必要時得由中央主管機關為之。

第 27 條　本法有關公司、商業或工廠之全部或部分登記事項之廢止，由直轄市、縣（市）主管機關於勒令歇業處分確定後，移由工、商主管機關或其目的事業主管機關為之。

第六章　附則

第 28 條　主管機關得將化妝品及化妝品業者之檢查、抽查、抽樣檢驗或產銷證明書之核發，委任所屬機關或委託相關機關（構）、法人或團體辦理。

中央主管機關得就前項受委託機關（構）、法人或團體辦理認證；其認證工作，得委任所屬機關或委託其他機關（構）、法人或團體辦理。

前二項之機構、法人或團體接受委託或認證之資格與條件，以及委託、認證工作之程序及受委託者之其他相關事項管理辦法，由中央主管機關定之。

第 29 條　化妝品業者得就其登錄或取得許可證之化妝品，或經中央主管機關檢查認定符合化妝品優良製造準則之化妝品製造場所，向中央主管機關申請產銷證明、符合化妝品優良製造準則證明等證明書。

前項證明書核發之申請條件、審查程序與基準、效期、廢止、返還、註銷及其他應遵行事項之辦法，由中央主管機關定之。

第 30 條　化妝品業者依本法辦理化妝品登錄、申請查驗登記、申請化妝品優良製造準則符合性檢查、申請化妝品輸入之邊境抽查與抽樣檢驗及申請證明書，應繳納費用。

第 31 條　本法施行細則，由中央主管機關定之。

第 32 條　本法施行日期，除第六條第四項至第六項及第二十三條第一項第六款規定，自中華民國一百零八年十一月九日施行外，由行政院定之。

化妝品衛生安全管理法施行細則

民國 62 年 12 月 18 日訂定
民國 68 年 5 月 31 日修正
民國 71 年 1 月 20 日修正
民國 75 年 12 月 17 日修正
民國 81 年 3 月 20 日全文修正
民國 89 年 3 月 2 日行修正
民國 91 年 11 月 8 日修正
民國 98 年 9 月 16 日修正
民國 108 年 6 月 27 日修正

第 1 條　本細則依化妝品衛生安全管理法（以下簡稱本法）第三十一條規定訂定之。

第 2 條　本法第四條第一項化妝品產品登錄與產品資訊檔案建立及第十七條第一項回收作業，應由化妝品製造或輸入業者為之。
受託製造業者，非屬前項之化妝品製造或輸入業者。

第 3 條　本法第七條第一項第七款所稱輸入產品之原產地（國），指依進口貨物原產地認定標準認定，製造或加工製成終產品之國家或地區。

第 4 條　本法第八條第一項、第二項所稱製造場所，指執行化妝品製造或包裝作業之場所。
就已完成本法第七條標示之化妝品產品，再予組合之作業場所，不屬前項製造場所。

第 5 條　本法第九條第一項所定應聘請藥師或具化妝品專業技術人員駐廠監督調配製造者，經中央主管機關會同中央工業主管機關依本法第八條第一項公告免辦理工廠登記之製造場所，不適用之。

第 6 條　依本法第十五條規定封存之產品，主管機關應加封緘或其他標識，並照相或錄影，且就封存品項及數量製作清冊，由在場業者簽名或蓋章確認。

依前項封存之產品，得責付業者妥善保管，業者不得擅自更換、移置、隱匿或處理。

第 7 條　本法第十五條第一項第二款、第十六條第二項、第十七條第二項及第十八條第二項所稱來源不明之化妝品，指下列各款情形之一者：

一、無法提出來源證明。

二、提出之來源或其證明經查證不實。

三、外包裝或容器未刊載製造或輸入業者之名稱或地址，且無產品登錄資料可資查證。

第 8 條　本法第二十條第一項及第三項所稱情節重大，指下列各款情形之一者：

一、宣傳或廣告就同一產品宣稱醫療效能，經主管機關連續裁處仍未停止刊播。

二、宣傳或廣告使民眾產生錯誤認知，致生人體健康之傷害或致人於死。

三、其他經主管機關認定與前二款情節相當。

第 9 條　化妝品之登錄事項變更或原核准事項經核准變更者，其原標示事項與變更後標示事項不符時，於變更日前已製造或輸入之化妝品，得於原標示之保存期限內繼續販賣。

特定用途化妝品許可證、化妝品產品登錄未申請展延或不准展延者，於許可證或登錄到期日前已製造或輸入之化妝品，得於原標示之保存期限內繼續販賣。

第 10 條　本細則除第三條及第四條第二項自中華民國一百十年七月一日施行外，自一百零八年七月一日施行。

化妝品製造工廠設廠標準

民國 63 年 1 月 11 日訂定
民國 86 年 8 月 20 日全文修正
民國 97 年 4 月 30 日修正

第 1 條　本標準依化妝品衛生管理條例第十五條第二項規定訂定之。

第 2 條　化妝品製造工廠，應具備下列基本條件及共同設備：

一、廠房應與住宅或公共場所隔離為原則，且不得妨害公共衛生及安全。

二、廠房之建築應堅固清潔，其建築設計應能防鼠、防蟲、防塵；室內之天花板、牆壁及地面，應保持平滑而無裂痕，且應易於清潔不發生粉塵（如採用環氧樹脂或其他易於消毒清洗之建築材料）；室內導管應選用表面平滑之材料，並應力求隱蔽；排水裝置之排水口應有防止汙水回流之設施。

三、廠內各作業場所（如液劑、粉劑製造場所、包裝場所、倉庫及其他相關場所）應明確區隔。

四、原料、物料、半製品及成品之儲存場所，得視業者需要適當隔離。

五、容器洗滌設備。

六、廠內之各種容器及製造設備，應視其需要採用不鏽鋼、陽極處理鋁、無毒塑膠或其他耐水性材料，不可使用鉛、鐵、銅及其他有毒化學材質之物品。

七、符合規定之正確稱量設備，並應定期校正。

八、工作人員之更衣室、洗手設備及工作衣、帽、口罩、手套及鞋履之洗滌或消毒滅菌設備。

九、視工作上之需要設置鍋爐、抽水機、真空泵、空氣壓縮機、一般用水處理系統、蒸餾水或純水設備、吸塵排氣或空氣清淨、滅菌設備或空氣、溫度、濕度調節設備。

十、廠內各製造、加工、分裝作業過程中之設施，應由進料口至出料口採一貫密閉式作業為原則；其未採一貫密閉式作業者，如有粉塵或有害氣體產生，應設置局部排氣裝置及負壓操作。

十一、設置產品之批號打印裝置，以直接打印批號及製造日期。

第 3 條　粉劑化妝品製造工廠應具備下列設備：

一、粉末研磨或超微粒磨粉設備。

二、篩粉設備及集塵設備。

三、混合設備。

四、定量充填（分裝）設備。

前項工廠得視工作需要設置乾燥機或乾燥箱。

第 4 條　液劑化妝品製造工廠應具備下列設備：

一、液劑調配容器或液劑澄清槽或瓷缸。

二、攪拌設備。

三、過濾設備。

四、定量充填（分裝）設備。

前項工廠得視工作需要設置下列設備：

一、加熱濃縮（減壓）裝置。

二、加壓滅菌機。

第 5 條　乳劑化妝品製造工廠應具備下列設備：
一、攪拌乳化設備。
二、調勻設備。
三、定量充填（分裝）設備。
前項工廠得視工作需要設置下列設備：
一、加熱裝置。
二、過濾裝置。
三、冷卻設備。

第 6 條　油劑化妝品製造工廠應具備下列設備：
一、油劑調配容器。
二、攪拌設備。
三、定量充填（分裝）設備。
前項工廠得視工作需要設置過濾裝置。

第 7 條　油膏化妝品製造工廠應具備下列設備：
一、粉末研磨或超微粒磨粉設備。
二、篩粉設備及集塵設備。
三、調勻設備。
四、定量充填（分裝）設備。
前項工廠得視工作需要設置下列設備：
一、二重加熱釜：需要加熱之製劑應具設備。
二、軟膏管封閉設備：軟管裝製劑應具設備。

第 8 條　固形化妝品製造工廠應具備下列設備：
一、粉末研磨或超微粒磨粉設備。
二、篩粉設備及集塵設備。
三、調勻設備。
四、煉合設備。

五、模製設備。

六、乾燥或冷卻設備。

七、定量分裝設備。

第 9 條　眉筆化妝品製造工廠應具備下列設備：

一、原料調配設備。

二、製筆蕊設備。

三、製筆身設備。

四、筆身油漆設備。

第 10 條　噴霧劑化妝品製造工廠應具備下列設備：

一、調合容器。

二、加壓充填設備。

三、漏氣檢查設備。

第 11 條　非手工之香皂製造工廠應具備下列設備：

一、不鏽鋼貯藏桶。

二、皂化設備。

三、乾燥設備。

四、添加香料、色料設備。

五、壓出機。

六、模製機。

七、切斷機。

前項工廠得視工作需要設置下列設備：

一、鹽析設備。

二、輸送機。

手工香皂製造工廠應具備下列器具：

一、電子秤。

二、不鏽鋼鍋。

三、瓦斯爐、電磁爐或其他加熱設備。

四、攪拌器。

五、量杯。

六、溫度計。

七、橡皮刮刀。

八、模型。

九、切皂器。

第 12 條　化妝品色素製造工廠其設備得視產品實際需要設置之。

第 13 條　本標準自發布日施行

Chapter 05 工廠管理輔導法

民國 90 年 3 月 14 日訂定
民國 99 年 6 月 2 日全文修正
民國 103 年 1 月 22 日修正

第一章　總　則

第 1 條　為促進工業發展，健全工廠管理及輔導，特制定本法。

第 2 條　本法所稱主管機關：在中央為經濟部；在直轄市為直轄市政府；在縣（市）為縣（市）政府。

第 3 條　本法所稱工廠，指有固定場所從事物品製造、加工，其廠房達一定面積，或其生產設備達一定電力容量、熱能者。

前項所稱從事物品製造、加工之範圍、一定面積及一定電力容量、熱能之認定標準，由中央主管機關定之。

不符前項標準而有固定場所從事物品製造、加工之業者，仍得依本法申請許可或登記。經主管機關核准登記後，依本法管理。

因第二項標準修正，致工廠之規模範圍變更時，對於原非工廠規模範圍之業者，中央主管機關應於該標準內訂定申請許可或登記之期限；對於已非工廠規模範圍之業者，應於該標準內訂定工廠登記之處理方式。

第 4 條　主管機關權責劃分如下：

一、中央主管機關：

（一）工廠管理輔導法令及工廠設廠標準之擬訂或訂定。

（二）全國及各行業別工廠之調查。

(三) 申請抄錄全國工廠登記資料之核准。

(四) 擇定行業別，對工廠實施輔導。

(五) 違反本法規定工廠處理之查核及督導。

(六) 科學工業園區、加工出口區、自由貿易港區、農業科技園區及其他經行政院核定之特定區內工廠之設立許可、登記、管理及輔導。

(七) 其他與工廠管理相關業務之輔導及監督事項。

二、 直轄市、縣（市）主管機關：

(一) 辦理工廠設立許可、登記及其撤銷、廢止。

(二) 轄區內工廠之調查。

(三) 申請抄錄及證明轄區內工廠登記資料之核准。

(四) 轄區內工廠輔導之實施。

(五) 轄區內工廠違反本法規定之處理。

(六) 其他經中央主管機關指定之事項。

第 5 條　中央主管機關得委任所屬機關、委託或委辦其他機關（構）辦理本法所定之事項。

第二章　登記及設立許可

第 6 條　工廠隸屬之事業主體，以獨資、合夥、公司或依法令規定得從事製造、加工者為限。

第 7 條　工廠應以其隸屬之事業名稱為廠名；一事業於同一直轄市、縣（市）、科學工業園區、加工出口區、自由貿易港區、農業科技園區及其他經行政院核定之特定區內有二廠以上者，應標示廠別。

第 8 條　工廠應置工廠負責人；無行為能力人或限制行為能力人不得為工廠負責人。

工廠負責人應在國內有住所或居所。

第 9 條　設立工廠所使用之土地，以利用都市計畫工業區、非都市土地編定為丁種建築用地、依法編定開發之工業區或其他依法令規定可供設廠之土地為限。

第 10 條　工廠設廠完成後，應依本法規定申請登記，經主管機關核准登記後，始得從事物品製造、加工。但國防部所屬軍需工廠，不在此限。

國防部所屬軍需工廠改制為公、民營事業工廠時，應於改制之日起三年內依本法規定辦理登記。

第 11 條　工廠有下列情形之一者，應於設廠前取得設立許可：

一、依法律規定，設廠應經工業主管機關許可。

二、基於工業均衡發展、資源合理利用或節約能源等政策，經中央主管機關公告應經其許可。

第 12 條　工廠經許可設立者，應依核定期限辦理工廠登記，逾期原許可失效。

前項核定之期限，以二年為限。但因正當理由而不能如期完成者，得於期限屆滿前申請延展，每次延展期間不得超過一年，並以三次為限。

第 13 條　工廠申請設立許可或登記，應載明下列事項：

一、廠名、廠址。

二、工廠負責人姓名及其住所或居所。

三、產業類別。

四、主要產品。

五、生產設備之使用電力容量、熱能及用水量。

六、廠房及建築物面積。

七、其他經中央主管機關指定公告應登記之事項。

前項第三款產業類別，由中央主管機關公告之。

第 14 條　工廠有下列情形之一者，不得取得設立許可或變更設立許可：

一、依環境影響評估法規定應實施環境影響評估，其相關環境影響說明書或環境影響評估報告書未經環境保護主管機關核准。

二、違反土地使用管制規定。

三、廠房利用違章建築或違反建築物使用用途。

四、經中央主管機關依第十七條第一項第二款規定公告停止受理工廠之新設或既有工廠之擴充。

第 15 條　工廠有下列情形之一者，不得辦理登記或變更登記：

一、產品依法令禁止製造。

二、違反土地使用管制規定。

三、廠房利用違章建築或違反建築物使用用途。

四、屬環境保護主管機關指定之事業種類、範圍及規模，其相關環境影響說明書、環境影響評估報告書或汙染防治計畫未經環境保護主管機關核准或同意。

五、訂有設廠標準之工廠，其設備不符合該標準。

六、依法律規定產品之製造應先經許可而未獲許可。

七、依第十一條規定應先申請取得設立許可而未獲許可或經許可後未依核定內容建廠。

八、經中央主管機關依第十七條第一項第二款規定公告停止受理工廠之新設或既有工廠之擴充。

第 16 條　工廠設立許可事項有變更時，非經取得變更設立許可，不得辦理工廠登記。

工廠登記事項有變更時，應辦理變更登記。

工廠遷移廠址或變更產業類別，應重新辦理工廠設立許可或登記。

第 17 條　中央主管機關基於工業均衡發展、資源合理利用、生態環境及公共利益維護，或因應國際公約、協定等政策需要，得採行下列措施：

一、於許可工廠設立或核准登記時附加負擔。

二、擇定產品或地區，公告停止受理工廠之新設或既有工廠之擴充。

三、擇定產品或地區，公告強制既有工廠減量生產或停止生產。

前項第一款之負擔之態樣，應依工廠種類、產品項目、經營方式或其他因政策需要採行之措施分別附加之；其附加負擔之辦法，由中央主管機關定之。

第一項第二款及第三款之公告，應由中央主管機關報行政院核定後為之。

依第一項第三款規定強制既有工廠減量生產或停止生產者，政府得予補償；其補償範圍、基準、程序及相關事項之辦法，由中央主管機關定之。

第三章　管　理

第 18 條　主管機關基於健全工廠管理或維護公共利益之需要，得通知工廠申報或提供有關資料；必要時，並得派員進入工廠調查，工廠不得規避、妨礙或拒絕。

主管機關人員進入工廠調查時，應出示證明文件，並不得有干擾、妨礙生產、管理或洩漏生產機密之行為。

為因應國際公約、協定之管制需要，工廠應就管制物質之生產銷售情形於一定期限內提出申報；變更時，亦同。主管機關於必要時，並得派員調查，工廠不得規避、妨礙或拒絕。

前項應申報管制物質之申報內容、程序、期限、變更申報及其他應遵行事項之辦法，由中央主管機關定之。

第 19 條　工廠負責人或利害關係人得向主管機關申請抄錄工廠登記資料或就工廠登記事項予以證明。

前項利害關係人申請抄錄或證明時，應陳明理由。

第 20 條　工廠歇業者，應申報主管機關，未申報者，由主管機關逕為廢止其工廠登記。

工廠有下列情形之一者，視同歇業：

一、有事實足以認定工廠自行停工超過一年。

二、工廠主要生產設備已搬遷，經主管機關認定無製造、加工之事實。

第 21 條　工廠製造、加工或使用危險物品達管制量以上之次日起十日內，應向直轄市、縣（市）主管機關申報其製造、加工或使用之危險物品。

前項危險物品之範圍、種類、管制量及其申報之內容、期限、方式、程序及其他應遵行事項之辦法，由中央主管機關定之。

工廠製造、加工或使用危險物品應善盡安全管理責任，如發生重大環境汙染、重大工安事故，致嚴重影響鄰近工廠或民眾安全者，直轄市、縣（市）主管機關得命其停工並改善之。工廠於停工原因消滅後，得向直轄市、縣（市）主管機關申請復工。

直轄市、縣（市）主管機關應將第一項之工廠資料建檔列管，並轉知有關機關。

第 22 條　工廠製造、加工或使用危險物品達管制量以上者，應投保公共意外責任保險。但已依其他法令規定投保公共意外責任保險者，不在此限。

前項保險之最低保險金額及投保辦法，由中央主管機關會商中央保險主管機關定之。

第 23 條　工廠使用經各目的事業主管機關核准或許可再利用之易燃性廢棄物為原料從事製造、加工者，應按月向直轄市、縣（市）主管機關申報該廢棄物之種類及原料儲存量。

前項應申報之內容、期限、方式、程序及其他應遵行事項之辦法，由中央主管機關定之。

直轄市、縣（市）主管機關對第一項工廠資料應建檔列管；其發現工廠之原料有異常囤積時，應即通知原核准或許可之目的事業主管機關及有關機關處理。

第一項工廠之原料漏溢或燃燒致有汙染環境之虞時，主管機關得指定範圍，限期令其清除、處理；屆期仍未清除、處理者，該範圍內之原料視同廢棄物，依廢棄物清理法規定處理之。

第 24 條　工廠有下列情形之一者，直轄市、縣（市）主管機關應撤銷其工廠設立許可或登記。

一、依本法申請工廠設立許可、登記，對直轄市、縣（市）主管機關提供之資料有不實之情事，經法院判決有罪確定。

二、申請工廠設立許可或登記，應先取得目的事業主管機關許可或核准，其許可或核准經目的事業主管機關撤銷確定。

第 25 條　工廠有下列情形之一者，直轄市、縣（市）主管機關應廢止其工廠設立許可或登記：

一、擅自製造、加工違禁物，經法院宣告沒收之裁判確定，由司法機關通知主管機關。

二、工廠有違反其他法令受勒令歇業或廢止工廠登記處分確定，經處分機關通知直轄市、縣（市）主管機關。

三、申請工廠設立許可或登記，應先取得目的事業主管機關許可或核准，其許可或核准經目的事業主管機關廢止確定。

四、違反本法規定經依本法處罰二次以上且其情節重大。

主管機關依前項規定廢止工廠登記後，應轉知相關主管機關。

第四章 輔　導

第 26 條　主管機關為促進工業發展，應就下列事項，對工廠實施輔導：

一、工業生產技術之調查、研究、引進、移轉及推廣。

二、工業新產品之開發、工業產品之設計、品質提升、自動化、提高生產力及經營合理化事項。

三、工業技術人才之培訓。

四、工業汙染及工業安全衛生之防制或管理技術。

五、其他與工業發展有關之事項。

第 27 條　中央主管機關及其所屬機關管理之同一工業區內有五家以上製造、加工或使用危險物品達管制量以上之工廠，中央主管機關應輔導其成立區域聯防組織。

前項區域聯防組織應推動下列事項：

一、建構組織內工廠危險物品有關資訊系統。

二、建構組織內工廠及其鄰近救災整備有關資訊系統。

三、提升組織內工廠防災及應變技術。

四、有關組織之章程、災害通報模式、相互支援協定及其他權利義務事項之訂定。

五、其他聯防有關事宜。

第一項工業區內製造、加工或使用危險物品達管制量以上之工廠，尚未加入該區內之區域聯防組織者，中央主管機關應輔導其加入之。

第 28 條　為提升環境品質，中央主管機關得輔導工業區內工廠或區外相關工廠，設置共同汙染防治設施。

第五章　罰　則

第 29 條　製造、加工或使用危險物品達管制量以上之工廠，違反第二十二條第一項規定，未投保公共意外責任保險者，處工廠負責人新臺幣五萬元以上二十五萬元以下罰鍰，並令其限期改善；屆期不遵行者，得按次連續處罰。

第 30 條　工廠有下列情形之一者，主管機關應令其停工並限期完成工廠登記，屆期未完成登記仍從事物品之製造、加工者，處行為人新臺幣二萬元以上十萬元以下罰鍰；屆期仍不遵行者，得按次連續處行為人新臺幣四萬元以上二十萬元以下罰鍰至停工為止：

一、違反第十條第一項規定，未完成工廠登記，擅自從事物品之製造、加工。

二、違反第十六條第三項規定，遷移廠址未重新辦理工廠登記而從事物品之製造、加工。

三、經依第二十四條規定撤銷工廠登記而仍從事物品之製造、加工。

四、經依第二十五條規定廢止工廠登記而仍從事物品之製造、加工。

第 31 條　工廠有下列情形之一者，主管機關應令其限期改善、補辦或申報，屆期不改善、補辦或申報者，處工廠負責人新臺幣一萬元以上五萬元以下罰鍰；仍不遵行者，得按次連續處罰：

一、利用其廠地或建築物之一部或全部從事物品製造、加工以外業務。但從事與所製造產品相關之業務者，不在此限。

二、違反第十六條第三項規定，變更產業類別未重行辦理工廠設立許可或登記，而從事物品之製造、加工。

三、違反依第十七條第一項第一款規定所附加之負擔。

四、違反依第十七條第一項第三款公告之減產、減量規定。

五、違反第十八條第一項規定，未申報或提供有關資料，或規避、妨礙、拒絕調查。

六、違反第十八條第三項規定，未依期限提出申報，或規避、妨礙、拒絕調查。

七、違反第二十一條第一項規定，未依期限申報危險物品。

八、違反依第二十一條第二項所定辦法中有關申報內容之規定。

九、違反第二十三條第一項規定，未按月申報其原料儲存量。

十、違反依第二十三條第二項所定辦法中有關申報內容之規定。

第 32 條　工廠違反第十六條第二項規定者，主管機關應令其限期辦理變更登記；屆期不辦理或依法不准辦理者，處工廠負責人新臺幣五千元以上二萬五千元以下罰鍰；屆期仍不遵行者，得按次連續處罰。

第六章　附　則

第 33 條　為輔導未登記工廠合法經營，中央主管機關應會商有關機關擬定相關措施辦理之；輔導期間自中華民國九十九年六月二日起至一百零九年六月二日止。

於前項輔導期間屆滿前，特定地區內之未登記工廠，不適用第三十條第一款、區域計畫法第二十一條第一項、都市計畫法第七十九條有關違反土地或建築物之使用及建築法第八十六條第一款、第九十一條第一項第一款處罰之規定。

前項特定地區之範圍，由中央主管機關會商有關機關於中華民國九十九年六月二日起二年內公告之。

第 34 條　中華民國九十七年三月十四日前既有低汙染之未登記工廠，其符合環境保護、消防、水利、水土保持等法律規定者，於中華民國一百零四年六月二日前，得向地方主管機關繳交登記回饋金，申請補辦臨時工廠登記，不受第十五條第二款、第三款規定之限制。

為避免擴增環境汙染及危害公共安全，經依前項規定補辦臨時登記之工廠，其事業主體及工廠登記事項之變更，應予限制。

前二項有關低汙染之認定基準、補辦臨時登記之程序、事業主體及工廠登記事項變更之限制、登記回饋金之數額、繳交程序與使用方式及其他相關事項之辦法，由中央主管機關會商有關機關定之。

經補辦臨時登記之工廠，於臨時工廠登記失效前，不適用區域計畫法第二十一條第一項、都市計畫法第七十九條有關違反土地或建築物之使用及建築法第八十六條第一款、第九十一條第一項第一款處罰之規定。

經補辦臨時登記之工廠，應於中華民國一百零九年六月二日前，取得土地及建築物合法使用之證明文件；屆期未取得者，補辦之臨時工廠登記證明文件，自屆滿之翌日起失其效力，地方主管機關應依第三十條規定處罰。

第 35 條　經勒令停工拒不遵從或工廠經勒令歇業者，主管機關於必要時得通知電業及自來水事業會同到場配合執行停止供電、供水。

前項經停止供電、供水者，非俟主管機關出具停止供電、供水原因消滅證明，電業及自來水事業不得恢復供電、供水。

第 36 條　本法修正施行前，製造、加工或使用危險物品達管制量以上之既有工廠，於本法修正施行後，應依中央主管機關公告之期限，申報其所有之危險物品、投保公共意外責任保險。

本法修正施行前，使用經各目的事業主管機關核准或許可再利用之易燃性廢棄物為原料從事製造、加工之工廠，於本法修正施行後，應依中央主管機關公告之期限，按月向直轄市、縣（市）主管機關申報其原料儲存量。

第 37 條　工廠申請設立許可、登記或變更設立許可、登記及工廠負責人或利害關係人申請抄錄或證明工廠登記事項，應繳納審查費、登記費、抄錄費、證明書費；其收費標準，由中央主管機關定之。

第 38 條　本法施行細則，由中央主管機關定之。

第 39 條　本法自公布日施行。

化妝品之標籤仿單包裝之標示規定

依據民國 95 年 12 月 25 日衛署藥字第 0950346818 號合法的化妝品外包裝（標籤及說明書或仿單）上必須要有下列完整的中文標示：(《化妝品衛生管理條例》第六條）

1. 產品名稱。
2. 製造廠名稱、廠址（國產者）。
3. 進口商名稱、地址（輸入者）。
4. 內容物淨重或容量。
5. 用途。
6. 用法。
7. 批號或出廠日期。
8. 全成分。
9. 保存方法及保存期限。
10. 許可證字號（含藥化妝品者）。

特別須標示「保存方法及保存期限」之化妝品如下：

1. 燙髮劑。
2. 染髮劑。

3. 含酵素製品。
4. 含維生素 A、B_1、C、E 及其衍生物、鹽類之製品。
5. 正常保存下安定性三年以下製品。

化妝品含有醫療或毒劇藥品者（含藥化妝品），仍應標示藥品成分名稱、含量及使用時注意事項。

化妝品之外包裝上應標示產品所含之全部成分名稱，規定如下：

1. 化妝品包裝上標示之成分名稱得以中文或英文參照 International Cosmetic Ingredient Dictionary (INCI)、中華藥典、US Pharmacopoeia、European Pharmacopoeia 等相關公定書本署公告可添加於化妝品中之中藥材名及其中文譯本所訂之用語標示之。
2. 色素成分命名得採用 FDA 之 Color Index(CI)及 EC Directive Annex IV 命名法。香精及香料，得以「香精」、「香料」、「Flavor」或「Fragrance」表示之。
3. 試用品、贈品及小包裝產品（可標示面積小於 12 平方英吋，有外盒包裝但重量（容量）小於或等於 10gm/ml 者或無外盒包裝但重量（容量）小於 50gm/ml），得以標示以卡片、吊牌或說明書上。
4. 彩妝系列產品因配色而加入或可能加入之色素，可先將共同色素名稱全部列出再加註「＋/－」或「may contain」或「可能加入色素」等字樣。
5. 成分中之不純物、生產時加入最終並不存在於產品中之次成分以及香料或其他成分須要之溶劑等，得不需標示。

6. 具有商業機密且非屬本署公告之含藥化妝品成分，輸入者依原產國政府機關之認定；國內製造者需向署報備後，得以「其他成分」或「other ingredients」表示之。

7. 對公告實施之前已製造或輸入並在市面上販售之化妝品，得在產品有限效期內繼續販售，惟廠商需備有全成分文件以供消費者查詢。同時市面之產品需標示製造日期以茲分辨。

8. 違反本公告規定者，則以違反《化妝品衛生管理條例》第六條之規定，依同條例第二十八條規定論處。

化妝品產品登錄辦法

中華民國 108 年 5 月 30 日訂定

第 1 條　本辦法依化妝品衛生安全管理法（以下簡稱本法）第四條第二項規定訂定之。

第 2 條　本法第四條第一項所定一定規模之化妝品製造或輸入業者（以下簡稱化妝品製造或輸入業者），指經營化妝品製造或輸入之下列對象：

一、依公司法、商業登記法，應辦理設立登記之公司或商號。

二、依本法第八條第一項規定，應完成登記之工廠。

三、除免工廠登記之手工香皂業者外，非屬前二款之其他製造或輸入化妝品之團體或法人。

第 3 條　化妝品製造或輸入業者，製造或輸入依本法第四條第一項公告之化妝品，應至中央主管機關建置之化妝品網路系統登錄。

第 4 條　前條登錄之資料，應包括下列事項：

一、產品登錄號碼。

二、產品中、英文名稱。但國產化妝品，得免登錄英文名稱。

三、產品種類及用途。

四、產品類型；其為系列產品者，應填列型號或色號。

五、產品劑型。

六、產品使用注意事項。

七、產品製造或輸入業者之名稱、地址及電話號碼。

八、產品製造場所之名稱、地址、國別及其符合化妝品優良製造規範情形。

九、產品全成分名稱。中央主管機關訂有使用限量之成分，並應以重量或容量百分比填列其含量。

十、產品其他有關說明。

前項登錄，應以中文、英文、號碼或國際通用符號為之。

第 5 條　化妝品製造或輸入業者，不得登錄虛偽不實之資料。

第 6 條　第四條第一項各款所載登錄事項不同者，應分別辦理登錄。但有下列情形之一者，得免分別登錄：

一、多筆產品名稱為相同成分配方、劑型及用途。

二、同系列產品為相同劑型及用途，僅成分配方之色素或香精香料不同。

三、組合式產品為二以上化妝品，未能單獨供應、販賣、贈送、公開陳列或提供消費者試用。

第 7 條　化妝品產品登錄事項，除涉及成分變更者，應重新登錄外，其餘事項得以變更登錄辦理。

第 8 條　化妝品產品登錄之有效期間為三年；期間屆滿仍有供應、販賣、贈送、公開陳列或提供消費者試用之必要者，應於有效期間屆滿前三個月內，辦理展延登錄。

第 9 條　有下列情形之一者，其登錄不予核准：

一、依本法第二十二條第二項、第二十三條第二項或第二十四條第二項規定不得辦理登錄。

二、產品中含有中央主管機關公告禁止使用之成分。

三、未依第四條規定完成登錄。

第 10 條　化妝品製造或輸入業者，已解散或歇業，或其公司登記、商業登記、工廠登記或其他相當之設立許可、登記，經撤銷或廢止者，應廢止其登錄。

產品已無供應、販賣、贈送、公開陳列或提供消費者試用者，化妝品製造或輸入業者得註記停止該產品之登錄狀態。

第 11 條　已完成登錄之產品，非屬本法第三條第一項第一款之化妝品者，由中央主管機關撤銷其登錄。

第 12 條　本辦法自中華民國一百零八年七月一日施行。

PART 3

化妝品之種類及相關基準、禁用成分

化妝品之範圍及種類

依照《化妝品衛生安全管理法》第三條規定，化妝品之範圍及種類由中央衛生主管機關公告之，民國 106 年 2 月 3 日行政院衛生福利部衛授食字第 1061600210 號公告「化妝品之範圍及種類」如下：

一、洗髮用化妝品類

1. 洗髮精、洗髮乳、洗髮霜、洗髮凝膠、洗髮粉
2. 其他

二、洗臉卸妝用化妝品類

1. 洗面乳、洗面霜、洗面凝膠、洗面泡沫、洗面粉
2. 卸妝油、卸妝乳、卸妝液
3. 其他

三、沐浴用化妝品類

1. 沐浴油、沐浴乳、沐浴凝膠、沐浴泡沫、沐浴粉
2. 浴鹽
3. 其他

四、香皂類

1. 香皂
2. 其他

五、頭髮用化妝品類

1. 頭髮滋養液、護髮乳、護髮霜、護髮凝膠、護髮油
2. 造型噴霧、定型髮霜、髮膠、髮蠟、髮油
3. 潤髮劑
4. 髮表著色劑
5. 染髮劑
6. 脫色、脫染劑
7. 燙髮劑
8. 其他

六、化妝水／油／面霜乳液類

1. 化妝水、化妝用油
2. 保養皮膚用乳液、乳霜、凝膠、油
3. 剃鬍水、剃鬍膏、剃鬍泡沫
4. 剃鬍後用化妝水、剃鬍後用面霜
5. 護手乳、護手霜、護手凝膠、護手油
6. 助曬乳、助曬霜、助曬凝膠、助曬油
7. 防曬乳、防曬霜、防曬凝膠、防曬油
8. 糊狀（泥膏狀）面膜
9. 面膜
10. 其他

七、香氛用化妝品類

1. 香水、香膏、香粉
2. 爽身粉

3. 腋臭防止劑
4. 其他

八、止汗制臭劑類

1. 止汗劑
2. 制臭劑
3. 其他

九、脣用化妝品類

1. 脣膏
2. 脣蜜、脣油
3. 脣膜
4. 其他

十、覆敷用化妝品類

1. 粉底液、粉底霜
2. 粉膏、粉餅
3. 蜜粉
4. 臉部（不包含眼部）用彩妝品
5. 定妝定色粉、劑
6. 其他

十一、眼部用化妝品類

1. 眼霜、眼膠
2. 眼影
3. 眼線
4. 眼部用卸妝油、眼部用卸妝乳

5. 眼膜
6. 睫毛膏
7. 眉筆、眉粉、眉膏、眉膠
8. 其他

十二、指甲用化妝品類

1. 指甲油
2. 指甲油卸除液
3. 指甲用乳、指甲用霜
4. 其他

十三、美白牙齒類

1. 牙齒美白劑
2. 牙齒美白牙膏

Chapter 02 含藥化妝品基準

依據《化妝品衛生安全管理法》規定，製造化妝品含有醫療或毒劇藥品（亦簡稱含藥化妝品）之基準由中央衛生主管機關定之：

一、防曬劑

2016/7/1 彙整版

	成分	用途	限量
1	p-Aminobenzoic acid 及其 ester	防曬	4%
2	Cinoxate (2-ethoxy ethyl-p-methoxycinnamate)	防曬	5%
3	2-Ethylhexyl p-dimethyl amino benzoate (Octyl dimethyl PABA)	防曬	8%
4	2-Hydroxy-4-methoxy benzophenone (Oxybenzone)、(Benzophenone-3)	防曬	6%
5	2-Hydroxy-4-methoxy benzophenone-5-sulfonic acid (Benzophenone-4)	防曬	5%
6	2-(2-Hydroxy-5-methylphenyl)benzotriazole (Drometrizole)	防曬	7%
7	Homosalate (Homomethyl salicylate)	防曬	10%
8	Octyl methoxy cinnamate (2-Ethylhexyl-4-methoxy cinnamate)、(Octinoxate)	防曬	10%
9	Octyl salicylate (Octisalate)	防曬	5%
10	2-Phenylbenzimidazole5-sulfonic acid and salts	防曬	4%
11	Phenyl Salicylate	防曬	1%

	成分	用途	限量
12	4-Tert-butyl-4´-methoxy dibenzoyl methane (Butyl Methoxydibenzoylmethane)、(Avobenzone)	防曬	5%
13	Amyl p-dimethylaminobenzoate (Pentyl dimethyl PABA)	防曬	10%
14	2,4 Dihydroxybenzophenone (Benzophenone-1)	防曬	10%
15	2,2 Dihydroxy 4,4 dimethoxy benzophenone (Benzophenone-6)	防曬	10%
16	2,5-Diisopropyl methyl cinnamate	防曬	10%
17	Dipropylene glycol salicylate	防曬	0.2%
18	Disodium 2,2'dihydroxy 4,4'dimethoxy 5,5'disulfobenzophenone (Benzophenone-9)	防曬	10%
19	Ethylene glycol salicylate (Glycol salicylate)	防曬	1%
20	Glyceryl octanoate di-p-methoxy cinnamate (Glyceryl octanoate dimethoxy cinnamate)	防曬	10%
21	Guaiazulene	防曬	0.01%
22	2-Hydroxy 4-methoxy benzophenone sodium sulfonate (Benzophenone-5)	防曬	5% (as acid)
23	Isopropyl-p-methoxy cinnamate & Diisopropyl cinnamate Ester mixture	防曬	10%
24	Oxybenzone sulfonic acid	防曬	10%
25	Oxybenzone sulfonic acid trihydrate	防曬	10%
26	Sodium salicylate	防曬	0.2%
27	Terephthalylidene dicamphor sulfonic acid and its salts (Mexoryl SX)	防曬	10%
28	2,2,4,4 Tetra-hydroxy benzophenone (Benzophenone-2)	防曬	10%
29	Octocrylene (2-Ethylhexyl 2-Cyano-3,3-Diphenylacrylate)、(2-Ethylhexyl 2-Cyano-3,3-Diphenyl-2-Propenoate)	防曬	10%

	成分	用途	限量
30	Zinc oxide	防曬	2.0~20.0%（作為收斂劑之用途，限量10%以下）
31	Drometrizole Trisiloxane	防曬	15%
32	2,2'Methylene-bis-6-（2H-ben-zotriazol-2-yl）-4-（tetramethyl-butyl） 1,1,3,3-phenol. (Methylene bis-Benzotriazolyl Tetra methylbutyl-phenol)	防曬	10%
33	Bis-Ethylhexyloxyphenol Methoxyphenyl Triazine (2,4-Bis-{[4-(2-ethyl-hexyloxy)-2-hydroxy]-phenyl}-6-(4-methoxyphenyl)-(1,3,5)-triazine)、(Tinosorb S)	防曬	10%
34	Dimethicodiethylbenzal malonate (Polysilicone-15)、(parsol SLX）	防曬	10%
35	Ethylhexyl Triazone	防曬	5.0%
36	Diethylamino Hydroxybenzoyl Hexyl Benzoate (Benzoic acid,2-[-4-(diethylamino)-2-hydroxybenzoyl]-,hexylester)	防曬	10%
37	3-Benzylidene camphor	防曬	2%
38	Benzophenone-8; (Dioxybenzone)	防曬	3%
39	Benzylidene camphor sulfonic acid; (Alpha-(2-oxoborn-3-ylidene)-toluene-4-sulphonic acid and its salts)	防曬	6% as acid
40	Camphor benzalkonium methosulfate; (N,N,N-trimethyl-4-(2-oxoborn-3-ylidenemethyl) anilinium methyl sulphate)	防曬	6%
41	Diethylhexyl butamido triazone; (Benzoic acid,4,4'-[[6-[[[(1,1-dimethylethyl)amino] carbonyl]phenyl] amino]1,3,5-triazine-2,4-diyl] diimino) bis-,bis(2-ethylhexyl)ester)	防曬	10%

	成分	用途	限量
42	Disodium Phenyl Dibenzimidazole Tetrasulfonate; (Neoheliopan AP; Bisimidazylate)	防曬	10%
43	Glyceryl PABA; (Glyceryl p-aminobenzoate)	防曬	3%
44	Isoamyl p-methoxycinnamate; (Isopentyl-4-methoxycinnamate)	防曬	10%
45	Menthyl Anthranilate; (Meradimate; Menthyl o-aminobenzoate)	防曬	5%
46	4-Methylbenzylidene camphor; (Enacamene; 3-(4'-Methylbenzylidene)-*dl* camphor)	防曬	4%
47	PEG-25 PABA; (Ethoxylated ethyl-4-aminobenzoate)	防曬	10%
48	Polyacrylamidomethyl benzylidene camphor; (Polymer of N-{(2 and 4)-[(2-oxoborn-3-ylidene) methyl]benzyl} acrylamide)	防曬	6%
49	Trolamine Salicylate; (Triethanolamine Salicylate;TEA Salicylate)	防曬	12%

※其他規定：用作化妝品本身之保護劑，而非作為防曬劑用途，且未標示其效能者，得以一般化妝品管理。

二、染髮劑

	成分	用途	限量
1	p-Phenylenediamine	染髮	2.0%
2	Toluene 2,5-diamine(p-Toluene diamine)	染髮	4.0%（以 Toluene 2, 5-diamine 計）
3	p-Aminophenol sulfate	染髮	4%
4	2-Nitro-1.4-diaminobenzone(Nitro-p-phenylenediamine)	染髮	3%

	成分	用途	限量
5	p-Amino-o-cresol（5-Amino-o-cresol）、（4-Amino-2-hydroxy toluene）	染髮	1%
6	5-Amino-o-cresol sulfate	染髮	4.5%
7	1-Amino-4-methylamino anthraquinone	染髮	0.5%
8	2-Amino-4-nitrophenol	染髮	2.5%
9	2-Amino-5-nitrophenol	染髮	1.5%
10	2-Amino-5-nitrophenol sulfate	染髮	1.5%
11	o-Aminophenol	染髮	3%
12	o-Aminophenol sulfate	染髮	3%
13	m-Aminophenol	染髮	2%
14	p-Aminophenol	染髮	3%
15	Ammonia solution	染髮	6%（以NH3計）
16	N, N-Bis (4-aminophenyl)-2,5-diamino-1,4-quino-diamine	染髮	1.5%
17	o-Chloro-p-phenylenediamine sulfate	染髮	1.5%
18	1, 4-Diamino anthraquinone	染髮	0.5%
19	2, 4, Diaminophenol sulfate	染髮	1%
20	4, 4-Diamino diphenylamine sulfate	染髮	1%
21	2,4-Diaminophenol hydrochloride	染髮	0.5%
22	2,4-Diaminophenoxyethanol hydrochloride	染髮	0.5%
23	1, 5-Dihydroxy naphthalene	染髮	0.5%
24	2, 6-Diaminopyridine	染髮	1%
25	5-(2-Hydroxy ethylamino)-2-methylphenol	染髮	0.5%
26	3.3-Imino-diphenol	染髮	1.5%
27	p-Methylaminophenol	染髮	1%
28	p-Methylaminophenol sulfate	染髮	3%

	成分	用途	限量
29	p-Nitro-o-phenylenediamine	染髮	1.5%
30	p-Nitro-m-phenylenediamine sulfate	染髮	3%
31	p-Nitro-o-phenylenediamine sulfate	染髮	2%
32	Nitro-p-phenylenediamine sulfate	染髮	3.5 %
33	p-Phenylenediamine sulfate	染髮	2.0 %（以 p-Phenylenediamine 計）
34	N-Phenyl-p-phenylenediamine	染髮	2%
35	N-Phenyl-p-phenylenediamine acetate	染髮	4.5%
36	N-phenyl p-phenylenediamine hydrochloride	染髮	0.5%
37	Picramic acid	染髮	3%
38	Sodium picramate	染髮	1%
39	Toluene 3, 4-diamine	染髮	0.5%
40	Toluene-2, 5-diamine hydrochloride	染髮	4.0%（以 Toluene 2, 5-diamine 計）
41	Toluene-2,5-diamine sulfate	染髮	4.0%（以 Toluene 2, 5-diamine 計）
42	Acid Black 52(CI 15711)	染髮	2.0%
43	Acid Orange 3(CI 10385)	染髮	0.2%
44	2-Amino-6-chloro-4-nitrophenol	染髮	2.0%
45	2-Amino-6-chloro-4-nitrophenol HCl	染髮	2.0%
46	4-Amino-m-cresol(and its salts)	染髮	3.0%

	成分	用途	限量
47	3-Amino-2,4-dichlorophenol(and its salts)	染髮	2.0%
48	2-Amino-4-hydroxyethylaminoanisole(and its salts)	染髮	3.0%
49	4-Amino-3-nitrophenol(and its salts)	染髮	3.0%
50	m-Aminophenol sulfate (3-Aminophenol sulfate)	染髮	2.0%
51	Basic Blue 7(CI 42595)	染髮	0.2%
52	Basic Blue 99(CI 56059)	染髮	2.0%
53	1,3-Bis(2,4-diaminophenoxy)propane(and its salts)	染髮	2.0%
54	N,N'-Bis(2-hydroxyethyl)-p-phenylenediamine Sulfate	染髮	5.0%
55	2-Chloro-6-ethylamino-4-nitrophenol(and its salts)	染髮	3.0%
56	4-Chlororesorcinol(CI 76510)	染髮	1.0%
57	2,4-Diaminophenoxyethanol	染髮	4.0%
58	2,6-Dihydroxy-3,4-dimethylpyridine(and its salts)	染髮	2.0%
59	2,6-Dimethoxy-3,5-pyridinediamine(and its salts)	染髮	0.5%
60	N,N'-Dimethyl-p-phenylenediamine Sulfate	染髮	6.0%
61	Disperse Black 9	染髮	0.4%
62	Disperse Blue 1(CI 64500)	染髮	1.0%
63	Gallic acid(3,4,5-Trihydroxybenzoic acid)	染髮	4.0%
64	HC Blue No. 2	染髮	1.7%
65	HC Blue No. 9	染髮	2.0%(使用於氧化性染髮劑)1.0%(使用於非氧化性染髮劑)
66	HC Blue No. 10	染髮	2.0%
67	HC Blue No. 11	染髮	3.0%(使用於氧化性

	成分	用途	限量
			染髮劑）2.0%（使用於非氧化性染髮劑）
68	HC Blue No. 12	染髮	1.5%
69	HC Orange No. 1	染髮	3.0%
70	HC Orange No. 2	染髮	1.0%
71	HC Red No. 1	染髮	0.5%
72	HC Red No. 10	染髮	2.0%（使用於氧化性染髮劑）1.0%（使用於非氧化性染髮劑）
73	HC Red No. 11	染髮	2.0%（使用於氧化性染髮劑）1.0%（使用於非氧化性染髮劑）
74	HC Red No. 13	染髮	2.5%
75	HC Violet No. 1	染髮	0.5%
76	HC Violet No.2	染髮	2.0%
77	HC Yellow No. 2	染髮	3.0%
78	HC Yellow No. 4	染髮	3.0%
79	HC Yellow No. 5	染髮	1.6%
80	HC Yellow No. 10	染髮	0.2%
81	Hydroxybenzomorpholine	染髮	1.0%

	成分	用途	限量
82	Hydroxyethyl-2-nitro-p-toluidine(and its salts)	染髮	2.0%(使用於氧化性染髮劑) 1.0%(使用於非氧化性染髮劑)
83	Hydroxyethyl-3,4-methylenedioxyaniline(and its salts)	染髮	3.0%
84	Hydroxypropyl bis (N-hydroxyethyl-p-phenylenediamine)(and its salts)	染髮	3.0%
85	2-Hydroxyethylamino-5-nitroanisole(and its salts)	染髮	1.0%
86	2-Hydroxyethyl picramic Acid(and its salts)	染髮	3.0%(使用於氧化性染髮劑) 2.0%(使用於非氧化性染髮劑)
87	4-Hydroxypropylamino-3-nitrophenol(and its salts)	染髮	5.2%(使用於氧化性染髮劑) 2.6%(使用於非氧化性染髮劑)
88	2-Methyl-5-hydroxyethylaminophenol	染髮	2.0%
89	2-Methylresorcinol	染髮	1.0%
90	3-Methylamino-4-nitrophenoxyethanol(and its salts)	染髮	1.0%
91	N-Methoxyethyl-p-phenylenediamine HCl	染髮	6.0%
92	2,7-Naphthalenediol(and its salts)	染髮	1.0%
93	1-Naphthol(α-Naphthol)	染髮	2.0%

	成分	用途	限量
94	3-Nitro-p-hydroxyethylaminophenol(and its salts)	染髮	6.0%
95	4-Nitrophenyl Aminoethylurea(and its salts)	染髮	0.5%
96	Phenyl Methyl Pyrazolone	染髮	0.5%
97	p-Phenylenediamine HCl	染髮	4.5%
98	Resorcinol(Resorcin)	染髮	2.0%
99	Sodium 2-hydroxy-5-nitro-2',4'-diaminoazobenzene-5' -sulfonate	染髮	5.0%
100	Ammonium Persulfate	脫色脫染	61.3%（限由領有男子理髮或女子美髮技術士人員對消費者使用）
101	Potassium Persulfate	脫色脫染	70.0%（限由領有男子理髮或女子美髮技術士人員對消費者使用）
102	Sodium Persulfate	脫色脫染	47.0%（限由領有男子理髮或女子美髮技術士人員對消費者使用）

	成分	用途	限量
103	5-Amino-6-chloro-o-cresol	染髮	2.0%
105	2-Amino-3-hydroxypyridine	染髮	0.6%
106	6-Amino-m-cresol	染髮	2.4%
107	Basic Orange 31	染髮	0.2%
108	Basic Red 51	染髮	0.2%
109	Basic Red 76	染髮	2.0%
110	Basic Yellow 87	染髮	0.2%
111	2,6-Dihydroxyethylaminotoluene	染髮	2.0%
112	HC Red No. 3	染髮	0.5%
113	Hydroxyethyl-p-phenylenediamine sulfate	染髮	3.0%
114	6-Methoxy-2-methylamino-3-aminopyridine HCl	染髮	2.0%
115	N-Phenyl-p-phenylenediamine sulfate	染髮	6.0%（以 free base 計）

※ 上列成分除有特別規定外，限使用於染髮劑類產品，其他類化妝品不得摻用。

三、染髮劑（2 劑）

成分	限量	用途
Hydrogen peroxide	12 %	染髮第二劑

四、燙髮劑

成分	基準
硫醇基乙酸或其鹽類及酯類 (Thioglycolic acid,its salts and esters)	限量：2.0~11.0%w/v 以 Thioglycolic acid 計（8.0%以上至 11.0%，限由領有男子理髮或女子美髮技術士人員對消費者使用） PH 值：4.5~9.6 鹼度：每公撮消耗 0.1N 鹽酸量 7 公撮以下

成分	基準
副胱氨酸類 Cysteine(L-Cysteine, DL-Cysteine，L-Cysteine Hydrochloride， DL-Cysteine Hydrochloride，N-Acetyl-L-Cysteine)	限量：3.0~7.5%w/v 以 Cysteine 計 PH 值：8.0~9.5 鹼度：每公撮消耗 0.1N 鹽酸量 12 公撮以下，不得含不揮發性無機鹼為鹼性劑
亞硫酸鈉 (Sodium Sulfite)	限量：6.7%（以游離 SO_2 計）

五、燙髮劑 （2 劑）

成分	基準
溴酸鈉(Sodium Bromate)	限量：11.5% PH 值：4.0~9.5

六、止汗制臭劑

成分	限量	用途
Aluminum Chlorohydrate	25%（以無水物計算）	止汗制臭
Aluminum Zirconium salts（不得使用於噴霧類化妝品）	20%（以無水物計算）	止汗制臭
Aluminum Chloride	15%（以水溶液計算）	止汗制臭
Aluminum sesquichlorohydrate 及其衍生物	25%	止汗制臭
Ammonium Silver Zinc Aluminum Silicate	5.0~10%	抗菌、制臭 注意事項：不得使用於皮膚有破損或傷口部位

七、美白劑

成分	限量（使用濃度）	用途
Ascorbyl Tetraisopalmitate	3.0 %	抑制黑色素形成

六、其他

1. Sulfur	限量：2% 用途：面皰預防使用於面霜乳液等化妝品
2. Salicylic acid	限量：0.2%~2.0% 用途：軟化角質、面皰預防 注意事項：3 歲以下嬰幼兒不得使用（洗髮用化妝品除外）
3. Allantoin	限量：0.2%以上至 0.5%（使用後非立即沖洗製品） 用途：潤膚
4. (1)Hydrogen Peroxide (2)Carbamide Peroxide	(1)限量 6.0% (2)限量 18.0% 用途：美白牙齒 注意事項：至少需標示 1. 使用時牙齦或口腔若出現不適反應（如紅、腫、疼痛等），請即停止使用，並諮詢牙醫師。 2. 使用時如有牙齒敏感現象，請暫停使用，並諮詢牙醫師。 3. 12 歲以下孩童、孕婦或授乳期婦女，不建議使用。 4. 牙齦組織或口腔有病變，以及對本產品之成分有過敏者，請勿使用。 5. 避免不當吞食。 6. 使用時避免本產品接觸眼睛，若不慎觸及眼睛，請立即用清水沖洗。

4. (1)Hydrogen Peroxide (2)Carbamide Peroxide	7. 使用牙齒美白劑期間不宜抽菸或嚼檳榔。 8. 使用時盡量避免讓本產品直接接觸到牙齦。 9. 使用超過 14 天以上，應依照牙醫師指示使用。 10. 本產品需置於孩童接觸不到的地方及避免陽光直射。
5. Hydrogen peroxide	限量：1.5%~6.0%（牙齒美白牙膏） 用途：美白牙齒注意事項：至少需標示 1. 使用時牙齦或口腔若出現不適反應（如紅、腫、疼痛等），請即停止使用，並諮詢牙醫師。 2. 使用時如有牙齒敏感現象，請暫停使用，並諮詢牙醫師。 3. 12 歲以下孩童、孕婦或授乳期婦女，不建議使用。 4. 牙齦組織或口腔有病變，以及對本產品之成分有過敏者，請勿使用。 5. 避免不當吞食。 6. 使用時避免本產品接觸眼睛，若不慎觸及眼睛，請立即用清水沖洗。 7. 使用牙齒美白劑期間不宜抽菸或嚼檳榔。 8. 使用超過 14 天以上，應依照牙醫師指示使用。 9. 本產品需置於孩童接觸不到的地方及避免陽光直射。
6. Triclocarban (Trichlorocarbanilide) (3,4,4'Trichlorocarban-ilide)	限量：逾 0.5%，未逾 1.5%（使用後立即沖洗之製品） 用途：抗菌

化妝品中禁用成分、重金屬限量

化妝品中禁止使用成分總表（2018 / 3 / 28 彙整版）

72 年 11 月 3 日衛署藥字第 416785 號公告

編號	成分名稱	CAS. Number
1	水銀（汞）及其化合物	7439-97-6
2	Hydroquinone monobenzyl ether	103-16-2
3	Bithionol	97-18-7
4	Pilocarpine	92-13-7

74 年 7 月 23 日衛署藥字第 539747 號公告

編號	成分名稱	CAS. Number
1	Halogeno salicylanilide	—

76 年 1 月 16 日衛署藥字第 646105 號公告

編號	成分名稱	CAS. Number
1	硼酸(Boric acid)	10043-35-3
2	過硼酸鈉(Sodium perborate)	7632-04-4
3	硼酸鈉(Sodium borate),（但 Sodium borate 用以乳化 Beeswax 及 Bleached Beeswax 者不在此限，惟其含量不得超過 0.76%）	1330-43-4

78 年 8 月 16 日衛署藥字第 806088 號公告

編號	成分名稱	CAS. Number
1	Chlorofluoro carbons（氯氟碳化物）	—

87 年 3 月 2 日衛署藥字第 87010456 號公告

編號	成分名稱	CAS. Number
1	Acetylethyl tetramethyl tetralin(AETT)	88-29-9
2	Cell,tissue products of human origin	—
3	Hydroxy-8-quinoline and its sulfates	148-24-3、 134-31-6
4	Methylene chloride	75-09-2
5	Musk ambrette(4-tert-butyl-3-methoxy 2,6-dinitrotoluene)	83-66-9
6	6-Methyl coumarin	92-48-8
7	Vinyl chloride	75-01-4
8	Hexachlorophene	70-30-4

87 年 4 月 28 日衛署藥字第 87024402 號公告

編號	成分名稱	CAS. Number
1	Tretinoin(Retinoic acid；Vitamin A Acid)	302-79-4

94 年 4 月 21 日衛署藥字第 0940306865 號公告增列

編號	成分名稱	CAS. Number
1	4-Amino-2-nitrophenol	119-34-6
2	Antimony and its compounds	7440-36-0
3	Arsenic and its compounds	7440-38-2
4	Cadmium and its compounds	7440-43-9

編號	成分名稱	CAS. Number
5	Cantharidin（(1R, 2S)-Hexahydro-1,2-dimethyl-3,6-epoxyphthalic anhydride）	56-25-7
6	Chloroacetamide	79-07-2
7	Chloroform	67-66-3
8	Chromium ; Chromic acid and its salts	7440-47-3
9	Dibutyl phthalate	84-74-2
10	Dichlorophen	97-23-4
11	Dimethoxane(6-Acetoxy-2,4-dimethyl-m-dioxane；2,6-Dimethyl-1,3-dioxan-4-yl acetate)	828-00-2
12	Dioxane	123-91-1
13	Ethoxyethanol；Ethoxyethanol acetate	110-80-5、111-15-9
14	4-Ethoxy-m-phenylenediamine and its salts(4-Ethoxy-1,3-benzenediamine)	67801-06-3、5862-77-1、68015-98-5、6219-69-8
15	Fluorine compounds(as Inorganic compounds)	—
16	Formaldehyde(Formalin)	50-00-0
17	HC Blue No.1（2,2'-([4-(Methylamino)-3-nitrophenyl]imino)bis(ethanol)）	2784-94-3
18	Hydrogen peroxide（使用於染髮、燙髮及牙齒美白產品當氧化劑除外）	7722-84-1
19	p-Hydroxyanisol(4-Methoxyphenol；Hydroquinone monomethyl ether；Monobenzone)	150-76-5
20	Lead and its compounds	7439-92-1
21	Local anesthetics（e.g.Lidocaine、Procaine）	—

編號	成分名稱	CAS. Number
22	1-Methoxy-2,4-diaminobenzene and their salts (4-Methoxy-m-phenylenediamine；2,4-diaminoanisole；CI 76050) (4-Methoxy-m-phenylenediamine HCL) (4-Methoxy-m-phenylenediamine sulfate；CI 76051)	615-05-4、 6219-67-6
23	1-Methoxy-2,5-diaminobenzene and their salts(2,5-Diaminoanisole)	5307-02-8
24	4-Methyl-m-phenylenediamine and its salts(2,4-Toluenediamine；2,4-Diaminotoluene)	95-80-7
25	Methyl methacrylate	80-62-6
26	Nitrofuran type compounds(Nitrofurantoin)	67-20-9
27	Nitrosamines	35576-91-1
28	Oestrogens	—
29	Oxyquinoline and its sulfate(Hydroxy-8-quinoline；8-Hydroxyquinoline)（使用於染髮、燙髮產品中,用作Hydrogen peroxide之安定劑不得超過 0.03%(以 base計))	148-24-3
30	o-Phenylenediamine and its salts	95-54-5
31	p-Phenylenediamine（使用於染髮產品除外）	106-50-3
32	Potassium bromate	7758-01-2
33	Pregnanediol	80-92-2
34	Pregnenolone acetate	1778-02-5
35	Pyrocatechol(Catechol)	120-80-9
36	Pyrogallol(Pyrogallic acid；1,2,3-Benzenetriol；2,3-Dihydroxyphenol；CI 76515)（使用於染髮產品除外）	87-66-1
37	Selenium and its compounds （使用於頭髮之 Selenium disulfide 除外）	7782-49-2
38	Strontium compounds	7440-24-6

編號	成分名稱	CAS. Number
39	Sulfonamides and their salts	63-74-1
40	Toluene-2,6-diamine(2-Methyl-m-phenylenediamine；2-Methyl-1,3-benzenediamine)	823-40-5
41	Trichloroacetic acid	76-03-9
42	Urocanic acid and its ethyl ester(3-Imidazol-4-ylacrylic acid)	104-98-3、27538-35-8
43	Zirconium and its compounds（不得使用於噴霧類化妝品）（用作色素之 zirconium lakes, salts 除外）	7440-67-7
44	Aconitum napellus L. leaves, roots and galenical preparations	84603-50-9
45	Adonis vernalis L. and its preparations	84649-73-0
46	Ammi majus and its galenical preparations	90320-46-0
47	Anamirta coc.c.ulus L. fruit	—
48	Apocynum cannabinum L. and its preparations	84603-51-0
49	Aristolochia spp. and their preparations	475-80-9、313-67-7、15918-62-4
50	Atropa belladonna L. and its preparations	8007-93-0
51	Cantharides, Cantharis vesicatoria（使用於頭髮用產品之 Cantharides tincture 除外）	92457-17-5
52	Chenopodium ambrosioides essential oil	8006-99-3
53	Claviceps purpurea Tul., its alkaloids and galenical preparations	84775-56-4
54	Colchicum autumnale L. and its galenical preparations	84696-03-7
55	Conium maculatum L. fruit, powder and galenical preparations	85116-75-2
56	Croton tiglium oil	8001-28-3

編號	成分名稱	CAS. Number
57	Datura stramonium L. and its galenical preparations	84696-08-2
58	Digitaline and all heterosides of Digitalis purpurea L.	752-61-4
59	Hyoscyamus niger L. leaves, seeds, powder and galenical preparations	84603-65-6
60	Ipecacuanha (Cephaelis ipecacuanha Brot. and related species roots, powder and galenical preparations)	8012-96-2
61	Juniperus sabina L. leaves, essential oil and galenical preparations	90046-04-1
62	Oil from the seeds of Laurus nobilis L.	84603-73-6
63	Lobelia inflata L. and its galenical preparations	84696-23-1
64	Physostigma venenosum Balf.	89958-15-6
65	Phytolac.c.a spp. and their preparations	60820-94-2
66	Pilocarpus jaborandi Holmes and its galenical preparations	84696-42-4
67	Prunus laurocerasus L.	89997-54-6
68	Pyrethrum album L. and its galenical preparations	—
69	Schoenocaulon officinale Lind. seeds and galenical preparations	84604-18-2
70	Solanum nigrum L. and its galenical preparations	84929-77-1
71	Strophantus species. and their galenical preparations	—
72	Strychnos species. and their galenical preparations；Strychni Semen	—
73	Thevetia nerifolia Juss. glycoside extract	90147-54-9
74	Urginea scilla Stern. and its galenical preparations	84650-62-4
75	Veratrum Spp. and their preparations	90131-91-2
76	Arsenolite（信石）	—
77	Daphnis Genkwa Flos（芫花）	—
78	Daturae Flos（洋金花）	—

編號	成分名稱	CAS. Number
79	Euphorbiae Pallasii Radix（白狼毒）	—
80	Euphoribae Kansui Radix（甘遂）	—
81	Hirudo（水蛭）	—
82	Hyoscyami Semen（天仙子）	—
83	Impatientis Semen（急性子）	—
84	Knoxiae Radix（紅大戟）	—
85	Pharbitidis Semen（牽牛子）	—
86	Tabanus（虻蟲）	—
87	含藥化妝品基準及化妝品原料基準以外之藥品成分（含管制藥品），未經核准者，均不得摻用	

94 年 11 月 02 日衛署藥字 0940338432 號公告增列

編號	成分名稱	CAS. Number
1	Acrolein	107-02-8
2	Acrylamide	79-06-1
3	Acrylonitrile	107-13-1
4	Aldrin	309-00-2
5	Allyl alcohol	107-18-6
6	P-Aminobiphenyl P-Aminobiphenyl Hydrochloride	92-67-1 2113-61-3
7	Aniline	62-53-3
8	Asbestos	1332-21-4
9	Benzidine Benzidine acetate Benzidine sulfate Benzidine dihydrochloride Benzidine dihydrofluoride	92-87-5 36341-27-2 531-86-2 531-85-1 41766-73-8

編號	成分名稱	CAS. Number
	Benzidine perchlorate	29806-76-6
	Benzidine perchlorate	38668-12-1
	Benzidine diperchlorate	41195-21-5
10	Benzene	71-43-2
11	Beryllium	7440-41-7
12	Bis-Chloromethyl ether	542-88-1
13	α-Bromobenzyl cyanide	5798-79-8
14	1,3-Butadiene	106-99-0
15	Captafol	2425-06-1
16	Captan	133-06-2
17	Chlordane	57-74-9
18	Chlorine	7782-50-5
19	α-Chloroacetophenone (w-Chloroacetophenone)	532-27-4
20	Chlorobezilate	510-15-6
21	Chloromethyl methyl ether	107-30-2
22	p-Chloro-o-toluidine	95-69-2
23	Cyanazine	21725-46-2
24	Sodium cyanide	143-33-9
	Potassium cyanide	151-50-8
	Silver cyanide	506-64-9
	Copper(I) cyanide	544-92-3
	Copper(I) potassium cyanide	13682-73-0
	Cadmium cyanide	542-83-6
	Zinc cyanide	557-21-1
	Copper(II) cyanide	14763-77-0
	Copper Sodium cyanide	14264-31-4
25	Cyhexatin	13121-70-5

編號	成分名稱	CAS. Number
26	1,2-Dibromo-3-chloropropane(DBCP)	96-12-8
27	3,3′-Dichlorobenzidine	91-94-1
28	4,4-Dichlorodiphenyl-trichloroethane(DDT)	50-29-3
29	Dieldrin	60-57-1
30	Dimethylcarbamyl chloride	79-44-7
31	N,N-Dimethyl formamide	68-12-2
32	Dimethyl sulfate	77-78-1
33	4,6-Dinitro-o-cresol	534-52-1
34	2,4-Dinitrophenol	51-28-5
35	Dinoseb	88-85-7
36	1,2-Diphenylhydrazine	122-66-7
37	Endrin	72-20-8
38	Epichlorohydrin (1-Chloro-2,3-epoxypropane)	106-89-8
39	Ethylene dibromide	106-93-4
40	Ethyleneimine	151-56-4
41	Ethylene glycol monoethyl ether (2-Ethoxyethanol)	110-80-5
42	Ethylene glycol monomethyl ether (2-Methoxyethanol)	109-86-4
43	Ethylene oxide	75-21-8
44	Ethyl sulfate (Diethyl sulfate)	64-67-5
45	Folpet	133-07-3
46	Heptachlor	76-44-8
47	Hexachlorocyclohexane	319-84-6 319-85-7 319-86-8 6108-10-7
48	Hexamethylphosphoramide(HMPA)	680-31-9

編號	成分名稱	CAS. Number
49	Hydrogen cyanide	74-90-8
50	Leptophos	21609-90-5
51	Lindane (γ-BHC, or γ-HCH)	58-89-9
52	4,4'-Methylenebis(2-chloroaniline)	101-14-4
53	Methyl hydrazine	60-34-4
54	Methyl isocyanate	624-83-9
55	Monofluoroacetamide	640-19-7
56	2-Naphthylamine 2-Naphthylamine acetate 2-Naphthylamine Hydrochloride	91-59-8 553-00-4 612-52-2
57	Nickel carbonyl	13463-39-3
58	P-Nitrobiphenyl	92-93-3
59	Nitrofen	1836-75-5
60	N-Nitroso-N-methylurea	684-93-5
61	Nitrosodimethylamine (DMNA)	62-75-9
62	Nitrosamine diethyl (Diethylamine, N-nitroso-)	55-18-5
63	Pentacholorophenol	87-86-5
64	Phosgene	75-44-5
65	Phosphine	7803-51-2
66	Phosphorus trichloride	7719-12-2
67	Phthalic anhydride	85-44-9
68	Polychlorinated biphenyls	1336-36-3
69	Propargyl alcohol	107-19-7
70	Propyleneimine	75-55-8
71	Sodium pentachlorophenate	131-52-2
72	Styrene oxide	96-09-3

編號	成分名稱	CAS. Number
73	Tetrachloroethylene	127-18-4
74	Thiosemicarbazide（1-amino-2-thiourea）	79-19-6
75	Toluene diisocyanate (mixed isomers)	26471-62-5
76	Toluene-2,4-diisocyanate	584-84-9
77	Trichloroethylene	79-01-6
78	Trichloromethyl benzene	98-07-7
79	2,4,5-Trichlorophenol	95-95-4
80	2,4,6-Trichlorophenol	88-06-2
81	1,2,3-Trichloropropane	96-18-4
82	Trinickel disulfide	12035-72-2
83	Tris-(2,3-dibromopropyl)-phosphate	126-72-7
84	Vinyl bromide	593-60-2

95 年 5 月 11 日衛署藥字第 0950315863 號公告增列

編號	成分名稱	CAS. Number
1	Acetonitrile	75-05-8
2	Anthracene	120-12-7
3	Benzyl butyl phthalate（BBP）	85-68-7
4	Bis(2-chloro-1-methylethyl) ether	108-60-1
5	Bis(2-ethylhexyl) phthalate (Di(2-ethylhexyl)phthalate；DEHP)	117-81-7
6	Bis(2-methoxyethyl) phthalate (Dimethoxyethyl phthalate)	117-82-8
7	Bromoform (Tribromomethane)	75-25-2
8	Carbon disulfide	75-15-0
9	Carbon tetrachloride	56-23-5

編號	成分名稱	CAS. Number
10	Chlorobenzene	108-90-7
11	Chloroethane (Ethyl chloride)	75-00-3
12	Chloromethane (Methyl chloride)	74-87-3
13	Crotonaldehyde (2-butenal)	4170-30-3
14	Daminozide	1596-84-5
15	Dibenzofuran	132-64-9
16	Dibromomethane(Methylenebromide)	74-95-3
17	1,2-Dichloropropane	78-87-5
18	1,3-Dichlorobenzene	541-73-1
19	Diisopentylphthalate	605-50-5
20	3,3′-Dimethoxybenzidine	119-90-4
21	3,3′-Dimethyl-[1,1′-biphenyl]-4,4′-diamine	119-93-7
22	Di-n-pentyl phthalate	131-18-0
23	Diphenylamine	122-39-4
24	Fenchlorphos	299-84-3
25	Hexachloro-1,3-butadiene	87-68-3
26	Hexachlorobenzene	118-74-1
27	Hexachloroethane	67-72-1
28	Hexachloronaphthalene	1335-87-1
29	2,4-Hexadienal	142-83-6
30	Hydrazine	302-01-2
31	4,4′-Methylenedianiline	101-77-9

編號	成分名稱	CAS. Number
32	Methyl iodide	74-88-4
33	Naphthalene	91-20-3
34	1-Naphthylamine	134-32-7
35	Nitrobenzene	98-95-3
36	o-Aminotoluene m-Aminotoluene p-Aminotoluene	95-53-4 108-44-1 106-49-0
37	Octachloronaphthalene	2234-13-1
38	o-Dichlorobenzene (1,2-Dichloro benzene)	95-50-1
39	Pentachloronitrobenzene	82-68-8
40	β-Propiolactone	57-57-8
41	Pyridine	110-86-1
42	Thiourea (Thiocarbamide)	62-56-6
43	Toxaphene	8001-35-2
44	Tributyltin oxide Bis(tributyltin)oxide	56-35-9
45	1,2,4-Trichlorobenzene	120-82-1
46	Triphenyltin hydroxide	76-87-9
47	Areca catechu L.（檳榔）	89957-52-8
48	Asarum blumei Duch（細辛）	—
49	Brucea javanica Merr.（鴨膽子）	—
50	Bufo melanostictus（蟾酥）	—
51	Clematis chinensis Osbeck（威靈仙）	—
52	Convallaria keiskei Miq.（鈴蘭）	—

編號	成分名稱	CAS. Number
53	Coriaria sinica Maxim.（馬桑）	—
54	Derris trifoliata Lour.（魚藤）	—
55	Ephedra Tourn. .（麻黃）	—
56	Euphorbia lathyris L.（續隨子；千金子）	—
57	Illicium lanceolatum A.C. Smith（莽草）	—
58	Lycoris radiata Herb.（石蒜）	—
59	Nerium indicum Mill.（夾竹桃）	—
60	phytolac.c.a acinosa Roxb.（商陸）	—
61	Pinellia ternata Breit.（半夏）	—
62	Rhododendron molle G. Don（羊躑躅；鬧羊花）	—
63	Sinapis alba L.（芥子）	—

95 年 6 月 27 日衛署藥字第 0950320730 號公告增列

編號	成分名稱	CAS.Number
1	Lead cetate（醋酸鉛）或其 Trihydrate 及其衍生物	6080-56-4

96 年 2 月 27 日衛署藥字第 0960302196 號公告增列

編號	成分名稱	CAS.Number
1	Acid Orange 24 (CI 20170)	1320-07-6
2	Acid Red 73 (CI 27290)	5413-75-2
3	4-Aminoazobenzene	60-09-3
4	o-Aminoazotoluene 4-o-Tolylazo-o-toluidine 4-Amino-2',3-dimethylazobenzene	97-56-3
5	5-Amino-4-fluoro-2-methylphenol sulfate	163183-01-5

編號	成分名稱	CAS.Number
6	2-Aminomethyl-p-aminophenol and its HCl salt	79352-72-0
7	o-Anisidine 2-methoxyaniline	90-04-0
8	2,6-Bis(2-Hydroxyethoxy)-3,5-pyridinediamine and its HCl salt	117907-42-3
9	Bis(2-Methyoxyethyl) ether Dimethoxydiglycol	111-96-6
10	4-Chloro-2-aminophenol	95-85-2
11	4-Chloroaniline p-Chloroaniline	106-47-8
12	Chromated Copper Arsenate	37337-13-6
13	Cobalt dichloride Cobalt chloride	7646-79-9
14	N-Cyclopentyl-m-aminophenol	104903-49-3
15	3,4-Diaminobenzoic acid	619-05-6
16	2,4-Diaminodiphenylamine	136-17-4
17	4,5-Diamino-1-((4-chlorophenyl)methyl)-1H-pyrazole sulfate	163183-00-4
18	2,4-Diamino-5-methylphenetol and its HCl salt	113715-25-6
19	4,5-Diamino-1-methylpyrazole and its HCl salt	20055-01-0
20	N,N-Diethyl-m-aminophenol	91-68-9
21	3,3'-Dimethoxybenzidine o-Dianisidine；o-Tolidine	119-90-4
22	N,N-Dimethyl-2,6-pyridinediamine and its HCl salt	—
23	Ethoxyethanol acetate 2-Ethoxyethyl acetate	111-15-9
24	4-Hydroxyindole	2380-94-1
25	Methoxyethanol	109-86-4

編號	成分名稱	CAS.Number
	2-Methoxyethanol	
26	Methoxyethanol acetate 2-Methoxyethyl acetate	110-49-6
27	2-Methoxymethyl-p-aminophenol and its HCl salt	29785-47-5
28	6-Methoxy-2,3-pyridinediamine and its HCl salt	94166-62-8
29	4-Methoxytoluene-2,5-diamine and its HCl salt	56496-88-9
30	6-Methoxy-m-toluidine p-Cresidine	120-71-8
31	N-Methylacetamide Methylacetamide	79-16-3
32	4,4'-Methylenedi-o-toluidine 4,4'-Methylene bis(2-methylaniline)	838-88-0
33	N-(2-Methoxyethyl)-p-phenylenediamine and its HCl salt	72584-59-9
34	1,7-Naphthalenediol	575-38-2
35	2,3-Naphthalenediol	92-44-4
36	5-Nitro-o-toluidine 5-Nitro-o-toluidine hydrochloride	99-55-8 51085-52-0
37	Octabromodiphenyl ether	32536-52-0
38	4,4'-Oxydianiline 4,4'-Diaminodiphenyl ether;p-Aminophenyl ether	101-80-4
39	Pentabromodiphenyl ether	32534-81-9
40	Solvent Red 1 (CI 12150)	1229-55-6
41	4,4'-Thiodianiline	139-65-1
42	2,4,5-Trimethylaniline	137-17-7

97 年 10 月 28 日衛署藥字第 0970333053 號公告增列

編號	成分名稱	CAS.Number
1	Di-n-octyl phthalate	117-84-0

97 年 12 月 24 日衛署藥字第 0970333068 號公告增列

編號	成分名稱	CAS.Number
1	6-Amino-o-cresol(and its salts)	17672-22-9
2	2-Amino-3-nitrophenol(and its salts)	603-85-0
3	Basic Blue 26(CI 44045)	2580-56-5
4	Basic Violet 14(CI 42510)	632-99-5
5	2-Chloro-5-nitro-N-hydroxyethyl-p-phenylenediamine(and its salts)	50610-28-1
6	4,4′-Diaminodiphenylamine	537-65-5
7	2,4-Diamino-5-methylphenoxyethanol(and its salts)	141614-05-3、113715-27-8
8	N,N′-Diethyl-p-phenylenediamine Sulfate	6065-27-6、6283-63-2
9	N,N′-Dimethyl-p-phenylenediamine(CI 76075)	99-98-9
10	HC Yellow No.6	104333-00-8
11	HC Yellow No.12	59320-13-7
12	Hydroxyethyl-2,6-dinitro-p-anisidine(and its salts)	122252-11-3
13	Hydroxyethylaminomethyl-p-aminophenol(and its salts)	110952-46-0
14	6-Nitro-2,5-pyridinediamine(and its salts)	69825-83-8

98 年 7 月 23 日衛署藥字第 0980316604 號公告增列

編號	成分名稱	CAS.Number
1	diethylene glycol	111-46-6

98 年 8 月 21 日衛署藥字第 0980328465 號公告增列

編號	成分名稱	CAS.Number
1	m-Phenylenediamine and its salts	108-45-2 541-69-5 541-70-8

98 年 12 月 30 日衛署藥字第 0980333930 號公告增列

編號	成分名稱	CAS.Number
1	N-nitrosodiethanolamine	1116-54-7
2	Travamide	—

101 年 2 月 1 日署授食字第 1011600281 號公告修正

編號	成分名稱	CAS.Number
1	Methyl alcohol（甲醇）〔製造過程中，因所需使用之原料或其他因素，且技術上無法避免，致含自然殘留微量之甲醇時，則其終製品中所含甲醇(methyl alcohol)之總殘留限量為 0.2%〕	67-56-1

102 年 9 月 17 日部授食字第 1021651120 號公告增列

編號	成分名稱	CAS.Number
1	Rhododendrol	69617-84-1

104 年 4 月 20 日部授食字第 1041602508 號公告增列

編號	成分名稱	CAS.Number
1	Coal Tar	8007-45-2

105 年 2 月 19 日部授食字第 1051600975 號公告訂定

編號	成分名稱	CAS.Number
1	Estradiol	50-28-2
2	Estrone	53-16-7
3	Ethinyl estradiol	57-63-6

105 年 6 月 30 日部授食字第 1051604972 號公告訂定

編號	成分名稱	CAS.Number
1	Antihistamine	—

106 年 12 月 8 日衛授食字第 1061608566 號公告訂定

編號	名稱	CAS No.	學名	備註說明
1	黃樟素	94-59-7	Safrole/Shikimol	禁止使用於化妝品中（使用樟科等植物原料來源成分者，其最終殘留限量如下：最終製品中所含黃樟素含量不得超過 100ppm）
2	馬鞭草油	8024-12-2	Verbena essential oils (Lippia citriodora Kunth.)	禁止使用於化妝品中（【Verbena absolute (Lippia citriodora Kunth.)】除外）
3	木香根油	8023-88-9	Costus root oil (Saussurea lappa Clarke)	禁止使用於化妝品中
4	無花果葉萃取物	68916-52-9	Fig leaf absolute (Ficus carica L.)	禁止使用於化妝品中

編號	名稱	CAS No.	學名	備註說明
5	蔓芥（尖尾姑婆芋）	—	Alocasia cucullata (Lour.) Schott	禁止使用本表所列學名之植物於化妝品中
6	蒟蒻	—	Amorphophallus rivieri Durieu (Amorphophallus konjac)	禁止使用本表所列學名之植物於化妝品中（經精化、去毒程序而製成之食用蒟蒻除外）
7	海芋（姑婆芋）	—	Alocasia macrorrhiza(L.)Schott〔Alocasia odora(Roxb.)K. Koch〕	禁止使用本表所列學名之植物於化妝品中
8	長春花	—	Catharanthus roseus (L.) G. Don	
9	牛心茄子	—	Cerbera manghas L.	
10	毛莨科毛莨屬植物	84929-74-8	Ranunculus L.,(Ranunculaceae)	
11	野百合	—	Crotalaria sessiliflora L.	
12	白薯莨（大苦薯）	—	Dioscorea hispida Dennst.	
13	鉤吻	—	Gelsemium elegans Benth	
14	狼毒	—	Stellera chamaejasme L.	
15	打破碗花	—	Anemone hupehensis Lemoine	

107 年 3 月 28 日衛授食字第 1071601490 號公告訂定

編號	成分名稱	CAS. Number
1	鋇鹽(Barium salts)成分（硫酸鋇、硫化鋇及色素之不溶性鋇鹽(salts)、麗基(lakes)和顏料(pigments)除外）	–

化妝品中含不純物之重金屬限量不得超出以下規定：

鉛(pb)	10ppm
鎘(Cd)	5ppm
砷(As)	3ppm
汞(Hg)	1ppm

化妝品中防腐劑、抗菌劑成分及限量規定

一、化妝品中抗菌劑成分使用及限量規定基準表

化粧品中抗菌劑成分使用及限量規定基準表

編號	成分名	INCI 名	限量及規定
1	Alkylisoquinolinium bromide (Lauryl isoquinolinium bromide) (2-Dodecyl isoquinolinium bromide)	Lauryl isoquinolinium bromide	(a)使用於立即沖洗掉產品，限量： 0.5% (b)使用於其他產品，限量：0.05% (a)&(b)： 注意事項：使用時避免接觸眼睛。
2	Benzalkonium chloride	Benzalkonium chloride	0.1% (以benzalkonium chloride計) 注意事項：使用時避免接觸眼睛。
3	Benzethonium chloride	Benzethonium chloride	(a)使用於立即沖洗掉產品，限量：0.1% (b)使用於非立即沖洗掉產品，限量：0.1%，不得使用於口腔製劑
4	Chlorhexine gluconate	Chlorhexidine digluconate	(a)使用於立即沖洗掉產品，限量：0.1% (b)使用於其他產品，限量：0.05% (a)&(b)： 注意事項：使用時避免接觸眼睛。
5	Chloroxylenol	Chloroxylenol	0.5%
6	1-(4-Chlorophenoxy)-1-(imidazol-1-yl)-3,3-dimethylbutan-2-one	Climbazole	0.5% 注意事項：避免同時使用三種以上含Climbazole之非立即沖洗掉產品。
7	Halocarban	Cloflucarban	0.3%
8	Homosulfamine	-	1%
9	4-Isopropyl-m-cresol	Isopropyl cresols/ o-Cymen-5-ol	0.1%
10	Biphenyl-2-ol, and its salts	o-Phenylphenol/ Sodium o-Phenylphenate	0.2% (以phenol計)
11	Photosensitizing dyes	Platonin	0.001%
		Quaternium-73	0.005%
		Quaternium-51	0.005%
		Quaternium-45	0.004%
12	1-Hydroxy-4-methyl-6-(2,4,4-tri methylpentyl)-2 pyridon and its monoethanolamine salt	1-Hydroxy-4-methyl-6-(2,4,4-trimethylpentyl)-2 pyridon, Piroctone olamine	(a)使用於立即沖洗掉產品，限量：1% (b)使用於其他產品，限量：0.5%

編號	成分名	INCI 名	限量及規定
13	Selenium disulfide	Selenium sulfide	0.5% 注意事項：使用時避免接觸眼睛。
14	Sodium salt of sulphosuccinic acid half ester of undecylenic acid monoethanolamide	-	2% 注意事項：使用時避免接觸眼睛。
15	Thiram	Thiram	(a)使用於立即沖洗掉產品，限量： 0.5% (b)使用於其他產品，限量：0.3%
16	5-Chloro-2-(2,4-dichlorophenoxy)phenol	Triclosan	0.3% （限使用於洗手液、香皂/沐浴乳、除臭劑（非噴霧劑）、粉餅、粉底或使用人造指甲前之清潔指甲與趾甲用之指甲產品）
17	1-(4-Chlorophenyl)-3-(3,4-dichlorophenyl)urea	Triclocarban	0.2%
18	Pyrithione zinc	Zinc pyrithione	(a)使用於立即沖洗掉之髮用產品，限量：1% (b)使用於其他產品（不含口腔製劑），限量：0.5%

二、化妝品中防腐劑成分使用及限量規定基準表

化粧品防腐劑成分使用及限量規定基準表

編號	成分名	INCI 名	CAS No.	限量及規定
1	Alkylisoquinolinium bromide (Lauryl isoquinolinium bromide) (2-Dodecylisoquinolin-2-iumbromide)	Lauryl isoquinolinium bromide	93-23-2	(a)使用於立即沖洗掉產品，限量： 0.5% (b)使用於其他產品，限量：0.05% (a)&(b)： 注意事項：使用時避免接觸眼睛。
2	Alkyl (C12-22) trimethy ammonium bromide and chloride	Behentrimonium chloride/ Cetrimonium bromide/ Cetrimonium chloride/ Laurtrimonium bromide/ Laurtrimonium chloroide/ Steartrimonium bromide/ Steartrimonium chloride	17301-53-0/ 57-09-0/ 112-02-7/ 1119-94-4/ 112-00-5/ 1120-02-1/ 112-03-8	0.1%
3	Benzalkonium chloride, bromide and saccharinate	Benzalkonium chloride/ Benzalkonium bromide/ Benzalkonium saccharinate	8001-54-5/ 91080-29-4/ 61789-71-7/ 63449-41-2/ 68391-01-5/ 68424-85-1/ 68989-01-5/ 85409-22-9	0.1% (以 benzalkonium chloride 計) 注意事項：使用時避免接觸眼睛。
4	Benzethonium chloride	Benzethonium chloride	121-54-0	(a)使用於立即沖洗掉產品，限量：0.1% (b)使用於非立即沖洗掉產品，限量：0.1%，不得使用於口腔製劑
5	Salts of benzoic acid and esters of benzoic acid	Ammonium benzoate/ Butyl benzoate/ Calcium benzoate/ Ethyl benzoate/ Isobutyl benzoate/ Isopropyl benzoate/ Magnesium benzoate/ MEA-benzoate/ Methyl benzoate/ Phenyl benzoate/ Potassium benzoate/ Propyl benzoate/ Sodium benzoate	1863-63-4/ 2090-05-3/ 582-25-2/ 553-70-8/ 4337-66-0/ 93-58-3/ 93-89-0/ 2315-68-6/ 136-60-7/ 1205-50-3/ 939-48-0/ 93-99-2/ 532-32-1	1%
6	Benzoic acid	Benzoic acid	65-85-0	0.2%
7	Benzyl alcohol	Benzyl alcohol	100-51-6	1%
8	2-Benzyl-4-chlorophenol	Chlorophene	120-32-1	0.2%
9	Cetylpyridinium chloride	Cetylpyridinium chloride	123-03-5	(a)使用於立即沖洗掉產品，限量：5% (b)使用於接觸黏膜部位產品，限量：0.01% (c)使用於其他產品，限量：1%
10	Benzenesulfonamide	Chloramine T	127-65-1	(a)使用於立即沖洗掉產品，限量：0.3% (b)使用於其他產品，限量：0.1%
11	Chlorhexidine	Chlorhexidine	55-56-1	(a)使用於立即沖洗掉產品，限量：0.1% (b)使用於其他產品，限量：0.05%
12	Chlorhexine gluconate	Chlorhexidine digluconate	18472-51-0	(a)使用於立即沖洗掉產品，限量： 0.1% (b)使用於其他產品，限量：0.05% (a)&(b)： 注意事項：使用時避免接觸眼睛
13	Chlorhexidine hydrochloride	Chlorhexidine dihydrochloride	3697-42-5	(a)使用於接觸黏膜部位產品，限量：0.001% (b)使用於其他產品，限量：0.1%
14	Chlorobutanol	Chlorobutanol	57-15-8	0.1% (不得使用於噴霧類產品)

編號	成分名	INCI 名	CAS No.	限量及規定
15	Chlorocresol	p-Chloro-m-cresol	59-50-7	0.5% (不得使用於接觸黏膜部位產品)
16	Chloroxylenol	Chloroxylenol	88-04-0/ 1321-23-9	0.5%
17	1,2,3-Propanetricarboxylic acid, 2-hydroxy-, monohydrate and 1,2,3-Propanetricarboxylic acid, 2-hydroxy-, silver(1+) salt, monohydrate	Citric acid (and) Silver citrate	-	0.2% (相當於 silver 0.0024%) (不得使用於口腔與眼部製劑)
18	1-(4-Chlorophenoxy)-1-(imidazol-1-yl)-3,3-dimethylbutan-2-one	Climbazole	38083-17-9	0.5% 注意事項：避免同時使用三種以上含 Climbazole 之非立即沖洗掉產品。
19	Dehydroacetic acid and its salts	Dehydroacetic acid/ Sodium dehydroacetate	520-45-6/ 16807-48-0/ 4418-26-2	0.5% (總量)
20	4,4-Dimethyl-1,3-oxazolidine	Dimethyl oxazolidine	51200-87-4	0.1% (pH>6)
21	6,6-Dibromo-4,4-dichloro-2,2'-methylene diphenol	Bromochlorophene	15435-29-7	0.1%
22	1,2-Dibromo-2,4-dicyanobutane	Methyldibromo glutaronitrile	35691-65-7	0.1% (限使用於立即沖洗掉產品)
23	3,3'-Dibromo-4,4'-hexamethylene dioxydibenzamidine and its salts (including isethionate)	Dibromohexamidine isethionate	93856-83-8	0.1%
24	2,4-Dichlorobenzyl alcohol	Dichlorobenzyl alcohol	1777-82-8	0.15%
25	Ethyl-N-alpha-dodecanoyl-L-arginate hydrochloride	Ethyl lauroyl arginate HCl	60372-77-2	0.4% (不得使用於口腔、唇部製劑及噴霧類產品)
26	5-Ethyl-3,7-dioxa-1-azabicyclo [3.3.0]octane	7-Ethylbicyclooxazolidine	7747-35-5	0.3% (不得使用於接觸黏膜部位產品)
27	Formic acid and its sodium salt	Formic acid/ Sodium formate	64-18-6/ 141-53-7	0.5% (以 acid 計)
28	Glutaraldehyde (Pentane-1,5-dial)	Glutaral	111-30-8	0.1% (不得使用於噴霧類產品)
29	Halocarban	Cloflucarban	369-77-7	0.3%
30	Hexamidine and its salts, ester	Hexamidine/ Hexamidine diisethionate/ Hexamidine paraben	3811-75-4/ 659-40-5/ 93841-83-9	0.1%
31	Hexetidine	Hexetidine	141-94-6	0.1%
32	4-Chlorophenol	p-Chlorophenol	106-48-9	0.25%
33	Inorganic sulphites and hydrogensulphites	Ammonium bisulfite/ Ammonium sulfite/ Potassium metabisulfite/ Potassium sulfite/ Sodium bisulfite/ Sodium metabisulfite/ Sodium sulfite	10192-30-0/ 10196-04-0/ 16731-55-8/ 4429-42-9/ 10117-38-1/ 23873-77-0/ 7631-90-5/ 7681-57-4/ 7757-74-6/ 7757-83-7	0.2% (以 free SO_2計)

編號	成分名	INCI 名	CAS No.	限量及規定
34	3-Iodo-2-propynylbutylcarbamate	Iodopropynyl butylcarbamate	55406-53-6	(a)使用於立即沖洗掉產品，限量：0.02% (不得使用於口腔與唇部製劑) (不得使用於三歲以下孩童之產品，但沐浴和洗髮產品除外) 注意事項：不得使用於三歲以下孩童。 (b)使用於非立即沖洗掉產品，限量：0.01% (不得使用於口腔與唇部製劑) (不得使用於身體乳液和身體乳霜產品) 注意事項：不得使用於三歲以下孩童。 (c)使用於止汗制臭劑，限量：0.0075% (不得使用於口腔與唇部製劑) (不得使用於三歲以下孩童之產品) 注意事項：不得使用於三歲以下孩童。
35	4-Isopropyl-m-cresol	Isopropyl cresols/ o-Cymen-5-ol	3228-02-2	0.1%
36	2-Methyl-2H-isothiazol-3-one	Methylisothiazolinone	2682-20-4	限量：0.01% (限使用於立即沖洗掉產品) (不得使用於接觸黏膜部位產品)
37	Mixture of 5-Chloro-2-methyl-isothiazol-3(2H)-one and 2-Methylisothiazol-3(2H)-one with magnesium chloride and magnesium nitrate	Methylchloroisothiazolinone and Methylisothiazolinone	55965-84-9, 26172-55-4, 2682-20-4	限量：0.0015% (5-Chloro-2-methyl-isothiazol-3(2H)-one and 2-Methylisothiazol-3(2H)-one 混合比例為3：1) (限使用於立即沖洗掉產品)
38	Biphenyl-2-ol, and its salts	o-Phenylphenol/ Sodium o-phenylphenate/ MEA o-phenylphenate/ Potassium o-phenylphenate	90-43-7/ 132-27-4/ 84145-04-0/ 13707-65-8	0.2% (以 phenol 計)
39	Parahydroxybenzoic acid and its salts and ester	Butylparaben/ Propylparaben/ Sodium propylparaben/ Sodium butylparaben/ Potassium butylparaben/ Potassium propylparaben	94-26-8/ 94-13-3/ 35285-69-9/ 36457-20-2/ 38566-94-8/ 84930-16-5	0.14% (以 acid 計)(總量) (非立即沖洗掉之產品，不得使用於三歲以下孩童之尿布部位) 注意事項：非立即沖洗掉之產品，不得使用於三歲以下孩童之尿布部位。
		Methylparaben/ Ethylparaben/ 4-Hydroxybenzoic acid/ Potassium ethylparaben/ Potassium paraben/ Sodium methylparaben/ Sodium ethylparaben/ Sodium paraben/ Potassium methylparaben/ Calcium paraben	99-76-3/ 120-47-8/ 99-96-7/ 36457-19-9/ 16782-08-4/ 5026-62-0/ 35285-68-8/ 114-63-6/ 26112-07-2/ 69959-44-0	(a) 0.4% (以 acid 計，單獨使用) (b) 0.8% (以 acid 計，混合使用) (非立即沖洗掉之產品，不得使用於三歲以下孩童之尿布部位) 注意事項：非立即沖洗掉之產品，不得使用於三歲以下孩童之尿布部位。
40	3-(p-chlorophenoxy)-propane-1,2-diol	Chlorphenesin	104-29-0	0.3%
41	Thiazolium, 3-heptyl-4-methyl-2 [2 (4-dimethylaminophenyl) ethenyl]- , iodide	Dimethylaminostyryl heptyl methyl thiazolium iodide	-	0.0015% (不得使用於接觸黏膜部位產品)
42	Phenol	Phenol	108-95-2	0.1%
43	2-Phenoxyethanol	Phenoxyethanol	122-99-6	1%
44	1-Phenoxypropan-2-ol	Phenoxyisopropanol	770-35-4	1% (限使用於立即沖洗掉產品)
45	Phenylmercuric salts (including borate)	Phenyl mercuric acetate/ Phenyl mercuric benzoate	62-38-4/ 94-43-9	使用於眼部化粧品，限量：0.007% (以 Hg 計) 注意事項：含 Phenylmercuric compounds。

編號	成分名	INCI 名	CAS No.	限量及規定
46	Photosensitizing dyes	Platonin	3571-88-8	0.001%
		Quaternium-73	15763-48-1	0.005%
		Quaternium-51	1463-95-2	0.005%
		Quaternium-45	21034-17-3	0.004%
47	1-Hydroxy-4-methyl-6-(2,4,4-trimethylpentyl)-2 pyridon and its monoethanolamine salt	1-Hydroxy-4-methyl-6-(2,4,4-trimethylpentyl)-2 pyridon, Piroctone olamine	50650-76-5/ 68890-66-4	(a)使用於立即沖洗掉產品，限量：1% (b)使用於其他產品，限量：0.5%
48	Poly(methylene),.alpha.,.omega.-bis[[[(aminoiminomethyl)amino] iminomethyl]amino]-, dihydrochloride	Polyaminopropyl biguanide	32289-58-0/ 133029-32-0/ 28757-47-3/ 27083-27-8	0.3%
49	Resorcinol	Resorcinol	108-46-3	0.1%
50	Propionic acid and its salts (Methylacetic acid)	Propionic acid/ Sodium propionate/ Ammonium propionate/ Calcium propionate/ Magnesium propionate/ Potassium propionate	79-09-4/ 137-40-6/ 17496-08-1/ 4075-81-4/ 557-27-7/ 327-62-8	2% (以 acid 計)
51	Salicylates	Calcium salicylate/ Magnesium salicylate/ MEA-salicylate/ Sodium salicylate/ Potassium salicylate/ TEA-salicylate	824-35-1/ 18917-89-0/ 59866-70-5/ 54-21-7/ 578-36-9/ 2174-16-5	0.5% (以 acid 計) (不得使用於三歲以下孩童之產品，洗髮產品除外) 注意事項：不得使用於三歲以下孩童。
		Titanium salicylate	-	1%
52	Salicylic acid	Salicylic acid	69-72-7	0.2% (不得使用於三歲以下孩童之產品，洗髮產品除外) 注意事項：不得使用於三歲以下孩童。
53	Silver Chloride deposited on titanium dioxide	Silver chloride	7783-90-6	0.004% (以 AgCl 計) (20% AgCl (w/w) on TiO_2 不得使用於三歲以下孩童、口腔、唇部及眼部製劑)
54	Sorbic acid (hexa-2,4-dienoic acid) and its salts	Sorbic acid/ Potassium sorbate/ Calcium sorbate/ Sodium sorbate	110-44-1/ 24634-61-5/ 7492-55-9/ 7757-81-5	0.6% (以 acid 計)
55	Thianthol	Thianthol	135-58-0	0.8%
56	Thiomersal	Thimerosal	54-64-8	使用於眼部化粧品，限量：0.007% (總量)(以 Hg 計) 注意事項：含 Thiomersal。
57	5-Chloro-2-(2,4-dichlorophenoxy) phenol	Triclosan	3380-34-5	0.3% (限使用於洗手液、香皂/沐浴乳、除臭劑(非噴霧劑)、粉餅、粉底或使用人造指甲前之清潔指甲與趾甲用之指甲產品)
58	1-(4-Chlorophenyl)-3-(3,4-dichlorophenyl)urea	Triclocarban	101-20-2/ 1322-40-3	0.2%
59	Undecylenic acid and its salts (Undecenoic acid)	Undecylenic acid/ Potassium undecylenate/ Calcium undecylenate/ Sodium undecylenate/ Mea-undecylenate/ Tea-undecylenate	112-38-9/ 6159-41-7/ 1322-14-1/ 3398-33-2/ 56532-40-2/ 84471-25-0	0.2% (以 acid 計)
60	Pyrithione zinc	Zinc pyrithione	13463-41-7	(a)使用於立即沖洗掉之髮用產品，限量：1% (b)使用於其他產品(不含口腔製劑)，限量：0.5%

<table>
<tr><th>編號</th><th>成分名</th><th>INCI 名</th><th>CAS No.</th><th colspan="2">限量及規定</th></tr>
<tr><td>61</td><td>Phenylmethoxymethanol</td><td>Benzylhemiformal</td><td>14548-60-8</td><td>0.15%
(限使用於立即沖洗掉產品)</td><td rowspan="9">化粧品中使用此類成分作為防腐劑時，其總釋出之 Free Formaldehyde 量，不得超過 1,000 ppm.</td></tr>
<tr><td>62</td><td>5-Bromo-5-nitro-1,3-dioxane</td><td>5-Bromo-5-nitro-1,3-dioxane</td><td>30007-47-7</td><td>0.1%
(限使用於立即沖洗掉產品
；避免 Nitrosamines 形成)</td></tr>
<tr><td>63</td><td>Bronopol</td><td>2-Bromo-2-nitropropane-1,3-diol</td><td>52-51-7</td><td>0.1%
(避免 Nitrosamines 形成)</td></tr>
<tr><td>64</td><td>1,3-Bis(hydroxymethyl)-5,5-dimethylimidazolidine-2,4-dione</td><td>DMDM hydantoin</td><td>6440-58-0</td><td>0.6%</td></tr>
<tr><td>65</td><td>N-(Hydroxymethyl)-N-(dihydroxymethyl-1,3-dioxo-2,5-imidazolidinyl-4)-N'-(hydroxymethyl) urea</td><td>Diazolidinyl urea</td><td>78491-02-8</td><td>0.5%</td></tr>
<tr><td>66</td><td>N,N''-Methylenebis[N'-[3-(hydroxymethyl)-2,5-dioxoimidazolidin-4-yl]urea]</td><td>Imidazolidinyl urea</td><td>39236-46-9</td><td>0.6%</td></tr>
<tr><td>67</td><td>Methenamine (Hexamethylenetetramine)</td><td>Methenamine</td><td>100-97-0</td><td>0.15%</td></tr>
<tr><td>68</td><td>Methenamine 3-chloroallylochloride</td><td>Quaternium 15</td><td>4080-31-3</td><td>0.2%</td></tr>
<tr><td>69</td><td>Sodium hydroxymethylamino acetate</td><td>Sodium hydroxymethylglycinate</td><td>70161-44-3</td><td>0.5%</td></tr>
<tr><td colspan="6">註：未列於本表中之防腐劑成分，倘歐、美、日三國家地區政府已公告准用且有其限量管制規定者，我國亦依其限用標準准予使用。
倘前述三國家地區政府管理有差異時，則採其中限量規定方式最安全者。</td></tr>
</table>

PART 4

廣告相關

Chapter 01 廣告宣稱詞句及常見問題

第一節 化妝品得宣稱詞句例示及不適當宣稱詞句例示

行政院衛生福利部 105 年 9 月 6 日部授食字第 1051607584 號令修正「化妝品得宣稱詞句例示及不適當宣稱詞句列舉」部分規定，名稱並修正為「化妝品得宣稱詞句例示及不適當宣稱詞句例示」，自中華民國 106 年 4 月 1 日生效。

壹、化妝品得宣稱詞句例示

化妝品類別	得宣稱詞句
1. 頭髮用化妝品類 （包括髮油、髮表染色劑、髮蠟、髮膏、養髮液、固髮料、髮膠、髮霜、潤髮乳等）	1. 滋潤／調理／活化／活絡／強化滋養髮根／頭皮／頭髮／毛髮／髮質 2. 防止髮絲分叉／斷裂 3. 調理因洗髮造成之靜電失衡，使頭髮易於梳理 4. 防止／減少毛髮帶靜電 5. 補充／保持頭髮水分／油分 6. 造型 7. 使／增加頭髮柔順富彈性頭髮 8. 防止頭皮／頭髮之汗臭／異味／不良氣味

<table>
<tr><th>化妝品類別</th><th>得宣稱詞句</th></tr>
<tr><td>1. 頭髮用化妝品類
（包括髮油、髮表染色劑、髮蠟、髮膏、養髮液、固髮料、髮膠、髮霜、潤髮乳等）</td><td>9. 保持／維護頭皮／頭髮的健康
10. 減少頭髮不良氣味
11. 使秀髮氣味芳香
12. 保濕、增添髮色光澤
13. 改善／修護毛躁／乾燥髮質
14. 塑型、造型、定型、頭髮強韌
15. 毛髮蓬鬆感（非指增加髮量）
16. 強健髮根
17. 強化／滋養髮質、回復年輕光采、晶亮光澤、青春的頭髮、呈現透亮光澤、迷人風采／光采、清新、亮麗、自然光采／風采</td></tr>
<tr><td>2. 洗髮用化妝品類
（包括洗髮粉、洗髮精、洗髮膏等）</td><td>1. 清潔毛髮頭皮／毛孔髒汙
2. 滋潤／調理／活化／活絡／強化滋養髮根／頭皮／頭髮／毛髮／髮質
3. 防止髮絲分叉／斷裂
4. 調理因洗髮造成之靜電失衡，使頭髮易於梳理、防止／減少毛髮帶靜電
5. 補充／保持頭髮水分／油分
6. 使頭髮柔順富彈性
7. 防止／去除頭皮／頭髮之汗臭／異味／不良氣味
8. 使濃密、粗硬之毛髮更柔軟，易於梳理
9. 保持／維護／調理頭皮／頭髮的健康
10. 使頭髮呈現豐厚感／豐盈感
11. 使秀髮氣味芳香</td></tr>
</table>

化妝品類別	得宣稱詞句
2. 洗髮用化妝品類 （包括洗髮粉、洗髮精、洗髮膏等）	12. 頭皮清涼舒爽感 13. 活絡毛髮 14. 毛髮蓬鬆感（非指增加髮量） 15. 強健髮根 16. 強化／滋養髮質、回復年輕光采、晶亮光澤、青春的頭髮、呈現透亮光澤、迷人風采／光采（彩）、清新、亮麗、自然光采（彩）／風采 17. 去除多餘油脂
3. 皮膚用化妝品類 （包括化妝水類、面霜乳液類、化妝品用油類及面膜等）	1. 防止肌膚粗糙、預防乾燥、舒緩肌膚乾燥、預防皮膚乾裂、減少肌膚乾澀／脫屑／脫皮 2. 清潔／柔軟／滋潤／潔淨／緊緻／調理／淨白／保護／光滑／潤澤／滋養／柔嫩／水嫩／活化／賦活／安撫／舒緩／緊實／修復／修護／呵護／防護肌膚 3. 通暢／緊緻／淨化毛孔 4. 保持／維持肌膚健康 5. 調理肌膚油水平衡、平衡肌膚油脂分泌、控油 6. 形成肌膚保護膜 7. 提升肌膚舒適度 8. 柔白、亮白、嫩白、皙白、改善暗沉 9. 水嫩、補水、鎖水、保水、保濕、使肌膚留住／維持水分 10. 調理刮鬍後之皮膚 11. 調理肌膚紋路、使肌膚回復柔順平和的線條

化妝品類別	得宣稱詞句
3. 皮膚用化妝品類 （包括化妝水類、面霜乳液類、化妝品用油類及面膜等）	12. 提升肌膚對環境傷害的保護力、增強／強化肌膚／表皮的防禦力／抵抗力／防護能力 13. 舒緩肌膚不適感／肌膚壓力／疲倦的肌膚 14. 使肌膚散發香味／光彩（采） 15. 美化胸部肌膚 16. 維持／回復／恢復肌膚彈性、使肌膚有光澤、使肌膚由內而外恢復光澤亮麗 17. 延緩／防止肌膚老化／衰老 18. 淡化／撫平皺紋／細紋／紋路 19. 使用時散發淡淡○○○（如玫瑰）香氣，可舒緩您的壓力 20. 肌膚清爽、清涼感 21. 飽滿（彈力）肌膚 22. 幫助／改善／淡化／調理黑眼圈／熊貓眼／泡泡眼（應具客觀且公正試驗數據佐證者，始得宣稱） 23. 俏顏（應加註「配合按摩使用」） 24. 晶亮光澤、青春的容顏、呈現透亮光澤、重返青春、重返年輕、對抗肌膚老化、少女般的美麗／青春、迷人風采／光采（彩）、均勻膚色、美體、清新、亮麗、細緻肌膚／毛孔、自然光采（彩）、自然風采 25. 緊俏、豐潤肌膚

化妝品類別	得宣稱詞句
4. 香粉類 （爽身粉、蜜粉等）	1. 維持肌膚乾爽 2. 保護／滋潤皮膚／肌膚 3. 修飾容貌／膚色 4. 使用時散發淡淡○○○（如玫瑰）香氣，可舒緩您的壓力 5. 肌膚香味怡人 6. 緩解肌膚黏膩感 7. 遮蓋肌膚油光 8. 使肌膚呈現細緻
5. 清潔肌膚用化妝品類 （包括香皂類、沐浴用化妝品類及洗臉用化妝品類等）	1. 清潔／滋潤／調理肌膚 2. 去角質、促進角質更新 3. 淨白／嫩白肌膚 4. 控油 5. 使用時散發淡淡○○○（如玫瑰）香氣，可舒緩您的壓力 6. 促進肌膚新陳代謝 7. 展現肌膚自然光澤 8. 通暢／緊緻／淨化毛孔 9. 使人放鬆的○○○香氛 10. 晶亮光澤、青春的容顏、呈現透亮光澤、均勻膚色、清新、亮麗、細緻肌膚、恢復生機
6. 彩妝用化妝品類 （包括粉底類、唇膏類、眼眉類化妝品類等）	1. 保護肌膚 2. 修飾美化膚色、修飾容貌 3. 遮蓋斑點／皺紋／細紋／瑕疵／疤痕／粗大毛孔／黑眼圈／痘疤、填補凹凸不平之毛孔

化妝品類別	得宣稱詞句
6. 彩妝用化妝品類 （包括粉底類、唇膏類、眼眉類化妝品類等）	4. 防止嘴唇乾裂、保護嘴唇，預防乾燥、滋潤嘴唇、使嘴唇光滑、撫平嘴唇細紋、保持／維護嘴唇健康、使唇部水潤／豐潤 5. 使用時散發淡淡〇〇〇（如玫瑰）香氣，可使心情愉快 6. 立體臉部肌膚輪廓、修飾立體唇部肌膚 7. 潤色、隔離、均勻膚色 8. 使眼周肌膚更具深邃感 9. 增添肌膚晶亮光澤、提亮肌膚色澤 10. 妝感好氣色 11. 描繪線條美化眼部肌膚 12. 使睫毛有濃密纖長感、放大眼神、使眼神具深邃感 13. 自然光采（彩）、自然風采、自然膚色
7. 指甲用化妝品類 （指甲油、護甲油、去光水）	1. 保護指甲 2. 維護／維持／保持指甲健康 3. 美化指甲外觀 4. 脫除指甲油 5. 加強指緣保濕 6. 散發香氛 7. 強韌指甲 8. 增加指甲的亮度 9. 修護／改善指甲

化妝品類別	得宣稱詞句
8. 香水類	1. 掩飾體味 2. ○○精油有著○○香氣（因產品香味而導致之效果可視其表現方式予以刊登）
9. 其他及綜合性內容	1. 草本 2. 減緩／舒緩因乾燥引起的皮膚癢／敏感 3. 芳香調理 4. 各式調理課程 5. 放鬆心情或使人放鬆（因產品香味而導致之效能可視情況描述） 6. 美白、抗菌、收斂（需添加衛生福利部公告具相關效能之成分並符合其限量濃度方可宣稱） 7. 領有含藥化妝品許可證之產品，其廣告中該產品效能之訴求需以仿單、標籤核准之文字範圍為主

貳、化妝品不適當宣稱詞句例示

一、涉及醫療效能

（一）涉及疾病治療或預防者，有關疾病之定義，可參考最新 ICD 國際疾病分類。（除非另有規定者）：

類型
藥物才有疾病的治療或預防之功能，故廣告宣稱勿涉及治療相關文詞。

例句
1. 治療／減輕／改善／預防禿頭、圓禿、遺傳性雄性禿
2. 治療／減輕／改善／預防皮脂漏、脂漏性皮膚炎
3. 治療青春痘
4. 治療／減輕／改善／預防痤瘡／暗瘡（含藥化妝品核有此類用途者除外）
5. 治療／減輕／改善／預防皮膚濕疹、皮膚炎
6. 治療／減輕／預防／改善蜂窩性組織炎

（二）宣稱的內容易使消費者誤認該化妝品的效用具有醫療效果，或使人誤認是專門使用在特定疾病：

類型
1. 化妝品無法改善、增長或增加毛髮數量，僅可在使用後使毛髮產生蓬鬆感，如髮量增加的視覺效果，故廣告宣稱部分勿涉及「毛髮生長」之類似文詞。
例句
生髮、促進／刺激毛髮生長、睫毛（毛髮）增多
類型
2. 化妝品不可能達到整型外科之效果，且不得涉及藥物效能，故廣告宣稱勿涉及相關文詞。
例句
1. 換膚
2. 平撫肌膚疤痕
3. 痘疤保證絕對完全消失
4. 除疤、去痘疤
5. 減少孕斑／褐斑
6. 消除黑眼圈、熊貓眼（揮別熊貓眼）或泡泡眼（眼袋）
7. 預防／改善／消除橘皮組織、海綿組織
8. 消除狐臭
9. 預防／避免／加強抵抗感染

例句
10. 消炎、抑炎、退紅腫、消腫止痛、發炎、疼痛
11. 殺菌、抑制潮濕所產生的黴菌
12. 防止瘀斑出現
13. 除毛、脫毛
14. 修復／改善／受傷、受損肌膚
15. 治療／減輕／改善肌膚鬆弛
16. 皺紋填補、除皺、消除皺紋／細紋／表情紋／法令紋／魚尾紋／伸展紋
17. 拉提、V 臉／顏、塑臉／顏（彩妝後之效果除外，若為彩妝效果應加註「僅能達到視覺效果」）
18. 微針滾輪、雷／鐳射、光療、微晶瓷、鑽石微雕

二、涉及虛偽或誇大

（一）涉及生理功能者

例句
1. 活化毛囊
2. 刺激毛囊細胞
3. 增加毛囊角質細胞增生
4. 刺激毛囊讓髮絲再次生長不易脫落
5. 刺激毛囊不萎縮
6. 堅固毛囊刺激新生秀髮
7. 增強／加抵抗力／自體防禦力／防護能力
8. 增強淋巴引流
9. 具調節（生理）新陳代謝
10. 功能強化微血管、增加血管含氧量提高肌膚帶氧率
11. 促進細胞活動、深入細胞膜作用、減弱角化細胞、刺激細胞呼吸作用，提高肌膚細胞帶氧率
12. 進入甲母細胞和甲床深度滋潤

例句
13. 抗過敏、舒緩過敏
14. 促進微循環／改善微血管循環
15. 刺激增長新的健康細胞、增加細胞新陳代謝
16. 促進肌膚神經醯胺合成
17. 維持上皮組織機能的運作
18. 放鬆肌肉（減少肌肉牽引）
19. 重建皮脂膜／角質層
20. 促進／刺激膠原蛋白合成／增生

（二）涉及改變身體外觀等

類型
化妝品僅有潤澤髮膚之用途，減少掉髮非屬化妝品功能，故廣告宣稱勿涉及相關文詞。
例句
1. 有效預防／抑制／減少落髮／掉髮
2. 頭頂不再光禿禿、頭頂不再光溜溜
3. 使用後再也不必煩惱髮量稀少的問題
4. 避免稀疏
類型
化妝品並無改變人體自然老化之皮膚表徵或天生體質所造成之外觀等功能，目前僅得藉醫學美容改善相關問題。除彩妝用化妝品可宣稱使用後之視覺效果外，其餘不宜宣稱。
例句
1. 預防／防止肥胖紋、妊娠紋
2. 瘦身、減肥相關：
(1) 消脂、雕塑、燃燒脂肪、去脂、減脂等
(2) 預防脂肪細胞堆積、減少橘皮組織
(3) 刺激脂肪分解酵素

例句	
(4) 減緩臀部肥油囤積、美化小腹告別小腹婆 (5) 纖（孅）體、窈窕、塑身、雕塑曲線（暗喻減肥、瘦身者） (6) 消除掰掰肉／蝴蝶袖 (7) 針對囤積過久而產生的橘紋、緩減妊娠紋產生 3. 豐胸、隆乳相關： (1) 使胸部堅挺不下垂、感受托高集中的驚人效果 4. 豐臀（彩妝後之效果除外，若為彩妝效果應加註「僅能達到視覺效果」）	
其他及綜合性內容	1. 芳香療法、各式療程 2. 中藥、漢方、中醫、藥典、藥草 3. 類肉毒桿菌、蜂毒、類蛇毒

（三）涉及特定效用與性能

說明	
宣稱之內容易使消費者誤認該化妝品具有特定效用或與特定成分之效能有一定關係者	1. 漂白、使乳暈漂成粉紅色 2. 消除浮腫 3. 不刺激、不過敏 4. 促進／改善血液循環／減少局部血液循環不良（除泡澡或按摩時使用之產品） 5. 藥用（僅含藥化妝品視個案宣稱）、醫藥級、醫學美容、醫美 6. 零敏、抗敏、減敏、修護過敏 7. 雷（鐳）射術後可用 8. 經過敏測試… 9. 鎮靜／鎮定劑、鎮靜、鎮定肌膚（因水分蒸發帶走熱能所導致之效能可視其表現方式予以刊登） 10. 回春 11. 宣稱產品可完美融合各種保養品，

	混合效果加乘 12. 幫助肌膚抗氧化（提出符合科學之研究設計及具體結果證據佐證者除外） 13. 抗病毒 14. 有效抗菌 99%

（四）涉及化妝品製法、成分、含量

說明	
宣稱之內容易使消費者誤認該化妝品具有一定成分、含量或製法者	例 1：宣稱含有純天然○○○成分，但事實僅為萃取物 例 2：宣稱產品透過幹細胞萃取技術，可使肌膚向上提升、拉提肌膚 例 3：宣稱成分具有植物性膠原蛋白／胎盤素 例 4：「智慧型○○成分」像 GPS 定位導航，自動偵測肌膚哪裡需要補充及修復 例 5：低過敏的配方、保濕度可維持 24 小時、超防水配方，即使淋雨、戲水也不脫落／長效 8 小時抗汗水，不暈染（提出符合科學之研究設計及具體結果證據佐證者除外） 例 6：12 小時高效 UV 防護（提出符合科學之研究設計及具體結果證據佐證者除外） 例 7：防水、抗汗、抗油（提出符合科學之研究設計及具體結果證據佐證者除外）

	例 8： 產品宣稱為〇〇〇原液（於品名標示原料添加之乾重或比例者除外）

（五）涉及製造地、產地或來源

說明	
宣稱之內容易使消費者誤認該化妝品或其成分之原產地（國）、製造者、產地或來源等	例 1： 宣稱「瑞士原裝進口」實則僅原料進口，卻在國內生產製造裝填 例 2： 宣稱「取自海洋深層水」，實則普通地下水 例 3： 源自女體好菌

（六）涉及品質或信譽

說明	
廣告宣稱該化妝品具有一定之品質或信譽，易使消費者誤認該產品之衛生、安全、效能性符合市場標準或經專業機構之保證者	例 1： 宣稱產品經○○檢驗合格，事實上未通過檢驗或無該檢驗單位 例 2： 宣稱產品符合○國○○機構公布標準，但事實上未通過或無該機構 例 3： 不含重金屬、不含塑化劑、不含化學藥品 例 4： 廣告中提及經科學證實…／據研究分析…／根據最新醫學文獻指出…／根據報導指出…（實則並無科學依據或研究內容與化妝品無關） 例 5： 環保無毒 例 6： 不含特定重金屬／塑化劑／化學藥品，但事實上未通過檢驗或無該檢驗單位 （經檢驗不含有特定成分，需標示其名稱並註明其偵測極限值或報告者除外）

（七）涉及保證

說明	
宣稱對於化妝品的保證內容，但於現有科學驗證或實際使用上均無法完整實現，或與保證內容仍有相關程度的差距者	例 1： 100%天然，肌膚脆弱者也可以放心使用 例 2： 採用安全設計，不必擔心使用錯誤 例 3： 不論使用量多寡，皆無副作用、任何使用方法皆很安全／已確認其安全性、不必擔心副作用／安全無副作用／安全性高／無與倫比的安全性／絕對安全／讓你使用起來無後顧之憂／無不良反應、傷害／不易引起過敏 例 4： 以誠信做保證，○○○是一個超強有效，絕佳的產品 例 5： 具有百分之百的清潔效果 例 6： 最有公信力 例 7： 衛生福利部或政府相關機關認證／核可，品質保證 例 8： 曬不黑、曬不老、不曬黑、不曬傷、曬白 例 9： 不影響胎兒健康、哺乳前不需清洗

三、不屬於化妝品效能之宣稱

1. 預防病菌入侵、殺菌消毒、預防腸病毒、消除皮屑芽孢菌、防疫產品
2. 改善更年期障礙
3. 舒緩喉嚨痛／咳嗽／氣喘／鼻塞、改善過敏性鼻炎、舒解頭疼
4. 緩解關節與肌肉疼痛、保養關節、關節靈活
5. 攔截神經傳遞

6. 增強／加免疫力
7. 健全免疫機能
8. 改善過敏皮膚的體質、改善內部體質
9. 排出體內多餘水分、毒素
10. 利尿
11. 增加排汗功能
12. 改善內分泌代謝
13. 加強肌膚表層細胞再生之機能、表皮細胞的再生能力
14. 促進細胞氧化／代謝、抑制巨大細胞的過敏
15. 提及血紅素／粒線體前列腺素／微血管／腎上腺素／人體賀爾蒙等相關體內細胞或組織與產品之間作用
16. 抑制血小板的凝集、促進內分泌與造血功能
17. 改善／維持陰道環境 pH 值正常／維持陰道酸性環境
18. 消除已形成之黑斑／雀斑／粉刺
19. 一天解決痘疤／粉刺／美白／除皺／黑斑／老人斑
20. 表情紋、法令紋、魚尾紋等動態紋路皆可一次解決了
21. 粗大毛孔／凹洞／眼袋／黑眼圈／法令紋／淚溝全部都消失
22. 排除皮下脂肪、消除贅肉、瓦解脂肪、消除堆積脂肪
23. 進行脂肪的分解／促進分解皮下脂肪
24. 刺激胸部脂肪組織、直接到達乳房組織
25. 促進體內乳腺細胞活化的滋長作用、刺激乳腺發育
26. 任何乳房立即增大百分之〇〇
27. 重建／重塑／重整肌膚、促進肌膚再生
28. 抑制體毛生長
29. 清除水分及脂肪屯積，消浮腫
30. 提升肌膚含氧量
31. 經皮吸收血管穿透素、修補傷口／傷痕修復、修補受傷的 DNA、減少受傷細胞、修補皮膚組織、（增加）傷口癒合能力
32. 對循環系統的問題有舒解其痛苦的功能

33. 對於呼吸、聽覺系統有助益
34. 對月經方面的問題很有效果
35. 提振／振奮精神、精力充沛
36. 集中注意力
37. 提神醒腦
38. 安撫躁進或心情不穩的脾氣
39. 消除焦慮、鎮定、鎮靜
40. 減少／防止蚊蟲叮咬、防蚊
41. 費洛蒙
42. 降低懷孕／孕期生理不適
43. 隔離空氣汙染／PM2.5
44. 淨身避邪
45. 禁止（防止）咬甲
46. 潤滑（液）、陰道潤滑
47. 基因
48. 強化夫妻、兩性情感聯繫

參、化妝品廣告申請流程

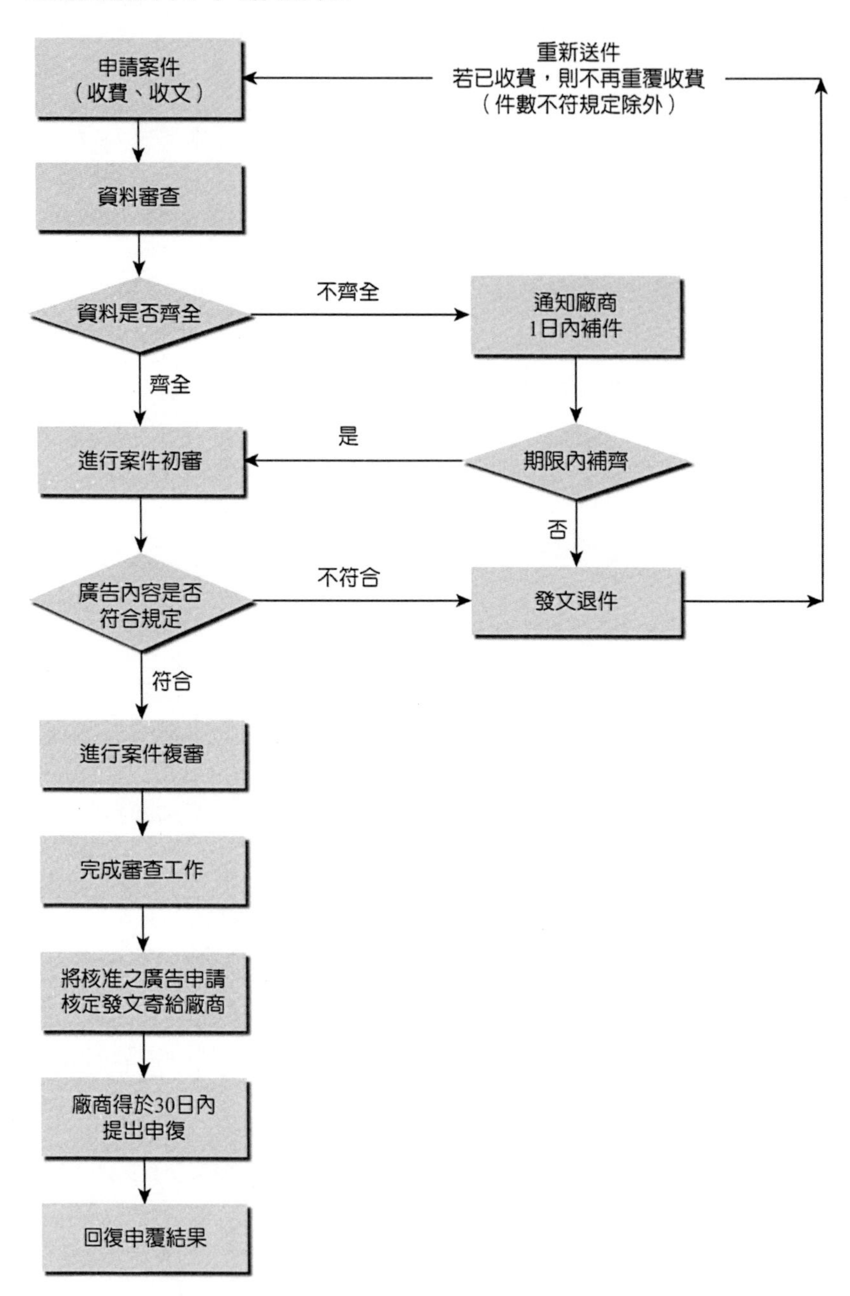
申請案件
（收費、收文）
重新送件
若已收費，則不再重覆收費
（件數不符規定除外）
資料審查
資料是否齊全
不齊全
通知廠商
1日內補件
齊全
是
進行案件初審
期限內補齊
否
廣告內容是否
符合規定
不符合
發文退件
符合
進行案件複審
完成審查工作
將核准之廣告申請
核定發文寄給廠商
廠商得於30日內
提出申復
回復申覆結果

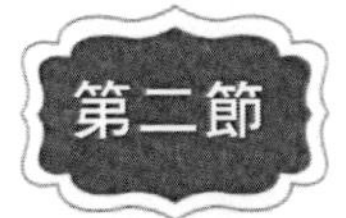

第二節 化妝品廣告申請常見問題

一、化妝品廣告之申請應準備哪些資料？

1. 化妝品廣告申請核定表連同廣告內容裝訂成 1 份，共需 5 份。
2. 含藥化妝品許可證正反面清晰影本 1 份（一般化妝品免附）。
3. 產品全成分明細表一份（以 INCI 英文名稱表示）。
4. 外盒包裝、仿單、標籤等清晰影本各 1 份。
5. 其他：
   (1) 國產者－須檢附公司登記或商業登記證明文件、工廠登記證、合作契約書。
   ※ 契約書內容須包含申請產品之完整品名且加蓋雙方公司大小章。
   (2) 進口－須檢附公司登記或商業登記證明文件、進口貨物報單及進口繳稅證明（進口報單上須加註產品中文品名），如無法提供進口報單相關文件，請下載「免附進口報單及繳稅證明切結書」，填寫完整後蓋上公司大小章，隨案檢附。
6. 展延案另須檢附前次核准之核定表及廣告內容之清晰影本。
7. 新申請應繳納廣告審查費 5,400 元；申請展延則應繳納 2,000 元（請以郵政匯票或即期支票交寄），抬頭請寫「衛生福利部食品藥物管理署」。

二、化妝品之定義為何？

《化妝品衛生安全管理法》第 3 條所定義之化妝品，係指施於人體外部，以潤澤髮膚，刺激嗅覺，掩飾體臭或修飾容貌之物品；其範圍及種類，由中央衛生主管機關公告之。

三、一般化妝品與含藥化妝品該如何認定？

1. 查化妝品倘含本署公告之含藥化妝品基準之成分者（如染髮劑、燙髮劑、防曬劑等，通稱含藥化妝品），應向本署辦理查驗登記，經核准並發給許可證後，始得製造或輸入。

2. 未含有醫療或毒劇藥品之化妝品（通稱一般化妝品），則無須申請備查，惟其標示仍應按《化妝品衛生安全管理法》規定，標示「廠名、地址、品名、成分、用途、用法、重量或容量、批號或出廠日期，輸入者，並應載明輸入廠商之名稱、地址」等事項，且不得宣稱療效，然一般化妝品與含藥化妝品之廣告仍應向直轄市或中央衛生主管機關申請核准，始得刊登。

四、化妝品廣告是否均應申請？

1. 依《化妝品衛生安全管理法》規定，化妝品之廠商登載或宣播廣告時，應於事前將所有文字、畫面或言詞，申請中央或直轄市衛生主管機關核准，並向傳播機構繳驗核准之證明文件，故無論是一般或含藥化妝品廣告均應申請廣告審查，如廠商於臺北市、新北市、桃園市、臺中市、臺南市及高雄市，請逕向當地衛生局申請廣告審查，其餘縣市，則向行政院衛生福利部食品藥物管理署申請。

2. 一般化妝品僅刊登產品資訊（名稱、價格、廠商地址、電話等不宣稱效能及廣告性質之資料者），得不視為廣告。

五、化妝品廣告申請資格有無規定？

1. 含藥化妝品：廣告之申請應由許可證持有者為之。

2. 一般化妝品：除輸入商、製造商外，代理商及經銷商亦可申請，惟申請者應自負登載、宣播廣告之責。代理商及經銷商申請廣告時應附上契約影本，以茲證明。

六、化妝品廣告申請須附上所有化妝品嗎？

化妝品廣告申請不須附上化妝品實物，只需備齊市售品外盒、說明書、標籤影本，其中仿單係指產品使用說明書，如包裝時說明文字直接印在上面時，則附上外盒影本即可，其文字應注意清晰。

七、化妝品廣告件數如何認定？

1. 廣告件數之認定是以廣告版面計算（如刊登在報紙或雜誌的版面，是一個版面算一件），而非單項產品的審核，其件數以廣告類型判定，若平面廣告為數種產品單一版面，則以一件計；電視廣播則以連續播放畫面或文稿之內容為一件，且應註明秒數。
2. 節目性廣告需以電視分鏡圖方式呈現，且應於各個畫面旁加註意義說明及旁白，並註明廣告時間秒數。
3. 1 則廣告計算方式，產品可包含 10 件且廣告文案可達 15 頁。第 11 件產品或廣告文案第 16 頁起，請另則申請。

八、網路及折頁廣告件數如何認定？

連結網頁 15 頁以下（包含超連結頁面）且產品為 10 件以下者，得以一申請案件計，若超出其中任一條件，應以另案計算。

九、書頁式廣告 DM 之廣告件數認定標準為何？

裝訂書頁式廣告 DM，其書頁在 15 頁以下且產品在 10 件以下者，得以 1 件計算，若超出其中任一條件，則應以另案計算。

十、化妝品廣告有哪些詞句為誇大或宣稱？

含藥化妝品廣告不得超出本署核准之效能範圍，一般化妝品則不得宣稱療效及誇大。

十一、廣告內容填寫時格式有無規定？

1. 廣告版面勿以深色為底色，且不得小於 10 號字體，行距不得小於 25pt，若版面及圖片之文字太小或不清晰，須另附以上述規定繕打之詳細文字稿於最後頁。
2. 欲申請電影、電視類別之廣告，內容須以電視分鏡圖方式呈現，並於每個分鏡圖旁加註此段之意義說明與旁白，且註明廣告詳細時間。
3. 若廣告內容設計有提及專利、認證或其他需佐以相關文件證明之事項時，請將相關證明文件以 A4 格式影本之附件隨案檢附，俾利審查。

十二、若被退件且已繳交審查費用後，欲重新送件時是否仍需繳交審查費？

不需要。只需於送件時一併檢附繳費收據影本即可，且應於收到退件後盡速依規定備齊資料，再次提出申請；倘於短時間內暫無廣告需求，應來函申請退費，以免影響自身權益。

十三、若廣告內容設計有提及有機成分、專利、認證、ISO部分時，有何注意事項？

若內容中提及專利、認證、ISO或其他需檢附相關文件證明之事項時，請將相關證明文件以A4格式影本之附件隨案檢附，俾利審查。

十四、若產品許可證因時效問題正在辦理展延，是否仍可提出廣告申請？

廣告時效原則上以許可證有效期限為準，本署亦已於101年5月4日發文（FDA器字第1011603031號函），請化妝品各公協會轉知所屬會員，含藥化妝品許可證展延作業應於申請廣告展延前完成，以避免影響自身權益。

十五、不小心忘記送審展延廣告案，能通融逾期展延嗎？

不可以。若欲申請展延廣告內容，請於廣告有效期限到期前1個月內，備齊廣告申辦相關文件辦理展延，若已逾期請以新案辦理。

十六、對於廣告核定內容被刪除之畫面、詞句或圖畫有疑義時該怎麼辦？

請於文到30日內備妥以下文件以書面提出申覆（申請覆核）

1. 原核定之廣告申請表連同廣告內容與公文清晰影本一份。
2. 新版廣告申請核定表一式三份（含欲申覆與原刪除後所保留之廣告內容）。
3. 將欲申覆之廣告內容以A4繕打(語意須清晰)為函，蓋上公司大小章。
4. 欲申覆之廣告內容所需證明文件。

※ 申覆係指對於原廣告核定內容所刪除的部分提出覆核，若欲變更已核定之廣告內容，請以新案另外辦理。

十七、多則廣告將到期時是否可以合併為 1 則廣告展延案一起審理？

不可以。可同時受理展延但無法合併為 1 件。另展延案請於有效期限到期前 1 個月再行提出申請。

十八、同 1 則廣告內容可以無限展延嗎？

在廣告內容不變的情況下是可以的。惟請注意廣告內容請確實依據前次核定內容修正。

十九、產品是由國外進口大包裝至台灣後，分裝再銷售到市面上，若想要申請廣字號該怎麼處理？

1. 請至本署申請輸入化妝品在國內分裝或改裝之證明文件。
2. 依《化妝品衛生安全管理法》相關規定由國內合法之化妝品／化學品製造工廠進行分裝。
3. 文件核可後，依前開規範辦理申請廣告字號即可。

二十、不清楚產品是否屬於化妝品但想申請廣告該怎麼辦？

1. 依據《化妝品衛生安全管理法》與《藥事法》之規定，化妝品、藥品與醫療器材廣告需事先向中央或直轄市衛生主管機關提出審查，核准後得以刊播。
2. 對於產品是否屬於化妝品之判定有疑義，請函詢本署。
3. 非屬藥品、醫療器材及化妝品之一般商品廣告則不需要事前送審。

二十一、廣告審查時程約多久？若希望盡快上市可否以急件處理？

廣告審查流程約 21 個工作天，審查之順序以收件日期為準，若已有預定播映計畫請及早提出申請。

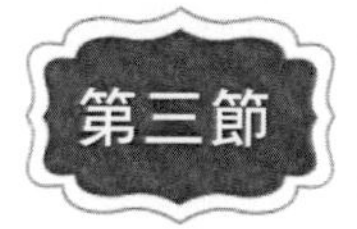

藥物及化妝品廣告審查費收費標準

發布日期：2015.04.08

藥物及化妝品廣告審查費收費標準修正條文（民國 104 年 4 月 7 日修正）

第 1 條　本標準依規費法第七條及第十條規定訂定之。

第 2 條　本標準適用範圍如下：

一、依藥事法規定申請審查之藥物廣告，包含藥品及醫療器材廣告。

二、依化妝品衛生管理條例規定申請審查之化妝品廣告。

第 3 條　藥物及化妝品廣告審查項目之收費標準如下：

一、廣告新申請案之審查費，每件收取新臺幣 5,400 元。

二、展延申請案之審查費，每件收取新臺幣 2,000 元。

三、核定表遺失補發，每件收取新臺幣 1,500 元。

第 4 條　本標準自中華民國 104 年 7 月 1 日施行。

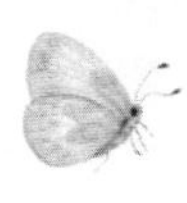

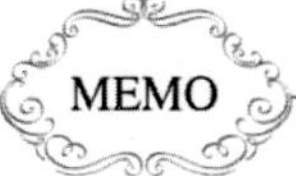

美容衛生與化妝品法規

PART

5

消費者相關法規

公平交易法

民國 80 年 2 月 4 日訂定
民國 88 年 2 月 3 日修正
民國 89 年 4 月 26 日修正
民國 91 年 2 月 6 日修正
民國 99 年 6 月 9 日修正
民國 100 年 11 月 23 日修正
民國 104 年 2 月 4 日修正
民國 104 年 6 月 24 日修正
民國 106 年 6 月 14 日修正

第一章　總　則

（立法宗旨）

第 1 條　為維護交易秩序與消費者利益，確保自由與公平競爭，促進經濟之安定與繁榮，特制定本法。

（事業之定義）

第 2 條　本法所稱事業如下：

一、公司。

二、獨資或合夥之工商行號。

三、其他提供商品或服務從事交易之人或團體。

事業所組成之同業公會或其他依法設立、促進成員利益之團體，視為本法所稱事業。

（交易相對人之定義）

第 3 條　本法所稱交易相對人，指與事業進行或成立交易之供給者或需求者。

（競爭之定義）

第 4 條　本法所稱競爭，指二以上事業在市場上以較有利之價格、數量、品質、服務或其他條件，爭取交易機會之行為。

（相關市場之定義）

第 5 條　本法所稱相關市場，指事業就一定之商品或服務，從事競爭之區域或範圍。

（主管機關）

第 6 條　本法所稱主管機關為公平交易委員會。

本法規定事項，涉及其他部會之職掌者，由主管機關商同各該部會辦理之。

第二章　限制競爭

（獨占之定義）

第 7 條　本法所稱獨占，指事業在相關市場處於無競爭狀態，或具有壓倒性地位，可排除競爭之能力者。

二以上事業，實際上不為價格之競爭，而其全體之對外關係，具有前項規定之情形者，視為獨占。

（獨占事業之認定標準）

第 8 條　事業無下列各款情形者，不列入前條獨占事業認定範圍：

一、一事業於相關市場之占有率達二分之一。

二、二事業全體於相關市場之占有率達三分之二。
三、三事業全體於相關市場之占有率達四分之三。

有前項各款情形之一，其個別事業於相關市場占有率未達十分之一或上一會計年度事業總銷售金額未達主管機關所公告之金額者，該事業不列入獨占事業之認定範圍。

事業之設立或事業所提供之商品或服務進入相關市場，受法令、技術之限制或有其他足以影響市場供需可排除競爭能力之情事者，雖有前二項不列入認定範圍之情形，主管機關仍得認定其為獨占事業。

（獨占事業禁止行為）

第 9 條　獨占之事業，不得有下列行為：

一、以不公平之方法，直接或間接阻礙他事業參與競爭。
二、對商品價格或服務報酬，為不當之決定、維持或變更。
三、無正當理由，使交易相對人給予特別優惠。
四、其他濫用市場地位之行為。

（結合之定義）

第 10 條　本法所稱結合，指事業有下列情形之一者：

一、與他事業合併。
二、持有或取得他事業之股份或出資額，達到他事業有表決權股份總數或資本總額三分之一以上。
三、受讓或承租他事業全部或主要部分之營業或財產。
四、與他事業經常共同經營或受他事業委託經營。
五、直接或間接控制他事業之業務經營或人事任免。

計算前項第二款之股份或出資額時，應將與該事業具有控制與從屬關係之事業及與該事業受同一事業或數事業控制之從屬關係事業所持有或取得他事業之股份或出資額一併計入。

（事業結合之申報）

第 11 條　事業結合時，有下列情形之一者，應先向主管機關提出申報：

一、事業因結合而使其市場占有率達三分之一。
二、參與結合之一事業，其市場占有率達四分之一。
三、參與結合之事業，其上一會計年度銷售金額，超過主管機關所公告之金額。

前項第三款之銷售金額，應將與參與結合之事業具有控制與從屬關係之事業及與參與結合之事業受同一事業或數事業控制之從屬關係事業之銷售金額一併計入，其計算方法由主管機關公告之。

對事業具有控制性持股之人或團體，視為本法有關結合規定之事業。

前項所稱控制性持股，指前項之人或團體及其關係人持有他事業有表決權之股份或出資額，超過他事業已發行有表決權之股份總數或資本總額半數者。

前項所稱關係人，其範圍如下：

一、同一自然人與其配偶及二親等以內血親。
二、前款之人持有已發行有表決權股份總數或資本總額超過半數之事業。
三、第一款之人擔任董事長、總經理或過半數董事之事業。
四、同一團體與其代表人、管理人或其他有代表權之人及其配偶與二親等以內血親。
五、同一團體及前款之自然人持有已發行有表決權股份總數或資本總額超過半數之事業。

第一項第三款之銷售金額，得由主管機關擇定行業分別公告之。

事業自主管機關受理其提出完整申報資料之日起算三十工作日內，不得為結合。但主管機關認為必要時，得將該期間縮短或延長，並以書面通知申報事業。

主管機關依前項但書延長之期間，不得逾六十工作日；對於延長期間之申報案件，應依第十三條規定作成決定。

主管機關屆期未為第七項但書之延長通知或前項之決定者，事業得逕行結合。但有下列情形之一者，不得逕行結合：

一、經申報之事業同意再延長期間。

二、事業之申報事項有虛偽不實。

主管機關就事業結合之申報，得徵詢外界意見，必要時得委請學術研究機構提供產業經濟分析意見。但參與結合事業之一方不同意結合者，主管機關應提供申報結合事業之申報事由予該事業，並徵詢其意見。

前項但書之申報案件，主管機關應依第十三條規定作成決定。

（結合申報之除外適用）

第 12 條　前條第一項之規定，於下列情形不適用之：

一、參與結合之一事業或其百分之百持有之子公司，已持有他事業達百分之五十以上之有表決權股份或出資額，再與該他事業結合者。

二、同一事業所持有有表決權股份或出資額達百分之五十以上之事業間結合者。

三、事業將其全部或主要部分之營業、財產或可獨立營運之全部或一部營業，讓與其獨自新設之他事業者。

四、事業依公司法第一百六十七條第一項但書或證券交易法第二十八條之二規定收回股東所持有之股份，致其原有股東符合第十條第一項第二款之情形者。

五、單一事業轉投資成立並持有百分之百股份或出資額之子公司者。

六、其他經主管機關公告之類型。

（結合申報案件之決定及附款）

第 13 條　對於事業結合之申報，如其結合，對整體經濟利益大於限制競爭之不利益者，主管機關不得禁止其結合。

主管機關對於第十一條第八項申報案件所為之決定，得附加條件或負擔，以確保整體經濟利益大於限制競爭之不利益。

（聯合行為之定義）

第 14 條　本法所稱聯合行為，指具競爭關係之同一產銷階段事業，以契約、協議或其他方式之合意，共同決定商品或服務之價格、數量、技術、產品、設備、交易對象、交易地區或其他相互約束事業活動之行為，而足以影響生產、商品交易或服務供需之市場功能者。

前項所稱其他方式之合意，指契約、協議以外之意思聯絡，不問有無法律拘束力，事實上可導致共同行為者。

聯合行為之合意，得依市場狀況、商品或服務特性、成本及利潤考量、事業行為之經濟合理性等相當依據之因素推定之。

第二條第二項之同業公會或其他團體藉章程或會員大會、理、監事會議決議或其他方法所為約束事業活動之行為，亦為本法之聯合行為。

（聯合行為之禁止、例外許可及其核駁期限）

第 15 條　事業不得為聯合行為。但有下列情形之一，而有益於整體經濟與公共利益，經申請主管機關許可者，不在此限：

一、為降低成本、改良品質或增進效率，而統一商品或服務之規格或型式。

二、為提高技術、改良品質、降低成本或增進效率，而共同研究開發商品、服務或市場。

三、為促進事業合理經營，而分別作專業發展。

四、為確保或促進輸出，而專就國外市場之競爭予以約定。

五、為加強貿易效能，而就國外商品或服務之輸入採取共同行為。

六、因經濟不景氣，致同一行業之事業難以繼續維持或生產過剩，為有計畫適應需求而限制產銷數量、設備或價格之共同行為。

七、為增進中小企業之經營效率，或加強其競爭能力所為之共同行為。

八、其他為促進產業發展、技術創新或經營效率所必要之共同行為。

主管機關收受前項之申請，應於三個月內為決定；必要時得延長一次。

（聯合行為許可之附款及許可期限）

第 16 條　主管機關為前條之許可時，得附加條件或負擔。

許可應附期限，其期限不得逾五年；事業如有正當理由，得於期限屆滿前三個月至六個月期間內，以書面向主管機關申請延展；其延展期限，每次不得逾五年。

（得廢止、變更聯合行為許可之情形）

第 17 條　聯合行為經許可後，因許可事由消滅、經濟情況變更、事業逾越許可範圍或違反主管機關依前條第一項所附加之條件或負擔者，主管機關得廢止許可、變更許可內容、令停止、改正其行為或採取必要更正措施。

（聯合行為許可事項之公開）

第 18 條　主管機關對於前三條之許可及其有關之條件、負擔、期限，應主動公開。

（限制轉售價格）

第 19 條　事業不得限制其交易相對人，就供給之商品轉售與第三人或第三人再轉售時之價格。但有正當理由者，不在此限。
前項規定，於事業之服務準用之。

（其他限制競爭行為）

第 20 條　有下列各款行為之一，而有限制競爭之虞者，事業不得為之：
一、以損害特定事業為目的，促使他事業對該特定事業斷絕供給、購買或其他交易之行為。
二、無正當理由，對他事業給予差別待遇之行為。
三、以低價利誘或其他不正當方法，阻礙競爭者參與或從事競爭之行為。
四、以脅迫、利誘或其他不正當方法，使他事業不為價格之競爭、參與結合、聯合或為垂直限制競爭之行為。
五、以不正當限制交易相對人之事業活動為條件，而與其交易之行為。

第三章　不公平競爭

（不實廣告）

第 21 條　事業不得在商品或廣告上，或以其他使公眾得知之方法，對於與商品相關而足以影響交易決定之事項，為虛偽不實或引人錯誤之表示或表徵。
前項所定與商品相關而足以影響交易決定之事項，包括商品之價格、數量、品質、內容、製造方法、製造日期、有效期限、使用方法、用途、原產地、製造者、製造地、加工者、加工地，及其他具有招徠效果之相關事項。
事業對於載有前項虛偽不實或引人錯誤表示之商品，不得販賣、運送、輸出或輸入。

前三項規定，於事業之服務準用之。廣告代理業在明知或可得而知情形下，仍製作或設計有引人錯誤之廣告，與廣告主負連帶損害賠償責任。廣告媒體業在明知或可得而知其所傳播或刊載之廣告有引人錯誤之虞，仍予傳播或刊載，亦與廣告主負連帶損害賠償責任。廣告薦證者明知或可得而知其所從事之薦證有引人錯誤之虞，而仍為薦證者，與廣告主負連帶損害賠償責任。但廣告薦證者非屬知名公眾人物、專業人士或機構，僅於受廣告主報酬十倍之範圍內，與廣告主負連帶損害賠償責任。

前項所稱廣告薦證者，指廣告主以外，於廣告中反映其對商品或服務之意見、信賴、發現或親身體驗結果之人或機構。

（仿冒）

第 22 條　事業就其營業所提供之商品或服務，不得有下列行為：

一、以著名之他人姓名、商號或公司名稱、商標、商品容器、包裝、外觀或其他顯示他人商品之表徵，於同一或類似之商品，為相同或近似之使用，致與他人商品混淆，或販賣、運送、輸出或輸入使用該項表徵之商品者。

二、以著名之他人姓名、商號或公司名稱、標章或其他表示他人營業、服務之表徵，於同一或類似之服務為相同或近似之使用，致與他人營業或服務之設施或活動混淆者。

前項姓名、商號或公司名稱、商標、商品容器、包裝、外觀或其他顯示他人商品或服務之表徵，依法註冊取得商標權者，不適用之。

第一項規定，於下列各款行為不適用之：

一、以普通使用方法，使用商品或服務習慣上所通用之名稱，或交易上同類商品或服務之其他表徵，或販賣、運送、輸出或輸入使用該名稱或表徵之商品或服務者。

二、善意使用自己姓名之行為，或販賣、運送、輸出或輸入使用該姓名之商品或服務者。

三、對於第一項第一款或第二款所列之表徵，在未著名前，善意為相同或近似使用，或其表徵之使用係自該善意使用人連同其營業一併繼受而使用，或販賣、運送、輸出或輸入使用該表徵之商品或服務者。

事業因他事業為前項第二款或第三款之行為，致其商品或服務來源有混淆誤認之虞者，得請求他事業附加適當之區別標示。但對僅為運送商品者，不適用之。

（不當贈品贈獎）

第 23 條　事業不得以不當提供贈品、贈獎之方法，爭取交易之機會。前項贈品、贈獎之範圍、不當提供之額度及其他相關事項之辦法，由主管機關定之。

（營業誹謗）

第 24 條　事業不得為競爭之目的，而陳述或散布足以損害他人營業信譽之不實情事。

（其他欺罔或顯失公平行為）

第 25 條　除本法另有規定者外，事業亦不得為其他足以影響交易秩序之欺罔或顯失公平之行為。

第四章　調查及裁處程序

（調查之發動）

第 26 條　主管機關對於涉有違反本法規定，危害公共利益之情事，得依檢舉或職權調查處理。

(調查之程序)

第 27 條　主管機關依本法調查，得依下列程序進行：

一、通知當事人及關係人到場陳述意見。

二、通知當事人及關係人提出帳冊、文件及其他必要之資料或證物。

三、派員前往當事人及關係人之事務所、營業所或其他場所為必要之調查。

依前項調查所得可為證據之物，主管機關得扣留之；其扣留範圍及期間，以供調查、檢驗、鑑定或其他為保全證據之目的所必要者為限。受調查者對於主管機關依第一項規定所為之調查，無正當理由不得規避、妨礙或拒絕。

執行調查之人員依法執行公務時，應出示有關執行職務之證明文件；其未出示者，受調查者得拒絕之。

(中止調查之要件及程序)

第 28 條　主管機關對於事業涉有違反本法規定之行為進行調查時，事業承諾在主管機關所定期限內，採取具體措施停止並改正涉有違法之行為者，主管機關得中止調查。

前項情形，主管機關應對事業有無履行其承諾進行監督。

事業已履行其承諾，採取具體措施停止並改正涉有違法之行為者，主管機關得決定終止該案之調查。但有下列情形之一者，應恢復調查：

一、事業未履行其承諾。

二、作成中止調查之決定所依據之事實發生重大變化。

三、作成中止調查之決定係基於事業提供不完整或不真實之資訊。

第一項情形，裁處權時效自中止調查之日起，停止進行。主管機關恢復調查者，裁處權時效自恢復調查之翌日起，與停止前已經過之期間一併計算。

第五章　損害賠償

（除去侵害請求權及防止侵害請求權）

第 29 條　事業違反本法之規定，致侵害他人權益者，被害人得請求除去之；有侵害之虞者，並得請求防止之。

（損害賠償責任）

第 30 條　事業違反本法之規定，致侵害他人權益者，應負損害賠償責任。

（賠償額之酌定）

第 31 條　法院因前條被害人之請求，如為事業之故意行為，得依侵害情節，酌定損害額以上之賠償。但不得超過已證明損害額之三倍。

侵害人如因侵害行為受有利益者，被害人得請求專依該項利益計算損害額。

（消滅時效）

第 32 條　本章所定之請求權，自請求權人知有行為及賠償義務人時起，二年間不行使而消滅；自為行為時起，逾十年者亦同。

（判決書之登載新聞紙）

第 33 條　被害人依本法之規定，向法院起訴時，得請求由侵害人負擔費用，將判決書內容登載新聞紙。

第六章　罰則

（獨占及聯合行為之刑事責任）

第 34 條　違反第九條或第十五條規定，經主管機關依第四十條第一項規定限期令停止、改正其行為或採取必要更正措施，而屆期未停止、改正其行為或未採取必要更正措施，或停止後再為相同違反行為者，處行為人三年以下有期徒刑、拘役或科或併科新臺幣一億元以下罰金。

（寬恕條款）

第 35 條　違反第十五條之事業，符合下列情形之一，並經主管機關事先同意者，免除或減輕主管機關依第四十條第一項、第二項所為之罰鍰處分：

一、當尚未為主管機關知悉或依本法進行調查前，就其所參與之聯合行為，向主管機關提出書面檢舉或陳述具體違法，並檢附事證及協助調查。

二、當主管機關依本法調查期間，就其所參與之聯合行為，陳述具體違法，並檢附事證及協助調查。

前項之適用對象之資格要件、裁處減免之基準及家數、違法事證之檢附、身分保密及其他執行事項之辦法，由主管機關定之。

（限制轉售價格及其他限制競爭行為之刑事責任）

第 36 條　違反第十九條或第二十條規定，經主管機關依第四十條第一項規定限期令停止、改正其行為或採取必要更正措施，而屆期未停止、改正其行為或未採取必要更正措施，或停止後再為相同違反行為者，處行為人二年以下有期徒刑、拘役或科或併科新臺幣五千萬元以下罰金。

（營業誹謗之刑事責任）

第 37 條　違反第二十四條規定者，處行為人二年以下有期徒刑、拘役或科或併科新臺幣五千萬元以下罰金。
法人之代表人、代理人、受僱人或其他從業人員，因執行業務違反第二十四條規定者，除依前項規定處罰其行為人外，對該法人亦科處前項之罰金。
前二項之罪，須告訴乃論。

（與其他刑事法律競合時之適用）

第 38 條　第三十四條、第三十六條、第三十七條之處罰，其他法律有較重之規定者，從其規定。

（違法結合之行政責任）

第 39 條　事業違反第十一條第一項、第七項規定而為結合，或申報後經主管機關禁止其結合而為結合，或未履行第十三條第二項對於結合所附加之負擔者，主管機關得禁止其結合、限期令其分設事業、處分全部或部分股份、轉讓部分營業、免除擔任職務或為其他必要之處分，並得處新臺幣二十萬元以上五千萬元以下罰鍰。
事業對結合申報事項有虛偽不實而為結合之情形者，主管機關得禁止其結合、限期令其分設事業、處分全部或部分股份、轉讓部分營業、免除擔任職務或為其他必要之處分，並得處新臺幣十萬元以上一百萬元以下罰鍰。
事業違反主管機關依前二項所為之處分者，主管機關得命令解散、勒令歇業或停止營業。
前項所處停止營業之期間，每次以六個月為限。

（獨占、聯合、限制轉售價格及其他限制競爭行為之行政責任）

第 40 條　主管機關對於違反第九條、第十五條、第十九條及第二十條規定之事業，得限期令停止、改正其行為或採取必要更正措施，並得處新臺幣十萬元以上五千萬元以下罰鍰；屆期仍不停止、改正其行為或未採取必要更正措施者，得繼續限期令停止、改正其行為或採取必要更正措施，並按次處新臺幣二十萬元以上一億元以下罰鍰，至停止、改正其行為或採取必要更正措施為止。

事業違反第九條、第十五條，經主管機關認定有情節重大者，得處該事業上一會計年度銷售金額百分之十以下罰鍰，不受前項罰鍰金額限制。

前項事業上一會計年度銷售金額之計算、情節重大之認定、罰鍰計算之辦法，由主管機關定之。

（限制競爭行為之裁處權時效）

第 41 條　前二條規定之裁處權，因五年期間之經過而消滅。

（不公平競爭行為之行政責任）

第 42 條　主管機關對於違反第二十一條、第二十三條至第二十五條規定之事業，得限期令停止、改正其行為或採取必要更正措施，並得處新臺幣五萬元以上二千五百萬元以下罰鍰；屆期仍不停止、改正其行為或未採取必要更正措施者，得繼續限期令停止、改正其行為或採取必要更正措施，並按次處新臺幣十萬元以上五千萬元以下罰鍰，至停止、改正其行為或採取必要更正措施為止。

（同業公會或其他團體之成員併罰規定）

第 43 條　第二條第二項之同業公會或其他團體違反本法規定者，主管機關得就其參與違法行為之成員併同罰之。但成員能證明其不知、未參與合意、未實施或在主管機關開始調查前即停止該違法行為者，不予處罰。

（拒絕調查之行政責任）

第 44 條　主管機關依第二十七條規定進行調查時，受調查者違反第二十七條第三項規定，得處新臺幣五萬元以上五十萬元以下罰鍰；受調查者再經通知，無正當理由規避、妨礙或拒絕者，主管機關得繼續通知調查，並按次處新臺幣十萬元以上一百萬元以下罰鍰，至接受調查、到場陳述意見或提出有關帳冊、文件等資料或證物為止。

第七章　附則

（正當行使權利而不適用本法之情形）

第 45 條　依照著作權法、商標法、專利法或其他智慧財產權法規行使權利之正當行為，不適用本法之規定。

（本法為競爭基本法）

第 46 條　事業關於競爭之行為，優先適用本法之規定。但其他法律另有規定且不牴觸本法立法意旨者，不在此限。

（互惠原則）

第 47 條　未經認許之外國法人或團體，就本法規定事項得為告訴、自訴或提起民事訴訟。但以依條約或其本國法令、慣例，中華民國人或團體得在該國享受同等權利者為限；其由團體或機構互訂保護之協議，經主管機關核准者亦同。

（反托拉斯基金）

第 47-1 條　主管機關為強化聯合行為查處，促進市場競爭秩序之健全發展，得設立反托拉斯基金。

前項基金之來源如下：

一、提撥違反本法罰鍰之百分之三十。

二、基金孳息收入。

三、循預算程序之撥款。

四、其他有關收入。

第一項基金之用途如下：

一、檢舉違法聯合行為獎金之支出。

二、推動國際競爭法執法機關之合作、調查及交流事項。

三、補助本法與涉及檢舉獎金訴訟案件相關費用之支出。

四、辦理競爭法相關資料庫之建置及維護。

五、辦理競爭法相關制度之研究發展。

六、辦理競爭法之教育及宣導。

七、其他維護市場交易秩序之必要支出。

前項第一款有關檢舉獎金適用之範圍、檢舉人資格、發給標準、發放程序、獎金之撤銷、廢止與追償、身分保密等事項之辦法，由主管機關定之。

（免除訴願程序）

第 48 條　對主管機關依本法所為之處分或決定不服者，直接適用行政訴訟程序。本法修正施行前，尚未終結之訴願事件，依訴願法規定終結之。

（施行細則）

第 49 條　本法施行細則，由主管機關定之。

（施行日期）

第 50 條　本法除中華民國 104 年 1 月 22 日修正之第十條及第十一條條文自公布三十日後施行外，自公布日施行。

消費者保護法

民國 83 年 1 月 11 日訂定
民國 92 年 1 月 22 日修正
民國 94 年 2 月 5 日修正
民國 104 年 6 月 17 日修正

第一章　總　則

第 1 條　為保護消費者權益，促進國民消費生活安全，提升國民消費生活品質，特制定本法。

有關消費者之保護，依本法之規定，本法未規定者，適用其他法律。

第 2 條　本法所用名詞定義如下：

一、消費者：指以消費為目的而為交易、使用商品或接受服務者。

二、企業經營者：指以設計、生產、製造、輸入、經銷商品或提供服務為營業者。

三、消費關係：指消費者與企業經營者間就商品或服務所發生之法律關係。

四、消費爭議：指消費者與企業經營者間因商品或服務所生之爭議。

五、消費訴訟：指因消費關係而向法院提起之訴訟。

六、消費者保護團體：指以保護消費者為目的而依法設立登記之法人。

七、定型化契約條款：指企業經營者為與多數消費者訂立同類契約之用，所提出預先擬定之契約條款。定型化契約條款不限於書面，其以放映字幕、張貼、牌示、網際網路、或其他方法表示者，亦屬之。

八、個別磋商條款：指契約當事人個別磋商而合意之契約條款。

九、定型化契約：指以企業經營者提出之定型化契約條款作為契約內容之全部或一部而訂立之契約。

十、通訊交易：指企業經營者以廣播、電視、電話、傳真、型錄、報紙、雜誌、網際網路、傳單或其他類似之方法，消費者於未能檢視商品或服務下而與企業經營者所訂立之契約。

十一、訪問交易：指企業經營者未經邀約而與消費者在其住居所、工作場所、公共場所或其他場所所訂立之契約。

十二、分期付款：指買賣契約約定消費者支付頭期款，餘款分期支付，而企業經營者於收受頭期款時，交付標的物與消費者之交易型態。

第 3 條　政府為達成本法目的，應實施下列措施，並應就與下列事項有關之法規及其執行情形，定期檢討、協調、改進之：

一、維護商品或服務之品質與安全衛生。

二、防止商品或服務損害消費者之生命、身體、健康、財產或其他權益。

三、確保商品或服務之標示，符合法令規定。

四、確保商品或服務之廣告，符合法令規定。

五、確保商品或服務之度量衡，符合法令規定。

六、促進商品或服務維持合理價格。

七、促進商品之合理包裝。

八、促進商品或服務之公平交易。

九、扶植、獎助消費者保護團體。

十、協調處理消費爭議。

十一、推行消費者教育。

十二、辦理消費者諮詢服務。

十三、其他依消費生活之發展所必要之消費者保護措施。

政府為達成前項之目的，應制定相關法律。

第 4 條　企業經營者對於其提供之商品或服務，應重視消費者之健康與安全，並向消費者說明商品或服務之使用方法，維護交易之公平，提供消費者充分與正確之資訊，及實施其他必要之消費者保護措施。

第 5 條　政府、企業經營者及消費者均應致力充實消費資訊，提供消費者運用，俾能採取正確合理之消費行為，以維護其安全與權益。

第 6 條　本法所稱主管機關：在中央為目的事業主管機關；在直轄市為直轄市政府；在縣（市）為縣（市）政府。

第二章　消費者權益

第一節　健康與安全保障

第 7 條　從事設計、生產、製造商品或提供服務之企業經營者，於提供商品流通進入市場，或提供服務時，應確保該商品或服務，符合當時科技或專業水準可合理期待之安全性。商品或服務具有危害消費者生命、身體、健康、財產之可能者，應於明顯處為警告標示及緊急處理危險之方法。企業經營者違反前二項規定，致生損害於消費者或第三人時，應負連帶賠償責任。但企業經營者能證明其無過失者，法院得減輕其賠償責任。

第 7-1 條　企業經營者主張其商品於流通進入市場，或其服務於提供時，符合當時科技或專業水準可合理期待之安全性者，就其主張之事實負舉證責任。商品或服務不得僅因其後有較佳之商品或服務，而被視為不符合前條第一項之安全性。

第 8 條　從事經銷之企業經營者，就商品或服務所生之損害，與設計、生產、製造商品或提供服務之企業經營者連帶負賠償責任。但其對於損害之防免已盡相當之注意，或縱加以相當之注意而仍不免發生損害者，不在此限。前項之企業經營者，改裝、分裝商品或變更服務內容者，視為第七條之企業經營者。

第 9 條　輸入商品或服務之企業經營者，視為該商品之設計、生產、製造者或服務之提供者，負本法第七條之製造者責任。

第 10 條　企業經營者於有事實足認其提供之商品或服務有危害消費者安全與健康之虞時，應即回收該批商品或停止其服務。但企業經營者所為必要之處理，足以除去其危害者，不在此限。商品或服務有危害消費者生命、身體、健康或財產之虞，而未於明顯處為警告標示，並附載危險之緊急處理方法者，準用前項規定。

第 10-1 條　本節所定企業經營者對消費者或第三人之損害賠償責任，不得預先約定限制或免除。

第二節　定型化契約

第 11 條　企業經營者在定型化契約中所用之條款，應本平等互惠之原則。定型化契約條款如有疑義時，應為有利於消費者之解釋。

第 11-1 條　企業經營者與消費者訂立定型化契約前，應有三十日以內之合理期間，供消費者審閱全部條款內容。企業經營者以定型化契約條款使消費者拋棄前項權利者，無效。違反第一項規定者，其條款不構成契約之內容。但消費者得主張該條款仍構成契約之內容。中央主管機關得選擇特定行業，參酌定型化契約條款之重要性、涉及事項之多寡及複雜程度等事項，公告定型化契約之審閱期間。

第 12 條　定型化契約中之條款違反誠信原則，對消費者顯失公平者，無效。定型化契約中之條款有下列情形之一者，推定其顯失公平：

一、違反平等互惠原則者。

二、條款與其所排除不予適用之任意規定之立法意旨顯相矛盾者。

三、契約之主要權利或義務，因受條款之限制，致契約之目的難以達成者。

第 13 條　企業經營者應向消費者明示定型化契約條款之內容；明示其內容顯有困難者，應以顯著之方式，公告其內容，並經消費者同意者，該條款即為契約之內容。企業經營者應給與消費者定型化契約書。但依其契約之性質致給與顯有困難者，不在此限。定型化契約書經消費者簽名或蓋章者，企業經營者應給與消費者該定型化契約書正本。

第 14 條　定型化契約條款未經記載於定型化契約中而依正常情形顯非消費者所得預見者，該條款不構成契約之內容。

第 15 條　定型化契約中之定型化契約條款牴觸個別磋商條款之約定者，其牴觸部分無效。

第 16 條　定型化契約中之定型化契約條款，全部或一部無效或不構成契約內容之一部者，除去該部分，契約亦可成立者，該契約之其他部分，仍為有效。但對當事人之一方顯失公平者，該契約全部無效。

第 17 條　中央主管機關為預防消費糾紛，保護消費者權益，促進定型化契約之公平化，得選擇特定行業，擬訂其定型化契約應記載或不得記載事項，報請行政院核定後公告之。前項應記載事項，依契約之性質及目的，其內容得包括：

一、契約之重要權利義務事項。
二、違反契約之法律效果。
三、預付型交易之履約擔保。
四、契約之解除權、終止權及其法律效果。
五、其他與契約履行有關之事項。
第一項不得記載事項，依契約之性質及目的，其內容得包括：
一、企業經營者保留契約內容或期限之變更權或解釋權。
二、限制或免除企業經營者之義務或責任。
三、限制或剝奪消費者行使權利，加重消費者之義務或責任。
四、其他對消費者顯失公平事項。

違反第一項公告之定型化契約，其定型化契約條款無效。該定型化契約之效力，依前條規定定之。
中央主管機關公告應記載之事項，雖未記載於定型化契約，仍構成契約之內容。
企業經營者使用定型化契約者，主管機關得隨時派員查核。

第 17-1 條　企業經營者與消費者訂立定型化契約，主張符合本節規定之事實者，就其事實負舉證責任。

第三節　特種交易

第 18 條　企業經營者以通訊交易或訪問交易方式訂立契約時，應將下列資訊以清楚易懂之文句記載於書面，提供消費者：
一、企業經營者之名稱、代表人、事務所或營業所及電話或電子郵件等消費者得迅速有效聯絡之通訊資料。
二、商品或服務之內容、對價、付款期日及方式、交付期日及方式。
三、消費者依第十九條規定解除契約之行使期限及方式。
四、商品或服務依第十九條第二項規定排除第十九條第一項解除權之適用。

五、消費申訴之受理方式。
六、其他中央主管機關公告之事項。

經由網際網路所為之通訊交易，前項應提供之資訊應以可供消費者完整查閱、儲存之電子方式為之。

第 19 條　通訊交易或訪問交易之消費者，得於收受商品或接受服務後七日內，以退回商品或書面通知方式解除契約，無須說明理由及負擔任何費用或對價。但通訊交易有合理例外情事者，不在此限。前項但書合理例外情事，由行政院定之。企業經營者於消費者收受商品或接受服務時，未依前條第一項第三款規定提供消費者解除契約相關資訊者，第一項七日期間自提供之次日起算。但自第一項七日期間起算，已逾四個月者，解除權消滅。消費者於第一項及第三項所定期間內，已交運商品或發出書面者，契約視為解除。通訊交易或訪問交易違反本條規定所為之約定，其約定無效。

第 19-1 條　（刪除）

第 19-2 條　消費者依第十九條第一項或第三項規定，以書面通知解除契約者，除當事人另有個別磋商外，企業經營者應於收到通知之次日起十五日內，至原交付處所或約定處所取回商品。企業經營者應於取回商品、收到消費者退回商品或解除服務契約通知之次日起十五日內，返還消費者已支付之對價。契約經解除後，企業經營者與消費者間關於回復原狀之約定，對於消費者較民法第二百五十九條之規定不利者，無效。

第 20 條　未經消費者要約而對之郵寄或投遞之商品，消費者不負保管義務。前項物品之寄送人，經消費者定相當期限通知取回而逾期未取回或無法通知者，視為拋棄其寄投之商品。雖未經通知，但在寄送後逾一個月未經消費者表示承諾，而仍不取回其商品者，亦同。消費者得請求償還因寄送物所受之損害，及處理寄送物所支出之必要費用。

第 21 條　企業經營者與消費者分期付款買賣契約應以書面為之。

前項契約書應載明下列事項：

一、頭期款。

二、各期價款與其他附加費用合計之總價款與現金交易價格之差額。

三、利率。

企業經營者未依前項規定記載利率者，其利率按現金交易價格週年利率百分之五計算之。企業經營者違反第二項第一款、第二款之規定者，消費者不負現金交易價格以外價款之給付義務。

第四節　消費資訊之規範

第 22 條　企業經營者應確保廣告內容之真實，其對消費者所負之義務不得低於廣告之內容。

企業經營者之商品或服務廣告內容，於契約成立後，應確實履行。

第 22-1 條　企業經營者對消費者從事與信用有關之交易時，應於廣告上明示應付所有總費用之年百分率。

前項所稱總費用之範圍及年百分率計算方式，由各目的事業主管機關定之。

第 23 條　刊登或報導廣告之媒體經營者明知或可得而知廣告內容與事實不符者，就消費者因信賴該廣告所受之損害與企業經營者負連帶責任。前項損害賠償責任，不得預先約定限制或拋棄。

第 24 條　企業經營者應依商品標示法等法令為商品或服務之標示。輸入之商品或服務，應附中文標示及說明書，其內容不得較原產地之標示及說明書簡略。輸入之商品或服務在原產地附有警告標示者，準用前項之規定。

第 25 條　企業經營者對消費者保證商品或服務之品質時，應主動出具書面保證書。

前項保證書應載明下列事項：

一、商品或服務之名稱、種類、數量，其有製造號碼或批號者，其製造號碼或批號。

二、保證之內容。

三、保證期間及其起算方法。

四、製造商之名稱、地址。

五、由經銷商售出者，經銷商之名稱、地址。

六、交易日期。

第 26 條　企業經營者對於所提供之商品應按其性質及交易習慣，為防震、防潮、防塵或其他保存商品所必要之包裝，以確保商品之品質與消費者之安全。但不得誇張其內容或為過大之包裝。

第三章　消費者保護團體

第 27 條　消費者保護團體以社團法人或財團法人為限。

消費者保護團體應以保護消費者權益、推行消費者教育為宗旨。

第 28 條　消費者保護團體之任務如下：

一、商品或服務價格之調查、比較、研究、發表。

二、商品或服務品質之調查、檢驗、研究、發表。

三、商品標示及其內容之調查、比較、研究、發表。

四、消費資訊之諮詢、介紹與報導。

五、消費者保護刊物之編印發行。

六、消費者意見之調查、分析、歸納。

七、接受消費者申訴，調解消費爭議。

八、處理消費爭議，提起消費訴訟。

九、建議政府採取適當之消費者保護立法或行政措施。

十、建議企業經營者採取適當之消費者保護措施。

十一、其他有關消費者權益之保護事項。

第 29 條　消費者保護團體為從事商品或服務檢驗，應設置與檢驗項目有關之檢驗設備或委託設有與檢驗項目有關之檢驗設備之機關、團體檢驗之。執行檢驗人員應製作檢驗紀錄，記載取樣、儲存樣本之方式與環境、使用之檢驗設備、檢驗方法、經過及結果，提出於該消費者保護團體。消費者保護團體發表前項檢驗結果後，應公布其取樣、儲存樣本之方式與環境、使用之檢驗設備、檢驗方法及經過，並通知相關企業經營者。消費者保護團體發表第二項檢驗結果有錯誤時，應主動對外更正，並使相關企業經營者有澄清之機會。

第 30 條　政府對於消費者保護之立法或行政措施，應徵詢消費者保護團體、相關行業、學者專家之意見。

第 31 條　消費者保護團體為商品或服務之調查、檢驗時，得請求政府予以必要之協助。

第 32 條　消費者保護團體辦理消費者保護工作成績優良者，主管機關得予以財務上之獎助。

第四章　行政監督

第 33 條　直轄市或縣（市）政府認為企業經營者提供之商品或服務有損害消費者生命、身體、健康或財產之虞者，應即進行調查。於調查完成後，得公開其經過及結果。

前項人員為調查時，應出示有關證件，其調查得依下列方式進行：

一、向企業經營者或關係人查詢。

二、通知企業經營者或關係人到場陳述意見。

三、通知企業經營者提出資料證明該商品或服務對於消費者生命、身體、健康或財產無損害之虞。

四、派員前往企業經營者之事務所、營業所或其他有關場所進行調查。

五、必要時，得就地抽樣商品，加以檢驗。

第 34 條　直轄市或縣（市）政府於調查時，對於可為證據之物，得聲請檢察官扣押之。

前項扣押，準用刑事訴訟法關於扣押之規定。

第 35 條　直轄市或縣（市）主管機關辦理檢驗，得委託設有與檢驗項目有關之檢驗設備之消費者保護團體、職業團體或其他有關公私機構或團體辦理之。

第 36 條　直轄市或縣（市）政府對於企業經營者提供之商品或服務，經第三十三條之調查，認為確有損害消費者生命、身體、健康或財產，或確有損害之虞者，應命其限期改善、回收或銷燬，必要時並得命企業經營者立即停止該商品之設計、生產、製造、加工、輸入、經銷或服務之提供，或採取其他必要措施。

第 37 條　直轄市或縣（市）政府於企業經營者提供之商品或服務，對消費者已發生重大損害或有發生重大損害之虞，而情況危急時，除為前條之處置外，應即在大眾傳播媒體公告企業經營者之名稱、地址、商品、服務、或為其他必要之處置。

第 38 條　中央主管機關認為必要時，亦得為前五條規定之措施。

第 39 條　行政院、直轄市、縣（市）政府應置消費者保護官若干名。
消費者保護官任用及職掌之辦法，由行政院定之。

第 40 條　行政院為監督與協調消費者保護事務，應定期邀集有關部會首長、全國性消費者保護團體代表、全國性企業經營者代表及學者、專家，提供本法相關事項之諮詢。

第 41 條　行政院為推動消費者保護事務，辦理下列事項：
一、消費者保護基本政策及措施之研擬及審議。
二、消費者保護計畫之研擬、修訂及執行成果檢討。
三、消費者保護方案之審議及其執行之推動、連繫與考核。
四、國內外消費者保護趨勢及其與經濟社會建設有關問題之研究。
五、消費者保護之教育宣導、消費資訊之蒐集及提供。
六、各部會局署關於消費者保護政策、措施及主管機關之協調事項。
七、監督消費者保護主管機關及指揮消費者保護官行使職權。
消費者保護之執行結果及有關資料，由行政院定期公告。

第 42 條　直轄市、縣（市）政府應設消費者服務中心，辦理消費者之諮詢服務、教育宣導、申訴等事項。直轄市、縣（市）政府消費者服務中心得於轄區內設分中心。

第五章　消費爭議之處理

第一節 申訴與調解

第 43 條　消費者與企業經營者因商品或服務發生消費爭議時，消費者得向企業經營者、消費者保護團體或消費者服務中心或其分中心申訴。企業經營者對於消費者之申訴，應於申訴之日起十五日內妥適處理之。消費者依第一項申訴，未獲妥適處理時，得向直轄市、縣（市）政府消費者保護官申訴。

第 44 條　消費者依前條申訴未能獲得妥適處理時，得向直轄市或縣 (市) 消費爭議調解委員會申請調解。

第 44-1 條　前條消費爭議調解事件之受理、程序進行及其他相關事項之辦法，由行政院定之。

第 45 條　直轄市、縣（市）政府應設消費爭議調解委員會，置委員七名至二十一名。前項委員以直轄市、縣（市）政府代表、消費者保護官、消費者保護團體代表、企業經營者所屬或相關職業團體代表、學者及專家充任之，以消費者保護官為主席，其組織另定之。

第 45-1 條　調解程序，於直轄市、縣 (市) 政府或其他適當之處所行之，其程序得不公開。調解委員、列席協同調解人及其他經辦調解事務之人，對於調解事件之內容，除已公開之事項外，應保守祕密。

第 45-2 條　關於消費爭議之調解，當事人不能合意但已甚接近者，調解委員得斟酌一切情形，求兩造利益之平衡，於不違反兩造當事人之主要意思範圍內，依職權提出解決事件之方案，並送達於當事人。前項方案，應經參與調解委員過半數之同意，並記載第四十五條之三所定異議期間及未於法定期間提出異議之法律效果。

第 45-3 條　當事人對於前條所定之方案，得於送達後十日之不變期間內，提出異議。於前項期間內提出異議者，視為調解不成立；其未於前項期間內提出異議者，視為已依該方案成立調解。第一項之異議，消費爭議調解委員會應通知他方當事人。

第 45-4 條　關於小額消費爭議，當事人之一方無正當理由，不於調解期日到場者，調解委員得審酌情形，依到場當事人一造之請求或依職權提出解決方案，並送達於當事人。前項之方案，應經全體調解委員過半數之同意，並記載第四十五條之五所定異議期間及未於法定期間提出異議之法律效果。第一項之送達，不適用公示送達之規定。第一項小額消費爭議之額度，由行政院定之。

第 45-5 條　當事人對前條之方案，得於送達後十日之不變期間內，提出異議；未於異議期間內提出異議者，視為已依該方案成立調解。當事人於異議期間提出異議，經調解委員另定調解期日，無正當理由不到場者，視為依該方案成立調解。

第 46 條　調解成立者應作成調解書。
前項調解書之作成及效力，準用鄉鎮市調解條例第二十五條至第二十九條之規定。

第二節　消費訴訟

第 47 條　消費訴訟，得由消費關係發生地之法院管轄。

第 48 條　高等法院以下各級法院及其分院得設立消費專庭或指定專人審理消費訴訟事件。
法院為企業經營者敗訴之判決時，得依職權宣告為減免擔保之假執行。

第 49 條　消費者保護團體許可設立二年以上，置有消費者保護專門人員，且申請行政院評定優良者，得以自己之名義，提起第五十條消費者損害賠償訴訟或第五十三條不作為訴訟。消費者保護團體依前項規定提起訴訟者，應委任律師代理訴訟。受委任之律師，就該訴訟，得請求預付或償還必要費用。消費者保護團體關於其提起之第一項訴訟，有不法行為者，許可設立之主管機關應廢止其許可。優良消費者保護團體之評定辦法，由行政院定之。

第 50 條　消費者保護團體對於同一之原因事件，致使眾多消費者受害時，得受讓二十人以上消費者損害賠償請求權後，以自己名義，提起訴訟。消費者得於言詞辯論終結前，終止讓與損害賠償請求權，並通知法院。前項訴訟，因部分消費者終止讓與損害賠償請求權，致人數不足二十人者，不影響其實施訴訟之權能。第一項讓與之損害賠償請求權，包括民法第一百九十四條、第一百九十五條第一項非財產上之損害。前項關於消費者損害賠償請求權之時效利益，應依讓與之消費者單獨個別計算。消費者保護團體受讓第三項所定請求權後，應將訴訟結果所得之賠償，扣除訴訟及依前條第二項規定支付予律師之必要費用後，交付該讓與請求權之消費者。消費者保護團體就第一項訴訟，不得向消費者請求報酬。

第 51 條　依本法所提之訴訟，因企業經營者之故意所致之損害，消費者得請求損害額五倍以下之懲罰性賠償金；但因重大過失所致之損害，得請求三倍以下之懲罰性賠償金，因過失所致之損害，得請求損害額一倍以下之懲罰性賠償金。

第 52 條　消費者保護團體以自己之名義提起第五十條訴訟，其標的價額超過新臺幣六十萬元者，超過部分免繳裁判費。

第 53 條　消費者保護官或消費者保護團體，就企業經營者重大違反本法有關保護消費者規定之行為，得向法院訴請停止或禁止之。前項訴訟免繳裁判費。

第 54 條　因同一消費關係而被害之多數人，依民事訴訟法第四十一條之規定，選定一人或數人起訴請求損害賠償者，法院得徵求原被選定人之同意後公告曉示，其他之被害人得於一定之期間內以書狀表明被害之事實、證據及應受判決事項之聲明、併案請求賠償。其請求之人，視為已依民事訴訟法第四十一條為選定。
前項併案請求之書狀，應以繕本送達於兩造。第一項之期間，至少應有十日，公告應黏貼於法院牌示處，並登載新聞紙，其費用由國庫墊付。

第 55 條　民事訴訟法第四十八條、第四十九條之規定，於依前條為訴訟行為者，準用之。

第六章　罰則

第 56 條　違反第二十四條、第二十五條或第二十六條規定之一者，經主管機關通知改正而逾期不改正者，處新臺幣二萬元以上二十萬元以下罰鍰。

第 56-1 條　企業經營者使用定型化契約，違反中央主管機關依第十七條第一項公告之應記載或不得記載事項者，除法律另有處罰規定外，經主管機關令其限期改正而屆期不改正者，處新臺幣三萬元以上三十萬元以下罰鍰；經再次令其限期改正而屆期不改正者，處新臺幣五萬元以上五十萬元以下罰鍰，並得按次處罰。

第 57 條　企業經營者規避、妨礙或拒絕主管機關依第十七條第六項、第三十三條或第三十八條規定所為之調查者，處新臺幣三萬元以上三十萬元以下罰鍰，並得按次處罰。

第 58 條　企業經營者違反主管機關依第三十六條或第三十八條規定所為之命令者，處新臺幣六萬元以上一百五十萬元以下罰鍰，並得按次處罰。

第 59 條　企業經營者有第三十七條規定之情形者，主管機關除依該條及第三十六條之規定處置外，並得對其處新臺幣十五萬元以上一百五十萬元以下罰鍰。

第 60 條　企業經營者違反本法規定，生產商品或提供服務具有危害消費者生命、身體、健康之虞者，影響社會大眾經中央主管機關認定為情節重大，中央主管機關或行政院得立即命令其停止營業，並盡速協請消費者保護團體以其名義，提起消費者損害賠償訴訟。

第 61 條　依本法應予處罰者，其他法律有較重處罰之規定時，從其規定；涉及刑事責任者，並應即移送偵查。

第 62 條　本法所定之罰鍰，由主管機關處罰，經限期繳納後，屆期仍未繳納者，依法移送行政執行。

第七章　附則

第 63 條　本法施行細則，由行政院定之。

第 64 條　本法自公布日施行。但中華民國 104 年 6 月 2 日修正公布之第二條第十款與第十一款及第十八條至第十九條之二之施行日期，由行政院定之。

瘦身美容業管理規範

88 年 3 月 22 日衛署食字第 88017511 號公告

一、行政院衛生署為監督瘦身美容業者確實保護消費者權益，特訂定本規範。

二、本規範所稱瘦身美容係指藉手藝、機器、用具、用材、化妝品、食品等方式，為保持、改善身體、感官之健美，所實施之綜合指導、措施之非醫療行為。

三、瘦身美容業者（以下簡稱業者）須辦理公司登記、營利事業登記，並載明相關營業項目。項目中未記載之事項，業者不得違法營業。

四、業者營業場所之建築設施、空調設備及消防設施應符合建築法、消防法及其他相關法規規定。

五、業者使用或販售之化妝品應有完整之中文標示；標籤及仿單不得虛偽誇大或宣稱療效。

六、業者使用或販售之食品應有完整之中文標示；標示及說明書不得虛偽、誇張或易使人誤有醫藥之效果。

七、業者使用之器材涉及醫療器材者，應依規定辦妥查驗登記。

八、業者利用飲食控制、飲食設計或營養諮詢等方式指導消費者時，必須聘用合格之營養師，營養師必須親自執行業務，其證照應置於明顯處所。

九、業者所聘美容師應有美容師技術士證照。其證照應置於明顯處所。

十、業者提供消費者各項資訊及其行銷手法，應遵循行政院公平交易委員會對瘦身美容業資訊透明化及不當行銷行為處理原則之規範。

十一、業者提供顧客使用之機器、用具、用材、用品等，均應保持整潔，每次使用後應洗淨並做必要之消毒。

十二、業者刊登食品、化妝品、器材及瘦身美容廣告，不得誇大、虛偽不實、引人錯誤或宣稱療效，並應符合相關法規之規定。

十三、業者不得強迫或鼓勵消費者採預刷信用卡方式付費。

十四、業者販售、使用之化妝品、食品及提供之服務，應符合消費者保護法之規定。

十五、業者應訂定自主管理方案切實執行之。

十六、違反本規範規定者，依有關法律處罰之。

瘦身美容業廣告之規範

一、不得使用之文詞

1. 有關似是而非易與醫療行為混淆，引人錯誤的廣告用詞，涉及疾病名稱或症狀，靜脈曲張、水腫、蜂巢（窩）組織炎等為涉及療效的廣告；排毒、拔脂、消脂、溶脂、促進脂肪分解、提高脂肪代謝、軟化脂肪、促使脂肪細胞分解、促進淋巴引流、促進循環等為誇大、易引人錯誤之文詞。
2. 廣告中所刊登之儀器名稱亦不得使用如解脂儀、排毒儀、溶脂器等誇大虛偽易使人錯誤之文詞。
3. 廣告內容無科學依據之論點，顯然虛偽不實、易引人錯誤，如不開刀不吃藥可以豐胸。

二、純屬個案性質之真人實證廣告，易引起誤解，應於廣告時註明「此為個案並非每個人皆可達到」等類似詞句。平面廣告應以適當大小字體刊登於明顯處，電視廣告應刊登適當大小字幕於廣告內明顯處，使消費者易於閱讀完該註明之字幕；廣播廣告亦須播出類似詞句。

三、廣告內容述及效果時需考慮說明事項：

1. 達成該效果所使用之課程之產品。
2. 一般消費者達成該效果所需要的時間。
3. 實施該項課程其成功或失敗之機率。
4. 達到該效果之平均花費金額。
5. 達成該效果之科學理論根據。

前述說明應視廣告內容配合刊播於顯著處，未能表達清楚完整者，則認定為誇大不實廣告。

四、有關免費試做、折扣等廣告依其內容所衍生之問題分別依廣播電視法、公平交易法及消費者保護法等相關法規管理之。

Chapter 05 瘦身美容定型化契約

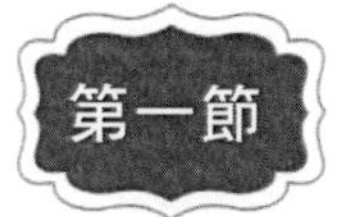

第一節 瘦身美容定型化契約範本

中華民國九十年八月十四日衛署食字第0九000四五六六八號函公告修訂
（自九十一年二月十四日起實施）

一、簽約注意事項

1. 消費七日以上之契約審閱期間。
2. 未滿二十歲且未婚之消費者須經法定代理人之同意，始得有效締結本契約。
3. 不同意本契約款者，消費者有權增刪。
4. 業者之廣告及當事人之口頭約定，均為本契約之一部分。
5. 消費者有權決定是否加入為業者之會員。
6. 業者有義務告知本契約一切有關之權利義務事項。
7. 業者對消費者之接受服務，應負保密義務。
8. 提供本契約服務之業者，應具備一定之專業資格。
9. 倘有爭議發生，消費者可依消費者保護法之規定尋求救濟。

（電話：　）或消費者保護團體（電話：　）查詢求助。

二、瘦身美容定型化契約範本

簽訂契約前，應有七日以上之審閱期間。

詳讀內附之約款事項，不同意之約款可以增刪。

基於內附之約款，締結以下之契約。

<table>
<tr><th colspan="4">瘦身美容定型化契約範本</th></tr>
<tr><td rowspan="5">立契約書人</td><td>姓名</td><td>出生年月日
民國　　年　　月　　日
（　　　歲）</td><td>會員編號</td></tr>
<tr><td colspan="3">住址：</td></tr>
<tr><td colspan="3">職業：</td></tr>
<tr><td rowspan="2">法定代理人</td><td colspan="2">住址：</td></tr>
<tr><td colspan="2">父親姓名：　　　　母親姓名：
其他監護人：</td></tr>
<tr><td colspan="4">連絡處：</td></tr>
<tr><td colspan="4">入會費：新台幣　　萬　　仟　　佰　　拾　　元整（非會員免填）</td></tr>
</table>

<table>
<tr><td rowspan="4">實施內容</td><td>契約內容明細</td><td>單價</td><td>回數</td><td>有效期限</td><td>費用</td></tr>
<tr><td></td><td></td><td></td><td></td><td></td></tr>
<tr><td></td><td></td><td></td><td></td><td></td></tr>
<tr><td></td><td></td><td></td><td></td><td></td></tr>
<tr><td rowspan="4">附屬商品</td><td>契約內容明細</td><td>單價</td><td>回數</td><td>有效期限</td><td>費用</td></tr>
<tr><td></td><td></td><td></td><td></td><td></td></tr>
<tr><td></td><td></td><td></td><td></td><td></td></tr>
<tr><td></td><td></td><td></td><td></td><td></td></tr>
<tr><td colspan="6">合計金額：</td></tr>
<tr><td rowspan="6">費用支付方法</td><td rowspan="3">用支付方法
本日收取金額</td><td colspan="4">入會費：現金／信用卡（非會員免填）</td></tr>
<tr><td colspan="4">服務報酬：現金／信用卡</td></tr>
<tr><td colspan="4">商品：現金／信用卡</td></tr>
<tr><td colspan="5">（1）現金支付：民國　年　月　日
（新臺幣　元）</td></tr>
<tr><td colspan="5">（2）信用卡、簽帳卡支付：民國　年　月　日
申請
金融機構卡號
支付次數　金額　（內容手續費）</td></tr>
<tr><td colspan="5">（3）其他方式支付：</td></tr>
<tr><td colspan="2">預定實施日</td><td colspan="4">民國　年　月　日</td></tr>
<tr><td colspan="2">書面契約交付日</td><td colspan="4">民國　年　月　日</td></tr>
</table>

<table>
<tr><td>瘦身美容中心名稱：</td><td>消費者姓名：</td></tr>
<tr><td>地址：</td><td>地址：</td></tr>
<tr><td>電話：</td><td>電話：</td></tr>
<tr><td>負責人：</td><td rowspan="2">*未滿二十歲且未婚者須得法定代理人之同意
*消費者有權刪約款。</td></tr>
<tr><td>締約職員：</td></tr>
</table>

立契約書人（瘦身美容消費者姓名）：（以上簡稱甲方）

（瘦身美容者名稱）：（以下簡稱乙方）

甲乙雙方同意就瘦身美容契約事項依下列約定辦理：

第 1 條　（瘦身美容之定義）

本契約所謂瘦身美容，係指藉手藝、機器、用具、用材、化妝品、食品等方式，為保持、改善身體、感觀之健美，所實施之綜合指導、措施之非醫療行為。

瘦身美容之項目包括：（一）體型、重量之控制、調整；（二）肌膚保養；（三）身體油壓；（四）臉部美容、化妝；（五）脫毛；（六）美容諮詢及其相關商品之販賣；（七）＿＿＿＿＿＿＿＿；（八）＿＿＿＿＿＿＿＿……等。

第 2 條　（權利義務之依據）

甲乙雙方關於本瘦身美容之權利義務，依本契約修款之約定定之；本契約未約定者，依有關法令及誠信原則定之。

本契約之附件、乙方之廣告及本契約當事人間之口頭約定，均為本契約內容之一部分。

甲方雙方之其他特別協議事項，其效力優於本契約條款。

第 3 條　（未成年人之訂約）

甲方應具備完全之行為能力。

甲方為限制行為能力人者，須得其法定代理人之允許或承認，本契約始為有效。

甲方為無行為能力人者，應由其法定代理人代為及代受意思表示。

第 4 條　（會員權利義務之說明）

甲方如有需要，得申請成為乙方之會員，其權利義務依會員規約之規定，雙方其權利義務並得以書面約定之。會員就相同瘦身美容項目所得享受之權利，不得低於非會員，所負擔之義務，不得高於非會員。

前項會員規約為本契約之一部分，並應於締約前交付甲方審閱。

乙方應就會員種類及會員資格之權利義務，於訂約時向甲方為明確之說明。

如發行會員卡者，會員卡不慎遺失，毀損或被竊時，乙方於甲方填具切結書後，應無償製作補發新卡。

第 5 條　（課程及附屬商品之說明）

乙方應將甲方得接受瘦身美容實施之條件以及甲方所選擇之瘦身美容項目、對價、計價方式、次數、期間、課程數、效果分析、副作用及危險性等，及為實施瘦身美容所必須購買相關產品之內容、性質、效用、數量及其價格，於訂約時向甲方為充分明確之說明，並提供相關之書面。

乙方應將為甲方所提供之服務內容及使用之商品留作記錄，並予甲方簽名確認之，且於記錄後至少保留二年，以供查對。甲方得隨時請求乙方提供前述紀錄之影本。

第 6 條　（業者之詢問及處置義務）

乙方於實施瘦身美容項目前，應詢問、確認甲方有無因患疾現正治療中、是否屬過敏性體質、現有無服用何種藥物、肌膚有無敏感性及其他不利於接受瘦身美容之事項。甲方對於乙方之詢問應誠實告知。

前項詢問，應以書面為之，並經甲方簽名確認後至少保留二年，以供查對。甲方得隨時請求乙方提供前述紀錄之影本。

於甲方接受瘦身美容期間，任一方發現甲方身體狀況有異樣或實施之部位有異常現象時，應即告知他方。乙方除應即中止實施外，乙方並有義務採取甲方接受醫師診療等適當之處理措施。但甲方發生異常或異樣情形之原因，如非乙方之實施行為所致者，甲方應負擔乙方所採取處理措施之相關費用。

關於診治醫師之選定，應尊重甲方之意見。於甲方受診療期間中，就該瘦身美容契約之期間應予延長。

第 7 條　（診約審閱期間）

乙方與甲方訂立契約前，應給與甲方至少七日之期間以審閱契約內容。

第 8 條　（收費標準：費用增減之限制）

本契約之瘦身美容課程之費用共計新台幣＿＿＿＿＿＿元；
因參加課程所需之用品之費用共計新台幣＿＿＿＿＿＿元。

第 9 條　（付款方式）

甲方得全額預付或依課程進度分期給付對價。如全額預付之折扣率應載明，並不得高於週年利率百分之二十。分期給付者，毋須計付利息，且應載明頭期款及各期價款與其他附加費用合計之總價款與預付全額之差額。

前項價款得以現金、票據、信用卡或其他方式給付之。以信用卡分期給付對價者，應每期一次刷付，同一日不得分刷或預刷未到期價款。全額給付者，不得分刷。若甲方用信用卡付款者，手續費應由乙方負擔。

第 10 條　（卡券之使用）

乙方如以卡、券或其他類似方式作為提供服務之憑證者，應將卡、券之使用方式、服務內容、使用時段、使用地點、使用次數及有效期間等項目，載明於卡、券之上，並向甲方為明確說明。

前項所謂有效期間係指瘦身美容服務預定開始日起 年（月）之期間內。但嗣後甲乙雙方另有約定期限者，不在此限。

契約終止或解除時，乙方應退還價金並回收卡、券。關於退費及賠償之標準，該卡、券除依訂約時之原價計算外，並應依本契約第十一條至第十四條、第十八條及第十九條等之規定辦理。

第 11 條　（實施前，消費者在任意解除契約之退費標準）

甲方於瘦身美容課程實施前因甲方任意解除本契約者，乙方應於解約日後_______日內（不得逾十五日）將已收取之費用扣除解約手續費後退還於甲方。

前項之解約手續費，係指本契約價金總金額之百分之_______________（但其最高金額不得逾本契約價金總額之百分之五）。若未約定解約手續費之金額時，乙方不得扣除解約手續費。

第 12 條　（實施後消費者任意終止契約之退費標準）

甲方於瘦身美容課程實施後因甲方任意終止本契約者，乙方應於終止後_______日內（不得逾三十日）將已收取之費用扣除已接受服務之費用，並扣除已提領並拆封之附屬商品金額，及再扣除終止契約手續費後退還於甲方。

前項之終止契約手續費，係指價金總額扣除已接受服務費用，及已提領並拆封之附屬商品的剩餘金額之百分之_____________（但其最高金額不得逾上述剩餘金額之百分之十）。若未約定終止契約手續費之金額時，乙方不得扣除終止契約手續費。

第一項之已提領並拆封之附屬商品，係指已拆封使用之最小消費包裝商品，其以整組或量販方式行銷而未拆封使用之最小消費包裝商品仍屬未拆封。

已接受服務及已提領並拆封附屬商品之價格，以契約所定單價為準，未約定單價者，以平均價格或市價為準。

第 13 條　（實施前，業者任意解除契約之賠償標準）

乙方於瘦身美容課程實施前解除本契約者，應於解約後________日內（不得逾十五日）退還甲方已繳費用，並賠償甲方之損失。

前項甲方之損失，係指本契約金總額之百分之____________（其百分比應與第十一條規定之百分比一致）。但甲方能證明其所受損害超上述金額者，不在此限。

未依前項約定賠償甲方損失之金額時，以第十一條所定之解約手續費為賠償金額。

第 14 條　（消費者法定解除或終止契約事由）

甲方於瘦身美容課程實施前或實施中，因死亡、疾病、副作用、遷移他處致未能接受服務或其他不可歸責於自己之事由致不能或難以參加或繼續本契約之課程者，甲方或其繼承人得解除或終止本契約，並請求乙方將已支付之價金總額扣除已接受服務之費用，及已提領並拆封之附屬商品價額後退還，但不得扣除手續費。

甲方因可歸責於乙方之事由，而解除、終止契約者，除得請求退還已繳交費用外，並得請求損害賠償。

第 15 條　（業者得解除或終止契約事由）

有下列事由之一者，乙方得於瘦身美容課程實施前解除或實施後終止本契約之全部或一部：

一、因天災、戰亂、罷工、政府法令等不可抗力或不可歸責於乙方之事由，致不能履行債務者。

二、甲方因疾病或健康情形不佳，致難以完成本契約之課程者，但其情形為乙方訂約時已知或可得而知者，不在此限。

乙方依前項第二款因甲方之疾病或健康情形不佳而終止契約者，應自知悉或可得而知之日起一個月內為之，逾期不得終止。

前項情形，乙方應依本契約第十一條或第十二條規定退還費用於甲方。但前項第一款情形，乙方不得扣除手續費。

第 16 條　（終止契約後業者之附隨保護義務）

甲方於實施瘦身美容課程後，本契約終止者，乙方就有關甲方之生命、身體或健康等事項，於相當期間仍有義務為必要之告知、協助及交付。

第 17 條　（解除契約或終止契約之方式）

甲乙雙方得以書面或口頭方式向他方為解除契約或終止契約之意思表示。

以書面解除契約或終止契約時，其範本參照三、附件。

第 18 條　（擔保約款）

乙方向甲方為效果擔保者，其擔保事項為_______、_______，而甲方應配合事項為_______、_______（上述空白內容皆應具體載明）。

乙方向甲方為前項之擔保而未達其約定效果者，乙方應退還甲方已付之費用。但因甲方未遵守配合事項，致無法達成約定效果者，不在此限。

若未約定賠償甲方損失之金額時，以甲方所給付之全部費用，作為退還之金額。

第 19 條　（消費者之變更）

甲方經乙方之同意後，得將其依本契約所應承受負擔之權利義務移轉予第三人。

前項之第三人，自乙方同意時起，承受負擔甲方依本契約之一切權利義務。

第 20 條　（業者之變更）

乙方經甲方之同意後，得將依本契約所生之權利義務讓與其他瘦身美容業者。

前項情形，甲方於不同意時得解除或終止契約，乙方於退費時不得扣除手續費。甲方如另有損害，並得請求賠償。

第 21 條　（契約代為履行）

乙方未經甲方之同意，將本契約之全部或部分委由其他瘦身美容業者或乙方之分支機構代為履行，或變更服務地點或約定之美容師時，甲方得解除或終止契約。

就本契約之履行，該受託瘦身美容業者視為乙方之代理人或使用人。

第一項情形，甲方於不同意時得解除或終止契約，乙方於退費時不得扣除手續費。甲方如另有損害，並得請求賠償。

第 22 條　（業者之保密義務）

乙方因甲方參加本契約之瘦身美容課程，而知悉或持有甲方所參加之課程事項、課程記錄及其他相關之個人資料，應予保密，並不得為不當使用。

乙方違反前項規定致甲方受有損害者，應負賠償責任。

第 23 條　（從業人員之資格）

依本契約提供服務之美容師、營養師或其他從業人員，須具備合法之專業資格。

第 24 條　（服務處所之選擇）

甲方得於乙方之分支機構接受瘦身美容之服務。

第 25 條　（訂約後雙方合意變更契約）

甲乙雙方於契約訂定後，得依合意變更契約內容。

第 26 條　（爭議之處理）

甲乙雙方就本契約發生消費爭議時，甲方得依消費者保護法之規定，為申訴、申請調解或提起消費訴訟。

第 27 條　（法院管轄）

因本契約所生之訴訟，甲乙雙方同意以_____地方法院為本案之第一審管轄法院，但甲方得主張由消費關係發生地方法院管轄。

第 28 條　（契約書之分執保管）

本契約一式二份，應由甲乙雙方分執保管，乙方不得藉故收回。

第 29 條　一、______________________________。

二、______________________________。

三、______________________________。

立契約書人：

立契約書人：

甲方：（消費者姓名）

住址：

身份證統一編號：

電話或電傳：

乙方：（事業名稱）

負責人：

住址：

電話或電傳：

簽約地點：

中 華 民 國　　　　年　　　　月　　　　日

三、附件：瘦身美容契約解除契約\終止契約書範本

本人____________於民國_______年_______月________日與貴公司（商號）______________________（瘦身美容中心）所締結之契約，茲依瘦身美容定型化契約之規定解除\終止之就貴公司應為退本人之金額新臺幣____________元，請於一個月內支付現金、票據或匯入下列之銀行帳號。

_______________ 銀行 ___________________ 分行

存款帳號 ____

戶名 ____

又本人所購買寄存於貴公司之未退還商品，請許可領回。

原立契約書人（解除契約\終止契約人）

____

住址

____

此致 ____ 公司（商）

負責人 ____ 台端

中 華 民 國　　　　年　　　　　　　月　　　　　　　日

第二節 瘦身美容定型化契約應記載及不得記載事項

中華民國九十年八月十四日

衛署食字第0九000四五六六八號函公告

（自九十一年二月十四日起實施）

一、應記載事項

第1條　當事人

甲方（瘦身美容消費者）之姓名、電話、住居所、出生年月日、未成年者之法定代理人及其住居所。

乙方（瘦身美容業者）之名稱、電話、營業所、營業登記證字號、代表人、締約職員、簽約地點。

第2條　瘦身美容之定義

瘦身美容，係指藉手藝、機器、用具、用材、化妝品、食品等方式，為保持、改善身體、感觀之健美，所實施之綜合指導、措施之非醫療行為。

本契約乙方所提供之瘦身美容項目包括體型重量之控制調整及下列勾選之項目：○肌膚保養；○身體油壓；○臉部美容、化妝；○脫毛；○美容諮詢；○其他相關商品之販賣；○其他：＿＿＿＿＿＿＿＿。

乙方完成前述項目之方式如附件＿＿＿＿。

第3條　會員權利義務之說明

甲方如有需要，得申請成為乙方之會員，其權利義務依會員規約之規定，雙方其他權利義務並得以書面約定之。會員就相同瘦身美容項目所得享受之權利，不得低於非會員，所負擔之義務，不得高於非會員。

前項會員規約為本契約之一部分，並應於締約前交付甲方審閱。
乙方應就會員種類及會員資格之權利義務，於訂約時向甲方為明確之口頭或書面說明。
如發行會員卡者，會員卡不慎遺失、毀損或被竊時，乙方於甲方填具切結書後，應無償製作補發新卡。

第 4 條　瘦身美容課程、項目及方式之說明
乙方應將甲方得接受瘦身美容實施之條件以及甲方所選擇之瘦身美容項目、對價、計價方式、次數、期間、課程數、效果分析、副作用及危險性等，及為實施瘦身美容所必須購買相關產品之內容、性質、效用、數量及其價格，於訂約時向甲方為充分明確之說明，並提供相關之書面。
乙方應將為甲方所提供之服務內容及使用之商品留作紀錄，並予甲方簽名確認之，且於紀錄後至少保留二年，以供查對。甲方得隨時請求乙方提供前述紀錄之影本。

第 5 條　業者之詢問及處置義務
乙方於實施瘦身美容項目前，應詢問、確認甲方有無因患疾現正治療中，是否屬過敏性體質、現有無服用何種藥物、肌膚有無敏感性及其他不利於接受瘦身美容之事項。甲方對於乙方之詢問應誠實告知。
前項詢問，應以書面為之，並經甲方簽名確認後至少保留二年，以供查對。甲方得隨時請求乙方提供前述紀錄之影本。
於甲方接受瘦身美容期間，任一方發現甲方身體狀況有異樣或實施之部位有異常現象時，應即告知他方。乙方除應即中止實施外，並有義務採取甲方接受醫師診療等適當之處理措施。但甲方發生異常或異樣情形之原因，如非乙方之實施行為、使用之商品或甲方未對乙方之詢問誠實告知所致者，甲方應負擔乙方所採取處理措施之相關費用。

關於診治醫師之選定，應尊重甲方之意見。於甲方受診療期間中，就該瘦身美容契約之期間應予延長。

第 6 條　費用明確性原則

入費會新台幣______元。(非會員免填）本契約之總費用（含所需用品及材料費）共計______元，其細目如附件______。

第 7 條　付款方式

甲方全額預付或依課程進度分期給付對價。如全額預付之折扣率應載明，並不得高於週年利率百分之二十。分期給付者，毋須計付利息，且應載明頭期款及各期價款與其他附加費用合計之總價款與預付全額之差額。

前項價款得以現金、票據、信用卡或其他方式給付之。以信用卡分期給付對價者，應每期一次刷付，同一日不得分期分刷或預刷未到期價款。全額預付者，不得分刷。若甲方用信用卡付款者，手續費應由乙方負擔。

第 8 條　卡券之使用

乙方如以卡、券或其他類似方式作為提供服務之憑證者，應將卡、券之使用方式、服務內容、使用時段、使用地點、使用次數及有效期間等項目，載明於卡、券之上，並向甲方為明確說明。

契約終止或解除時，乙方應退還價金並收回卡、券。關於退費及賠償之標準，該卡、券除依訂約時之原價計算外，並應依本應記載事項第十一條至第十二條規定辦理。

第 9 條　實施前，消費者任意解除契約之退費標準

甲方於瘦身美容課程實施前因甲方任意解除本契約者，乙方應於解約日後______日內（不得逾十五日）將已收取之費用扣除解約手續費後退還於甲方。

前項之解約手續費，係指本契約價金總額之百分之______（但其最高金額不得逾本契約價金總額之百分之五）。若未約定解約手續費之金額時，乙方不得扣除解約手續費。

第 10 條　實施後，消費者任意終止契約之退費標準

甲方於瘦身美容課程實施後因甲方任意終止本契約者，乙方應於終止日後______日內（不得逾三十日）將已收取之費用扣除已接受服務之費用，並扣除已提領並拆封之附屬商品金額，及再扣除終止契約手續費後退還於甲方。

前項之終止契約手續費，係指價金總額扣除已接受服務之費用，及已提領並拆封之附屬商品價額後之剩餘金額之百分之______（但其最高金額不得逾上述金額之百分之十）。若未約定終止契約手續費之金額時，乙方不得扣除終止契約手續費。

第一項之已提領並拆封之附屬商品，係指已拆封使用之最小消費包裝商品，其以整組或量販方式行銷而未拆封使用之最小消費包裝商品仍屬未拆封。

已接受服務及已提領並拆封附屬商品之價格，以契約所定單價為準，未約定單價者，以平均價格或市價為準。

第 11 條　消費者法定解除或終止契約事由

甲方於瘦身美容課程實施前或實施中，因死亡、疾病、副作用、遷移他處致未能接受服務或其他不可歸責於自己之事由致不能或難以參加或繼續本契約之課程者，甲方或其繼承人得解除或終止本契約，並請求乙方將已支付之價金總額扣除已接受服務之費用，及已提領並拆封之附屬商品價額後退還，但不得扣除手續費。

甲方因可歸責於乙方之事由，而解除、終止契約者，除得請求退還已繳交費用外，並得請求損害賠償。

第 12 條　業者得解除或終止契約事由

有下列事由之一者，乙方得於瘦身美容課程實施前解除或實施後終止本契約之全部或一部：

一、因天災、戰亂、罷工、政府法令等不可抗力或不可歸責於乙方之事由，致不能履行債務者。

二、甲方因疾病或健康情形不佳，致難以完成本契約之課程者，但其情形為乙方訂約時已知或可得而知者，不在此限。

乙方依前項第二款因甲方之疾病或健康情形不佳而終止契約者，應自知悉或可得而知之日起一個月內為之，逾期不得終止。

前項情形，乙方應依本契約第九條或第十條規定退還費用於甲方，但不得扣除手續費。

第 13 條　終止契約後業者之附隨義務

甲方於實施瘦身美容課程後，本契約終止者，乙方就有關甲方之生命、身體或健康等事項，於相當期間內仍有義務為必要之告知、協助及交付第四條之紀錄。

第 14 條　擔保條款

乙方向甲方為效果擔保者，其擔保事項為______、______，而甲方應配合事項為______、______（上述空白內容皆應具體載明）。

乙方向甲方為前項之擔保而未達其約定效果者，乙方應退還甲方已付之費用。但因甲方未遵守配合事項，致無法達成約定效果者，不在此限。

若未約定賠償甲方損失之金額時，以甲方所給付之全部費用，作為退還之金額。

第 15 條　契約代為履行或變更服務地點

乙方未經甲方之同意，將本契約之全部或部分委由其他瘦身美容業者或乙方之分支機構代為履行，或變更服務地點或約定之美容師時，甲方得解除或終止契約。乙方應依約退費且不得扣除手續費。甲方如另有損害，並得請求賠償。

就本契約之履行，受託瘦身美容業者視為乙方之代理人或使用人。

第 16 條　業者之保密義務

乙方因甲方參加本契約瘦身美容課程，而知悉或持有甲方所參加之課程事項、課程紀錄及其他相關之個人資料，應予保密，並不得為不當使用。

乙方違反前項規定致甲方受有損害者，應負賠償責任。

第 17 條　契約審閱期間

本定型化契約之審閱期間不得少於七日。

第 18 條　未盡事宜之處理

本契約之約定事項若有未盡，應依相關法令規定辦理。

二、不得記載事項

第 1 條　不得約定甲方違反本契約時甲方應支付違約金或拋棄已支付之費用。

第 2 條　不得約定甲方加入會員之費用，一經享受會員權利即不得要求退費之規定。

第 3 條　不得約定免除或限制乙方依消費者保護法規定所應負之責任。

第 4 條　不得約定「貨物出門，概不退換」等概括免責條款。

第 5 條　不得約定乙方得收回甲方之瘦身美容契約書。

第 6 條　不得約定於本契約實施期間，得追加產品之購買及課程並增收相關費用。

第 7 條　不得約定乙方之廣告及甲、乙間之口頭約定不構成契約之內容，亦不得約定廣告僅供參考。

第 8 條　不得約定甲方未於一定期限實施課程時，即不得再行實施。

第 9 條　不得為其他違反法律強制、禁止規定或欺罔、顯失公平之約定或行為。

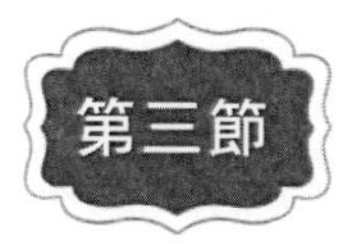

第三節　瘦身美容業商品（服務）禮券定型化契約應記載及不得記載事項

中華民國 95 年 12 月 29 日　衛署食字第 0950409962 號函公告

（自中華民國 96 年 6 月 1 日起實施）

本契約所稱商品（服務）禮券，指由發行人發行記載或圈存一定金額、項目或次數之憑證、晶片卡或其他類似性質之證券，而由持有人以提示、交付或其他方法，向發行人或其指定之人請求交付或提供等同於上開證券所載金額之商品或服務，但不包括發行人無償發行之抵用券、折扣（價）券。

前項所稱晶片卡不包括多用途現金儲值卡（例如：悠遊卡）或其他具有相同性質之晶片卡。

商品（服務）禮券定型化契約應記載事項

一、　商品（服務）禮券之應記載事項

（一）發行人名稱、地址、統一編號及負責人姓名。

（二）商品（服務）禮券之面額或使用之項目、次數。

（三）商品（服務）禮券發售編號。

（四）使用方式。

二、　發行人之履約保證責任（發行人應依下列方式之一為之）：

□本商品（服務）禮券內容表彰之金額，已經○○金融機構提供足額履約保證，前開保證期間自中華民國○○年○○月○○日（出售日）至中華民國○○年○○月○○日止（至少1年）。上開履約保證內容應載於禮券正面明顯處。

□本商品（服務）禮券，已與○○公司（同業同級，市占率至少5%以上）等相互連帶擔保，持本禮券可依面額向上列公司購買等值之商品（服務）。上列公司不得為任何異議或差別待遇，亦不得要求任何費用或補償。

□本商品（服務）禮券所收取之金額，已存入發行人於○○金融機構開立之信託專戶，專款專用；所稱專用，係指供發行人履行交付商品或提供服務義務使用。

□其他經衛生署許可，並經行政院消費者保護委員會同意之履約保證方式。

三、 全國性消費者服務專線：１９５０。

商品（服務）禮券定型化契約不得記載事項

一、 不得記載使用期限。

二、 不得記載「未使用完之禮券餘額不得消費」。

三、 不得記載免除交付商品或提供服務義務，或另行加收其他費用。

四、 不得記載限制使用地點、範圍、截角無效等不合理之使用限制。

五、 不得記載發行人得片面解約之條款。

六、 不得記載預先免除發行人故意及重大過失責任。

七、 不得記載違反其他法律強制禁止規定或為顯失公平或欺罔之事項。

八、 不得記載廣告僅供參考。

PART 6

其他相關法規

專利法

最新修正日期：民國 108 年 5 月 1 日

第一章　總　則

第 1 條　為鼓勵、保護、利用發明、新型及設計之創作，以促進產業發展，特制定本法。

第 2 條　本法所稱專利，分為下列三種：

一、發明專利。

二、新型專利。

三、設計專利。

第 3 條　本法主管機關為經濟部。

專利業務，由經濟部指定專責機關辦理。

第 4 條　外國人所屬之國家與中華民國如未共同參加保護專利之國際條約或無相互保護專利之條約、協定或由團體、機構互訂經主管機關核准保護專利之協議，或對中華民國國民申請專利，不予受理者，其專利申請，得不予受理。

第 5 條　專利申請權，指得依本法申請專利之權利。

專利申請權人，除本法另有規定或契約另有約定外，指發明人、新型創作人、設計人或其受讓人或繼承人。

第 6 條　專利申請權及專利權，均得讓與或繼承。

專利申請權，不得為質權之標的。

以專利權為標的設定質權者，除契約另有約定外，質權人不得實施該專利權。

第 7 條　受雇人於職務上所完成之發明、新型或設計，其專利申請權及專利權屬於雇用人，雇用人應支付受雇人適當之報酬。但契約另有約定者，從其約定。

前項所稱職務上之發明、新型或設計，指受雇人於僱傭關係中之工作所完成之發明、新型或設計。

一方出資聘請他人從事研究開發者，其專利申請權及專利權之歸屬依雙方契約約定；契約未約定者，屬於發明人、新型創作人或設計人。但出資人得實施其發明、新型或設計。

依第一項、前項之規定，專利申請權及專利權歸屬於雇用人或出資人者，發明人、新型創作人或設計人享有姓名表示權。

第 8 條　受雇人於非職務上所完成之發明、新型或設計，其專利申請權及專利權屬於受雇人。但其發明、新型或設計係利用雇用人資源或經驗者，雇用人得於支付合理報酬後，於該事業實施其發明、新型或設計。

受雇人完成非職務上之發明、新型或設計，應即以書面通知雇用人，如有必要並應告知創作之過程。

雇用人於前項書面通知到達後六個月內，未向受雇人為反對之表示者，不得主張該發明、新型或設計為職務上發明、新型或設計。

第 9 條　前條雇用人與受雇人間所訂契約，使受雇人不得享受其發明、新型或設計之權益者，無效。

第 10 條　雇用人或受雇人對第七條及第八條所定權利之歸屬有爭執而達成協議者，得附具證明文件，向專利專責機關申請變更權利人名義。專利專責機關認有必要時，得通知當事人附具依其他法令取得之調解、仲裁或判決文件。

第 11 條　申請人申請專利及辦理有關專利事項，得委任代理人辦理之。
在中華民國境內，無住所或營業所者，申請專利及辦理專利有關事項，應委任代理人辦理之。
代理人，除法令另有規定外，以專利師為限。
專利師之資格及管理，另以法律定之。

第 12 條　專利申請權為共有者，應由全體共有人提出申請。
二人以上共同為專利申請以外之專利相關程序時，除撤回或拋棄申請案、申請分割、改請或本法另有規定者，應共同連署外，其餘程序各人皆可單獨為之。但約定有代表者，從其約定。
前二項應共同連署之情形，應指定其中一人為應受送達人。未指定應受送達人者，專利專責機關應以第一順序申請人為應受送達人，並應將送達事項通知其他人。

第 13 條　專利申請權為共有時，非經共有人全體之同意，不得讓與或拋棄。
專利申請權共有人非經其他共有人之同意，不得以其應有部分讓與他人。
專利申請權共有人拋棄其應有部分時，該部分歸屬其他共有人。

第 14 條　繼受專利申請權者，如在申請時非以繼受人名義申請專利，或未在申請後向專利專責機關申請變更名義者，不得以之對抗第三人。
為前項之變更申請者，不論受讓或繼承，均應附具證明文件。

第 15 條　專利專責機關職員及專利審查人員於任職期內，除繼承外，不得申請專利及直接、間接受有關專利之任何權益。
專利專責機關職員及專利審查人員對職務上知悉或持有關於專利之發明、新型或設計，或申請人事業上之祕密，有保密之義務，如有違反者，應負相關法律責任。
專利審查人員之資格，以法律定之。

第 16 條　專利審查人員有下列情事之一，應自行迴避：

一、本人或其配偶，為該專利案申請人、專利權人、舉發人、代理人、代理人之合夥人或與代理人有僱傭關係者。

二、現為該專利案申請人、專利權人、舉發人或代理人之四親等內血親，或三親等內姻親。

三、本人或其配偶，就該專利案與申請人、專利權人、舉發人有共同權利人、共同義務人或償還義務人之關係者。

四、現為或曾為該專利案申請人、專利權人、舉發人之法定代理人或家長家屬者。

五、現為或曾為該專利案申請人、專利權人、舉發人之訴訟代理人或輔佐人者。

六、現為或曾為該專利案之證人、鑑定人、異議人或舉發人者。

專利審查人員有應迴避而不迴避之情事者，專利專責機關得依職權或依申請撤銷其所為之處分後，另為適當之處分。

第 17 條　申請人為有關專利之申請及其他程序，遲誤法定或指定之期間者，除本法另有規定外，應不受理。但遲誤指定期間在處分前補正者，仍應受理。

申請人因天災或不可歸責於己之事由，遲誤法定期間者，於其原因消滅後三十日內，得以書面敘明理由，向專利專責機關申請回復原狀。但遲誤法定期間已逾一年者，不得申請回復原狀。

申請回復原狀，應同時補行期間內應為之行為。

前二項規定，於遲誤第二十九條第四項、第五十二條第四項、第七十條第二項、第一百二十條準用第二十九條第四項、第一百二十條準用第五十二條第四項、第一百二十條準用第七十條第二項、第一百四十二條第一項準用第二十九條第四項、第一百四十二條第一項準用第五十二條第四項、第一百四十二條第一項準用第七十條第二項規定之期間者，不適用之。

第 18 條　審定書或其他文件無從送達者，應於專利公報公告之，並於刊登公報後滿三十日，視為已送達。

第 19 條　有關專利之申請及其他程序，得以電子方式為之；其實施辦法，由主管機關定之。

第 20 條　本法有關期間之計算，其始日不計算在內。

第五十二條第三項、第一百十四條及第一百三十五條規定之專利權期限，自申請日當日起算。

第二章　發明專利

第一節　專利要件

第 21 條　發明，指利用自然法則之技術思想之創作。

第 22 條　可供產業上利用之發明，無下列情事之一，得依本法申請取得發明專利：

一、申請前已見於刊物者。

二、申請前已公開實施者。

三、申請前已為公眾所知悉者。

發明雖無前項各款所列情事，但為其所屬技術領域中具有通常知識者依申請前之先前技術所能輕易完成時，仍不得取得發明專利。

申請人出於本意或非出於本意所致公開之事實發生後十二個月內申請者，該事實非屬第一項各款或前項不得取得發明專利之情事。

因申請專利而在我國或外國依法於公報上所為之公開係出於申請人本意者，不適用前項規定。

第 23 條　申請專利之發明，與申請在先而在其申請後始公開或公告之發明或新型專利申請案所附說明書、申請專利範圍或圖式載明之內容相同者，不得取得發明專利。但其申請人與申請在先之發明或新型專利申請案之申請人相同者，不在此限。

第 24 條　下列各款，不予發明專利：

一、動、植物及生產動、植物之主要生物學方法。但微生物學之生產方法，不在此限。

二、人類或動物之診斷、治療或外科手術方法。

三、妨害公共秩序或善良風俗者。

第二節　申 請

第 25 條　申請發明專利，由專利申請權人備具申請書、說明書、申請專利範圍、摘要及必要之圖式，向專利專責機關申請之。

申請發明專利，以申請書、說明書、申請專利範圍及必要之圖式齊備之日為申請日。

說明書、申請專利範圍及必要之圖式未於申請時提出中文本，而以外文本提出，且於專利專責機關指定期間內補正中文本者，以外文本提出之日為申請日。

未於前項指定期間內補正中文本者，其申請案不予受理。但在處分前補正者，以補正之日為申請日，外文本視為未提出。

第 26 條　說明書應明確且充分揭露，使該發明所屬技術領域中具有通常知識者，能瞭解其內容，並可據以實現。

申請專利範圍應界定申請專利之發明；其得包括一項以上之請求項，各請求項應以明確、簡潔之方式記載，且必須為說明書所支持。

摘要應敘明所揭露發明內容之概要；其不得用於決定揭露是否充分，及申請專利之發明是否符合專利要件。

說明書、申請專利範圍、摘要及圖式之揭露方式，於本法施行細則定之。

第 27 條　申請生物材料或利用生物材料之發明專利，申請人最遲應於申請日將該生物材料寄存於專利專責機關指定之國內寄存機構。但該生物材料為所屬技術領域中具有通常知識者易於獲得時，不須寄存。

申請人應於申請日後四個月內檢送寄存證明文件，並載明寄存機構、寄存日期及寄存號碼；屆期未檢送者，視為未寄存。

前項期間，如依第二十八條規定主張優先權者，為最早之優先權日後十六個月內。

申請前如已於專利專責機關認可之國外寄存機構寄存，並於第二項或前項規定之期間內，檢送寄存於專利專責機關指定之國內寄存機構之證明文件及國外寄存機構出具之證明文件者，不受第一項最遲應於申請日在國內寄存之限制。

申請人在與中華民國有相互承認寄存效力之外國所指定其國內之寄存機構寄存，並於第二項或第三項規定之期間內，檢送該寄存機構出具之證明文件者，不受應在國內寄存之限制。

第一項生物材料寄存之受理要件、種類、型式、數量、收費費率及其他寄存執行之辦法，由主管機關定之。

第 28 條　申請人就相同發明在與中華民國相互承認優先權之國家或世界貿易組織會員第一次依法申請專利，並於第一次申請專利之日後十二個月內，向中華民國申請專利者，得主張優先權。

申請人於一申請案中主張二項以上優先權時，前項期間之計算以最早之優先權日為準。

外國申請人為非世界貿易組織會員之國民且其所屬國家與中華民國無相互承認優先權者，如於世界貿易組織會員或互惠國領域內，設有住所或營業所，亦得依第一項規定主張優先權。

主張優先權者，其專利要件之審查，以優先權日為準。

第 29 條　依前條規定主張優先權者，應於申請專利同時聲明下列事項：

一、第一次申請之申請日。

二、受理該申請之國家或世界貿易組織會員。

三、第一次申請之申請案號數。

申請人應於最早之優先權日後十六個月內，檢送經前項國家或世界貿易組織會員證明受理之申請文件。

違反第一項第一款、第二款或前項之規定者，視為未主張優先權。

申請人非因故意，未於申請專利同時主張優先權，或違反第一項第一款、第二款規定視為未主張者，得於最早之優先權日後十六個月內，申請回復優先權主張，並繳納申請費與補行第一項規定之行為。

第 30 條　申請人基於其在中華民國先申請之發明或新型專利案再提出專利之申請者，得就先申請案申請時說明書、申請專利範圍或圖式所載之發明或新型，主張優先權。但有下列情事之一，不得主張之：

一、自先申請案申請日後已逾十二個月者。

二、先申請案中所記載之發明或新型已經依第二十八條或本條規定主張優先權者。

三、先申請案係第三十四條第一項或第一百零七條第一項規定之分割案，或第一百零八條第一項規定之改請案。

四、先申請案為發明，已經公告或不予專利審定確定者。

五、先申請案為新型，已經公告或不予專利處分確定者。

六、先申請案已經撤回或不受理者。

前項先申請案自其申請日後滿十五個月，視為撤回。

先申請案申請日後逾十五個月者，不得撤回優先權主張。

依第一項主張優先權之後申請案，於先申請案申請日後十五個月內撤回者，視為同時撤回優先權之主張。

申請人於一申請案中主張二項以上優先權時，其優先權期間之計算以最早之優先權日為準。

主張優先權者，其專利要件之審查，以優先權日為準。

依第一項主張優先權者，應於申請專利同時聲明先申請案之申請日及申請案號數；未聲明者，視為未主張優先權。

第 31 條　相同發明有二以上之專利申請案時，僅得就其最先申請者准予發明專利。

但後申請者所主張之優先權日早於先申請者之申請日者，不在此限。

前項申請日、優先權日為同日者，應通知申請人協議定之；協議不成時，均不予發明專利。其申請人為同一人時，應通知申請人限期擇一申請；屆期未擇一申請者，均不予發明專利。

各申請人為協議時，專利專責機關應指定相當期間通知申請人申報協議結果；屆期未申報者，視為協議不成。

相同創作分別申請發明專利及新型專利者，除有第三十二條規定之情事外，準用前三項規定。

第 32 條　同一人就相同創作，於同日分別申請發明專利及新型專利者，應於申請時分別聲明；其發明專利核准審定前，已取得新型專利權，專利專責機關應通知申請人限期擇一；申請人未分別聲明或屆期未擇一者，不予發明專利。

申請人依前項規定選擇發明專利者，其新型專利權，自發明專利公告之日消滅。

發明專利審定前，新型專利權已當然消滅或撤銷確定者，不予專利。

第 33 條　申請發明專利，應就每一發明提出申請。

二個以上發明，屬於一個廣義發明概念者，得於一申請案中提出申請。

第 34 條　申請專利之發明，實質上為二個以上之發明時，經專利專責機關通知，或據申請人申請，得為分割之申請。

分割申請應於下列各款之期間內為之：

一、原申請案再審查審定前。

二、原申請案核准審定書、再審查核准審定書送達後三個月內。

分割後之申請案，仍以原申請案之申請日為申請日；如有優先權者，仍得主張優先權。

分割後之申請案，不得超出原申請案申請時說明書、申請專利範圍或圖式所揭露之範圍。

依第二項第一款規定分割後之申請案，應就原申請案已完成之程序續行審查。

依第二項第二款規定所為分割，應自原申請案說明書或圖式所揭露之發明且與核准審定之請求項非屬相同發明者，申請分割；分割後之申請案，續行原申請案核准審定前之審查程序。

原申請案經核准審定之說明書、申請專利範圍或圖式不得變動，以核准審定時之申請專利範圍及圖式公告之。

第 35 條　發明專利權經專利申請權人或專利申請權共有人，於該專利案公告後二年內，依第七十一條第一項第三款規定提起舉發，並於舉發撤銷確定後二個月內就相同發明申請專利者，以該經撤銷確定之發明專利權之申請日為其申請日。

依前項規定申請之案件，不再公告。

專利專責機關對於發明專利申請案之實體審查，應指定專利審查人員審查之。

第三節　審查及再審查

第 36 條　專利專責機關對於發明專利申請案之實體審查，應指定專利審查人員審查之。

第 37 條　專利專責機關接到發明專利申請文件後，經審查認為無不合規定程式，且無應不予公開之情事者，自申請日後經過十八個月，應將該申請案公開之。

專利專責機關得因申請人之申請，提早公開其申請案。

發明專利申請案有下列情事之一，不予公開：

一、自申請日後十五個月內撤回者。

二、涉及國防機密或其他國家安全之機密者。

三、妨害公共秩序或善良風俗者。

第一項、前項期間之計算，如主張優先權者，以優先權日為準；主張二項以上優先權時，以最早之優先權日為準。

第 38 條　發明專利申請日後三年內，任何人均得向專利專責機關申請實體審查。

依第三十四條第一項規定申請分割，或依第一百零八條第一項規定改請為發明專利，逾前項期間者，得於申請分割或改請後三十日內，向專利專責機關申請實體審查。

依前二項規定所為審查之申請，不得撤回。

未於第一項或第二項規定之期間內申請實體審查者，該發明專利申請案，視為撤回。

第 39 條　申請前條之審查者，應檢附申請書。

專利專責機關應將申請審查之事實，刊載於專利公報。

申請審查由發明專利申請人以外之人提起者，專利專責機關應將該項事實通知發明專利申請人。

第 40 條　發明專利申請案公開後，如有非專利申請人為商業上之實施者，專利專責機關得依申請優先審查之。

為前項申請者，應檢附有關證明文件。

第 41 條　發明專利申請人對於申請案公開後，曾經以書面通知發明專利申請內容，而於通知後公告前就該發明仍繼續為商業上實施之人，得於發明專利申請案公告後，請求適當之補償金。

對於明知發明專利申請案已經公開，於公告前就該發明仍繼續為商業上實施之人，亦得為前項之請求。

前二項規定之請求權，不影響其他權利之行使。但依本法第三十二條分別申請發明專利及新型專利，並已取得新型專利權者，僅得在請求補償金或行使新型專利權間擇一主張之。

第一項、第二項之補償金請求權，自公告之日起，二年間不行使而消滅。

第 42 條　專利專責機關於審查發明專利時，得依申請或依職權通知申請人限期為下列各款之行為：

一、至專利專責機關面詢。

二、為必要之實驗、補送模型或樣品。

前項第二款之實驗、補送模型或樣品，專利專責機關認有必要時，得至現場或指定地點勘驗。

第 43 條　專利專責機關於審查發明專利時，除本法另有規定外，得依申請或依職權通知申請人限期修正說明書、申請專利範圍或圖式。

修正，除誤譯之訂正外，不得超出申請時說明書、申請專利範圍或圖式所揭露之範圍。

專利專責機關依第四十六條第二項規定通知後，申請人僅得於通知之期間內修正。

專利專責機關經依前項規定通知後，認有必要時，得為最後通知；其經最後通知者，申請專利範圍之修正，申請人僅得於通知之期間內，就下列事項為之：

一、請求項之刪除。
二、申請專利範圍之減縮。
三、誤記之訂正。
四、不明瞭記載之釋明。

違反前二項規定者，專利專責機關得於審定書敘明其事由，逕為審定。

原申請案或分割後之申請案，有下列情事之一，專利專責機關得逕為最後通知：

一、對原申請案所為之通知，與分割後之申請案已通知之內容相同者。
二、對分割後之申請案所為之通知，與原申請案已通知之內容相同者。
三、對分割後之申請案所為之通知，與其他分割後之申請案已通知之內容相同者。

第 44 條　說明書、申請專利範圍及圖式，依第二十五條第三項規定，以外文本提出者，其外文本不得修正。

依第二十五條第三項規定補正之中文本，不得超出申請時外文本所揭露之範圍。

前項之中文本，其誤譯之訂正，不得超出申請時外文本所揭露之範圍。

第 45 條　發明專利申請案經審查後，應作成審定書送達申請人。

經審查不予專利者，審定書應備具理由。

審定書應由專利審查人員具名。再審查、更正、舉發、專利權期間延長及專利權期間延長舉發之審定書，亦同。

第 46 條　發明專利申請案違反第二十一條至第二十四條、第二十六條、第三十一條、第三十二條第一項、第三項、第三十三條、第三十四條第四項、第六項前段、第四十三條第二項、第四十四條第二項、第三項或第一百零八條第三項規定者，應為不予專利之審定。

專利專責機關為前項審定前，應通知申請人限期申復；屆期未申復者，逕為不予專利之審定。

第 47 條　申請專利之發明經審查認無不予專利之情事者，應予專利，並應將申請專利範圍及圖式公告之。

經公告之專利案，任何人均得申請閱覽、抄錄、攝影或影印其審定書、說明書、申請專利範圍、摘要、圖式及全部檔案資料。但專利專責機關依法應予保密者，不在此限。

第 48 條　發明專利申請人對於不予專利之審定有不服者，得於審定書送達後二個月內備具理由書，申請再審查。但因申請程序不合法或申請人不適格而不受理或駁回者，得逕依法提起行政救濟。

第 49 條　申請案經依第四十六條第二項規定，為不予專利之審定者，其於再審查時，仍得修正說明書、申請專利範圍或圖式。

申請案經審查發給最後通知，而為不予專利之審定者，其於再審查時所為之修正，仍受第四十三條第四項各款規定之限制。但經專利專責機關再審查認原審查程序發給最後通知為不當者，不在此限。

有下列情事之一，專利專責機關得逕為最後通知：

一、再審查理由仍有不予專利之情事者。

二、再審查時所為之修正，仍有不予專利之情事者。

三、依前項規定所為之修正，違反第四十三條第四項各款規定者。

第 50 條　再審查時，專利專責機關應指定未曾審查原案之專利審查人員審查，並作成審定書送達申請人。

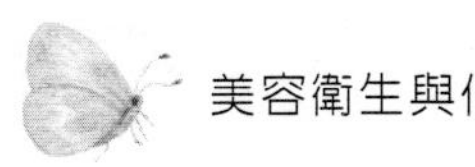

第 51 條　發明經審查涉及國防機密或其他國家安全之機密者，應諮詢國防部或國家安全相關機關意見，認有保密之必要者，申請書件予以封存；其經申請實體審查者，應作成審定書送達申請人及發明人。

申請人、代理人及發明人對於前項之發明應予保密，違反者該專利申請權視為拋棄。

保密期間，自審定書送達申請人後為期一年，並得續行延展保密期間，每次一年；期間屆滿前一個月，專利專責機關應諮詢國防部或國家安全相關機關，於無保密之必要時，應即公開。

第一項之發明經核准審定者，於無保密之必要時，專利專責機關應通知申請人於三個月內繳納證書費及第一年專利年費後，始予公告；屆期未繳費者，不予公告。

就保密期間申請人所受之損失，政府應給與相當之補償。

第四節　專利權

第 52 條　申請專利之發明，經核准審定者，申請人應於審定書送達後三個月內，繳納證書費及第一年專利年費後，始予公告；屆期未繳費者，不予公告。

申請專利之發明，自公告之日起給予發明專利權，並發證書。

發明專利權期限，自申請日起算二十年屆滿。

申請人非因故意，未於第一項或前條第四項所定期限繳費者，得於繳費期限屆滿後六個月內，繳納證書費及二倍之第一年專利年費後，由專利專責機關公告之。

第 53 條　醫藥品、農藥品或其製造方法發明專利權之實施，依其他法律規定，應取得許可證者，其於專利案公告後取得時，專利權人得以第一次許可證申請延長專利權期間，並以一次為限，且該許可證僅得據以申請延長專利權期間一次。

前項核准延長之期間，不得超過為向中央目的事業主管機關取得許可證而無法實施發明之期間;取得許可證期間超過五年者，其延長期間仍以五年為限。

第一項所稱醫藥品，不及於動物用藥品。

第一項申請應備具申請書，附具證明文件，於取得第一次許可證後三個月內，向專利專責機關提出。但在專利權期間屆滿前六個月內，不得為之。

主管機關就延長期間之核定，應考慮對國民健康之影響，並會同中央目的事業主管機關訂定核定辦法。

第 54 條　依前條規定申請延長專利權期間者，如專利專責機關於原專利權期間屆滿時尚未審定者，其專利權期間視為已延長。但經審定不予延長者，至原專利權期間屆滿日止。

第 55 條　專利專責機關對於發明專利權期間延長申請案，應指定專利審查人員審查，作成審定書送達專利權人。

第 56 條　經專利專責機關核准延長發明專利權期間之範圍，僅及於許可證所載之有效成分及用途所限定之範圍。

第 57 條　任何人對於經核准延長發明專利權期間，認有下列情事之一，得附具證據，向專利專責機關舉發之：

一、發明專利之實施無取得許可證之必要者。
二、專利權人或被授權人並未取得許可證。
三、核准延長之期間超過無法實施之期間。
四、延長專利權期間之申請人並非專利權人。
五、申請延長之許可證非屬第一次許可證或該許可證曾辦理延長者。六、核准延長專利權之醫藥品為動物用藥品。

專利權延長經舉發成立確定者，原核准延長之期間，視為自始不存在。但因違反前項第三款規定，經舉發成立確定者，就其超過之期間，視為未延長。

第 58 條　發明專利權人，除本法另有規定外，專有排除他人未經其同意而實施該發明之權。

物之發明之實施，指製造、為販賣之要約、販賣、使用或為上述目的而進口該物之行為。

方法發明之實施，指下列各款行為：

一、使用該方法。

二、使用、為販賣之要約、販賣或為上述目的而進口該方法直接製成之物。

發明專利權範圍，以申請專利範圍為準，於解釋申請專利範圍時，並得審酌說明書及圖式。

摘要不得用於解釋申請專利範圍。

第 59 條　發明專利權之效力，不及於下列各款情事：

一、非出於商業目的之未公開行為。

二、以研究或實驗為目的實施發明之必要行為。

三、申請前已在國內實施，或已完成必須之準備者。但於專利申請人處得知其發明後未滿十二個月，並經專利申請人聲明保留其專利權者，不在此限。

四、僅由國境經過之交通工具或其裝置。

五、非專利申請權人所得專利權，因專利權人舉發而撤銷時，其被授權人在舉發前，以善意在國內實施或已完成必須之準備者。

六、專利權人所製造或經其同意製造之專利物販賣後，使用或再販賣該物者。上述製造、販賣，不以國內為限。

七、專利權依第七十條第一項第三款規定消滅後，至專利權人依第七十條第二項回復專利權效力並經公告前，以善意實施或已完成必須之準備者。

前項第三款、第五款及第七款之實施人，限於在其原有事業目的範圍內繼續利用。

第一項第五款之被授權人，因該專利權經舉發而撤銷之後，仍實施時，於收到專利權人書面通知之日起，應支付專利權人合理之權利金。

第 60 條　發明專利權之效力，不及於以取得藥事法所定藥物查驗登記許可或國外藥物上市許可為目的，而從事之研究、試驗及其必要行為。

第 61 條　混合二種以上醫藥品而製造之醫藥品或方法，其發明專利權效力不及於依醫師處方箋調劑之行為及所調劑之醫藥品。

第 62 條　發明專利權人以其發明專利權讓與、信託、授權他人實施或設定質權，非經向專利專責機關登記，不得對抗第三人。

前項授權，得為專屬授權或非專屬授權。

專屬被授權人在被授權範圍內，排除發明專利權人及第三人實施該發明。

發明專利權人為擔保數債權，就同一專利權設定數質權者，其次序依登記之先後定之。

第 63 條　專屬被授權人得將其被授予之權利再授權第三人實施。但契約另有約定者，從其約定。

非專屬被授權人非經發明專利權人或專屬被授權人同意，不得將其被授予之權利再授權第三人實施。

再授權，非經向專利專責機關登記，不得對抗第三人。

第 64 條　發明專利權為共有時，除共有人自己實施外，非經共有人全體之同意，不得讓與、信託、授權他人實施、設定質權或拋棄。

第 65 條　發明專利權共有人非經其他共有人之同意，不得以其應有部分讓與、信託他人或設定質權。

發明專利權共有人拋棄其應有部分時，該部分歸屬其他共有人。

第 66 條　發明專利權人因中華民國與外國發生戰事受損失者，得申請延展專利權五年至十年，以一次為限。但屬於交戰國人之專利權，不得申請延展。

第 67 條　發明專利權人申請更正專利說明書、申請專利範圍或圖式，僅得就下列事項為之：

一、請求項之刪除。

二、申請專利範圍之減縮。

三、誤記或誤譯之訂正。

四、不明瞭記載之釋明。

更正，除誤譯之訂正外，不得超出申請時說明書、申請專利範圍或圖式所揭露之範圍。

依第二十五條第三項規定，說明書、申請專利範圍及圖式以外文本提出者，其誤譯之訂正，不得超出申請時外文本所揭露之範圍。

更正，不得實質擴大或變更公告時之申請專利範圍。

第 68 條　專利專責機關對於更正案之審查，除依第七十七條規定外，應指定專利審查人員審查之，並作成審定書送達申請人。

專利專責機關於核准更正後，應公告其事由。

說明書、申請專利範圍及圖式經更正公告者，溯自申請日生效。

第 69 條　發明專利權人非經被授權人或質權人之同意，不得拋棄專利權，或就第六十七條第一項第一款或第二款事項為更正之申請。

發明專利權為共有時，非經共有人全體之同意，不得就第六十七條第一項第一款或第二款事項為更正之申請。

第 70 條　有下列情事之一者，發明專利權當然消滅：

一、專利權期滿時，自期滿後消滅。

二、專利權人死亡而無繼承人。

三、第二年以後之專利年費未於補繳期限屆滿前繳納者，自原繳費期限屆滿後消滅。

四、專利權人拋棄時，自其書面表示之日消滅。

專利權人非因故意，未於第九十四條第一項所定期限補繳者，得於期限屆滿後一年內，申請回復專利權，並繳納三倍之專利年費後，由專利專責機關公告之。

第 71 條　發明專利權有下列情事之一，任何人得向專利專責機關提起舉發：

一、違反第二十一條至第二十四條、第二十六條、第三十一條、第三十二條第一項、第三項、第三十四條第四項、第六項前段、第四十三條第二項、第四十四條第二項、第三項、第六十七條第二項至第四項或第一百零八條第三項規定者。

二、專利權人所屬國家對中華民國國民申請專利不予受理者。

三、違反第十二條第一項規定或發明專利權人為非發明專利申請權人。

以前項第三款情事提起舉發者，限於利害關係人始得為之。

發明專利權得提起舉發之情事，依其核准審定時之規定。但以違反第三十四條第四項、第六項前段、第四十三條第二項、第六十七條第二項、第四項或第一百零八條第三項規定之情事，提起舉發者，依舉發時之規定。

第 72 條　利害關係人對於專利權之撤銷，有可回復之法律上利益者，得於專利權當然消滅後，提起舉發。

第 73 條　舉發，應備具申請書，載明舉發聲明、理由，並檢附證據。

專利權有二以上之請求項者，得就部分請求項提起舉發。
舉發聲明，提起後不得變更或追加，但得減縮。
舉發人補提理由或證據，應於舉發後三個月內為之，逾期提出者，不予審酌。

第 74 條　專利專責機關接到前條申請書後，應將其副本送達專利權人。
專利權人應於副本送達後一個月內答辯；除先行申明理由，准予展期者外，屆期未答辯者，逕予審查。
舉發案件審查期間，專利權人僅得於通知答辯、補充答辯或申復期間申請更正。但發明專利權有訴訟案件繫屬中，不在此限。
專利專責機關認有必要，通知舉發人陳述意見、專利權人補充答辯或申復時，舉發人或專利權人應於通知送達後一個月內為之。除准予展期者外，逾期提出者，不予審酌。
依前項規定所提陳述意見或補充答辯有遲滯審查之虞，或其事證已臻明確者，專利專責機關得逕予審查。

第 75 條　專利專責機關於舉發審查時，在舉發聲明範圍內，得依職權審酌舉發人未提出之理由及證據，並應通知專利權人限期答辯；屆期未答辯者，逕予審查。

第 76 條　專利專責機關於舉發審查時，得依申請或依職權通知專利權人限期為下列各款之行為：
一、至專利專責機關面詢。
二、為必要之實驗、補送模型或樣品。

前項第二款之實驗、補送模型或樣品，專利專責機關認有必要時，得至現場或指定地點勘驗。

第 77 條　舉發案件審查期間，有更正案者，應合併審查及合併審定。
前項更正案經專利專責機關審查認應准予更正時，應將更正說明書、申請專利範圍或圖式之副本送達舉發人。但更正僅刪除請求項者，不在此限。

同一舉發案審查期間，有二以上之更正案者，申請在先之更正案，視為撤回。

第 78 條　同一專利權有多件舉發案者，專利專責機關認有必要時，得合併審查。

依前項規定合併審查之舉發案，得合併審定。

第 79 條　專利專責機關於舉發審查時，應指定專利審查人員審查，並作成審定書，送達專利權人及舉發人。

舉發之審定，應就各請求項分別為之。

第 80 條　舉發人得於審定前撤回舉發申請。但專利權人已提出答辯者，應經專利權人同意。

專利專責機關應將撤回舉發之事實通知專利權人；自通知送達後十日內，專利權人未為反對之表示者，視為同意撤回。

第 81 條　有下列情事之一，任何人對同一專利權，不得就同一事實以同一證據再為舉發：

一、他舉發案曾就同一事實以同一證據提起舉發，經審查不成立者。

二、依智慧財產案件審理法第三十三條規定向智慧財產法院提出之新證據，經審理認無理由者。

第 82 條　發明專利權經舉發審查成立者，應撤銷其專利權；其撤銷得就各請求項分別為之。

發明專利權經撤銷後，有下列情事之一，即為撤銷確定：

一、未依法提起行政救濟者。

二、提起行政救濟經駁回確定者。

發明專利權經撤銷確定者，專利權之效力，視為自始不存在。

第 83 條　第五十七條第一項延長發明專利權期間舉發之處理，準用本法有關發明專利權舉發之規定。

第 84 條　發明專利權之核准、變更、延長、延展、讓與、信託、授權、強制授權、撤銷、消滅、設定質權、舉發審定及其他應公告事項，應於專利公報公告之。

第 85 條　專利專責機關應備置專利權簿，記載核准專利、專利權異動及法令所定之一切事項。

前項專利權簿，得以電子方式為之，並供人民閱覽、抄錄、攝影或影印。

第 86 條　專利專責機關依本法應公開、公告之事項，得以電子方式為之；其實施日期，由專利專責機關定之。

第五節　強制授權

第 87 條　為因應國家緊急危難或其他重大緊急情況，專利專責機關應依緊急命令或中央目的事業主管機關之通知，強制授權所需專利權，並盡速通知專利權人。

有下列情事之一，而有強制授權之必要者，專利專責機關得依申請強制授權：

一、增進公益之非營利實施。

二、發明或新型專利權之實施，將不可避免侵害在前之發明或新型專利權，且較該在前之發明或新型專利權具相當經濟意義之重要技術改良。

三、專利權人有限制競爭或不公平競爭之情事，經法院判決或行政院公平交易委員會處分。

就半導體技術專利申請強制授權者，以有前項第一款或第三款之情事者為限。

專利權經依第二項第一款或第二款規定申請強制授權者，以申請人曾以合理之商業條件在相當期間內仍不能協議授權者為限。

專利權經依第二項第二款規定申請強制授權者，其專利權人得提出合理條件，請求就申請人之專利權強制授權。

第 88 條　專利專責機關於接到前條第二項及第九十條之強制授權申請後，應通知專利權人，並限期答辯；屆期未答辯者，得逕予審查。

強制授權之實施應以供應國內市場需要為主。但依前條第二項第三款規定強制授權者，不在此限。

強制授權之審定應以書面為之，並載明其授權之理由、範圍、期間及應支付之補償金。

強制授權不妨礙原專利權人實施其專利權。

強制授權不得讓與、信託、繼承、授權或設定質權。但有下列情事之一者，不在此限：

一、依前條第二項第一款或第三款規定之強制授權與實施該專利有關之營業，一併讓與、信託、繼承、授權或設定質權。

二、依前條第二項第二款或第五項規定之強制授權與被授權人之專利權，一併讓與、信託、繼承、授權或設定質權。

第 89 條　依第八十七條第一項規定強制授權者，經中央目的事業主管機關認無強制授權之必要時，專利專責機關應依其通知廢止強制授權。

有下列各款情事之一者，專利專責機關得依申請廢止強制授權：

一、作成強制授權之事實變更，致無強制授權之必要。

二、被授權人未依授權之內容適當實施。

三、被授權人未依專利專責機關之審定支付補償金。

第 90 條　為協助無製藥能力或製藥能力不足之國家，取得治療愛滋病、肺結核、瘧疾或其他傳染病所需醫藥品，專利專責機關得依申請，強制授權申請人實施專利權，以供應該國家進口所需醫藥品。

依前項規定申請強制授權者，以申請人曾以合理之商業條件在相當期間內仍不能協議授權者為限。但所需醫藥品在進口國已核准強制授權者，不在此限。

進口國如為世界貿易組織會員，申請人於依第一項申請時，應檢附進口國已履行下列事項之證明文件：

一、已通知與貿易有關之智慧財產權理事會該國所需醫藥品之名稱及數量。

二、已通知與貿易有關之智慧財產權理事會該國無製藥能力或製藥能力不足，而有作為進口國之意願。但為低度開發國家者，申請人毋庸檢附證明文件。

三、所需醫藥品在該國無專利權，或有專利權但已核准強制授權或即將核准強制授權。

前項所稱低度開發國家，為聯合國所發布之低度開發國家。

進口國如非世界貿易組織會員，而為低度開發國家或無製藥能力或製藥能力不足之國家，申請人於依第一項申請時，應檢附進口國已履行下列事項之證明文件：

一、以書面向中華民國外交機關提出所需醫藥品之名稱及數量。

二、同意防止所需醫藥品轉出口。

第 91 條　依前條規定強制授權製造之醫藥品應全部輸往進口國，且授權製造之數量不得超過進口國通知與貿易有關之智慧財產權理事會或中華民國外交機關所需醫藥品之數量。

依前條規定強制授權製造之醫藥品，應於其外包裝依專利專責機關指定之內容標示其授權依據；其包裝及顏色或形狀，應與專利權人或其被授權人所製造之醫藥品足以區別。

強制授權之被授權人應支付專利權人適當之補償金；補償金之數額，由專利專責機關就與所需醫藥品相關之醫藥品專利權於進口國之經濟價值，並參考聯合國所發布之人力發展指標核定之。

強制授權被授權人於出口該醫藥品前，應於網站公開該醫藥品之數量、名稱、目的地及可資區別之特徵。

依前條規定強制授權製造出口之醫藥品，其查驗登記，不受藥事法第四十條之二第二項規定之限制。

第六節　納　費

第 92 條　關於發明專利之各項申請，申請人於申請時，應繳納申請費。
核准專利者，發明專利權人應繳納證書費及專利年費；請准延長、延展專利權期間者，在延長、延展期間內，仍應繳納專利年費。

第 93 條　發明專利年費自公告之日起算，第一年年費，應依第五十二條第一項規定繳納；第二年以後年費，應於屆期前繳納之。
前項專利年費，得一次繳納數年；遇有年費調整時，毋庸補繳其差額。

第 94 條　發明專利第二年以後之專利年費，未於應繳納專利年費之期間內繳費者，得於期滿後六個月內補繳之。但其專利年費之繳納，除原應繳納之專利年費外，應以比率方式加繳專利年費。
前項以比率方式加繳專利年費，指依逾越應繳納專利年費之期間，按月加繳，每逾一個月加繳百分之二十，最高加繳至依規定之專利年費加倍之數額；其逾繳期間在一日以上一個月以內者，以一個月論。

第 95 條　發明專利權人為自然人、學校或中小企業者，得向專利專責機關申請減免專利年費。

第七節　損害賠償及訴訟

第 96 條　發明專利權人對於侵害其專利權者，得請求除去之。有侵害之虞者，得請求防止之。
發明專利權人對於因故意或過失侵害其專利權者，得請求損害賠償。
發明專利權人為第一項之請求時，對於侵害專利權之物或從事侵害行為之原料或器具，得請求銷毀或為其他必要之處置。

專屬被授權人在被授權範圍內，得為前三項之請求。但契約另有約定者，從其約定。

發明人之姓名表示權受侵害時，得請求表示發明人之姓名或為其他回復名譽之必要處分。

第二項及前項所定之請求權，自請求權人知有損害及賠償義務人時起，二年間不行使而消滅；自行為時起，逾十年者，亦同。

第 97 條　依前條請求損害賠償時，得就下列各款擇一計算其損害：

一、依民法第二百十六條之規定。但不能提供證據方法以證明其損害時，發明專利權人得就其實施專利權通常所可獲得之利益，減除受害後實施同一專利權所得之利益，以其差額為所受損害。

二、依侵害人因侵害行為所得之利益。

三、依授權實施該發明專利所得收取之合理權利金為基礎計算損害。

依前項規定，侵害行為如屬故意，法院得因被害人之請求，依侵害情節，酌定損害額以上之賠償。但不得超過已證明損害額之三倍。

第 97-1 條　專利權人對進口之物有侵害其專利權之虞者，得申請海關先予查扣。

前項申請，應以書面為之，並釋明侵害之事實，及提供相當於海關核估該進口物完稅價格之保證金或相當之擔保。

海關受理查扣之申請，應即通知申請人；如認符合前項規定而實施查扣時，應以書面通知申請人及被查扣人。

被查扣人得提供第二項保證金二倍之保證金或相當之擔保，請求海關廢止查扣，並依有關進口貨物通關規定辦理。

海關在不損及查扣物機密資料保護之情形下，得依申請人或被查扣人之申請，同意其檢視查扣物。

查扣物經申請人取得法院確定判決，屬侵害專利權者，被查扣人應負擔查扣物之貨櫃延滯費、倉租、裝卸費等有關費用。

第 97-2 條　有下列情形之一，海關應廢止查扣：

一、申請人於海關通知受理查扣之翌日起十二日內，未依第九十六條規定就查扣物為侵害物提起訴訟，並通知海關者。

二、申請人就查扣物為侵害物所提訴訟經法院裁判駁回確定者。

三、查扣物經法院確定判決，不屬侵害專利權之物者。

四、申請人申請廢止查扣者。

五、符合前條第四項規定者。

前項第一款規定之期限，海關得視需要延長十二日。

海關依第一項規定廢止查扣者，應依有關進口貨物通關規定辦理。

查扣因第一項第一款至第四款之事由廢止者，申請人應負擔查扣物之貨櫃延滯費、倉租、裝卸費等有關費用。

第 97-3 條　查扣物經法院確定判決不屬侵害專利權之物者，申請人應賠償被查扣人因查扣或提供第九十七條之一第四項規定保證金所受之損害。

申請人就第九十七條之一第四項規定之保證金，被查扣人就第九十七條之一第二項規定之保證金，與質權人有同一權利。但前條第四項及第九十七條之一第六項規定之貨櫃延滯費、倉租、裝卸費等有關費用，優先於申請人或被查扣人之損害受償。

有下列情形之一者，海關應依申請人之申請，返還第九十七條之一第二項規定之保證金：

一、申請人取得勝訴之確定判決，或與被查扣人達成和解，已無繼續提供保證金之必要者。

二、因前條第一項第一款至第四款規定之事由廢止查扣，致被查扣人受有損害後，或被查扣人取得勝訴之確定判決後，申請人證明已定二十日以上之期間，催告被查扣人行使權利而未行使者。

三、被查扣人同意返還者。

有下列情形之一者，海關應依被查扣人之申請，返還第九十七條之一第四項規定之保證金：

一、因前條第一項第一款至第四款規定之事由廢止查扣，或被查扣人與申請人達成和解，已無繼續提供保證金之必要者。

二、申請人取得勝訴之確定判決後，被查扣人證明已定二十日以上之期間，催告申請人行使權利而未行使者。

三、申請人同意返還者。

第 97-4 條　前三條規定之申請查扣、廢止查扣、檢視查扣物、保證金或擔保之繳納、提供、返還之程序、應備文件及其他應遵行事項之辦法，由主管機關會同財政部定之。

第 98 條　專利物上應標示專利證書號數；不能於專利物上標示者，得於標籤、包裝或以其他足以引起他人認識之顯著方式標示之；其未附加標示者，於請求損害賠償時，應舉證證明侵害人明知或可得而知為專利物。

第 99 條　製造方法專利所製成之物在該製造方法申請專利前，為國內外未見者，他人製造相同之物，推定為以該專利方法所製造。

前項推定得提出反證推翻之。被告證明其製造該相同物之方法與專利方法不同者，為已提出反證。被告舉證所揭示製造及營業祕密之合法權益，應予充分保障。

第 100 條　發明專利訴訟案件，法院應以判決書正本一份送專利專責機關。

第 101 條　舉發案涉及侵權訴訟案件之審理者，專利專責機關得優先審查。

第 102 條　未經認許之外國法人或團體，就本法規定事項得提起民事訴訟。

第 103 條　法院為處理發明專利訴訟案件，得設立專業法庭或指定專人辦理。
司法院得指定侵害專利鑑定專業機構。
法院受理發明專利訴訟案件，得囑託前項機構為鑑定。

第三章　新型專利

第 104 條　新型，指利用自然法則之技術思想，對物品之形狀、構造或組合之創作。

第 105 條　新型有妨害公共秩序或善良風俗者，不予新型專利。

第 106 條　申請新型專利，由專利申請權人備具申請書、說明書、申請專利範圍、摘要及圖式，向專利專責機關申請之。
申請新型專利，以申請書、說明書、申請專利範圍及圖式齊備之日為申請日。
說明書、申請專利範圍及圖式未於申請時提出中文本，而以外文本提出，且於專利專責機關指定期間內補正中文本者，以外文本提出之日為申請日。
未於前項指定期間內補正中文本者，其申請案不予受理。但在處分前補正者，以補正之日為申請日，外文本視為未提出。

第 107 條　申請專利之新型，實質上為二個以上之新型時，經專利專責機關通知，或據申請人申請，得為分割之申請。
分割申請應於下列各款之期間內為之：
一、原申請案處分前。
二、原申請案核准處分書送達後三個月內。

第 108 條　申請發明或設計專利後改請新型專利者，或申請新型專利後改請發明專利者，以原申請案之申請日為改請案之申請日。

改請之申請，有下列情事之一者，不得為之：

一、原申請案准予專利之審定書、處分書送達後。

二、原申請案為發明或設計，於不予專利之審定書送達後逾二個月。

三、原申請案為新型，於不予專利之處分書送達後逾三十日。

改請後之申請案，不得超出原申請案申請時說明書、申請專利範圍或圖式所揭露之範圍。

第 109 條　專利專責機關於形式審查新型專利時，得依申請或依職權通知申請人限期修正說明書、申請專利範圍或圖式。

第 110 條　說明書、申請專利範圍及圖式，依第一百零六條第三項規定，以外文本提出者，其外文本不得修正。

依第一百零六條第三項規定補正之中文本，不得超出申請時外文本所揭露之範圍。

第 111 條　新型專利申請案經形式審查後，應作成處分書送達申請人。

經形式審查不予專利者，處分書應備具理由。

第 112 條　新型專利申請案，經形式審查認有下列各款情事之一，應為不予專利之處分：

一、新型非屬物品形狀、構造或組合者。

二、違反第一百零五條規定者。

三、違反第一百二十條準用第二十六條第四項規定之揭露方式者。

四、違反第一百二十條準用第三十三條規定者。

五、說明書、申請專利範圍或圖式未揭露必要事項，或其揭露明顯不清楚者。

六、修正，明顯超出申請時說明書、申請專利範圍或圖式所揭露之範圍者。

第 113 條　申請專利之新型，經形式審查認無不予專利之情事者，應予專利，並應將申請專利範圍及圖式公告之。

第 114 條　新型專利權期限，自申請日起算十年屆滿。

第 115 條　申請專利之新型經公告後，任何人得向專利專責機關申請新型專利技術報告。

專利專責機關應將申請新型專利技術報告之事實，刊載於專利公報。

專利專責機關應指定專利審查人員作成新型專利技術報告，並由專利審查人員具名。

專利專責機關對於第一項之申請，應就第一百二十條準用第二十二條第一項第一款、第二項、第一百二十條準用第二十三條、第一百二十條準用第三十一條規定之情事，作成新型專利技術報告。

依第一項規定申請新型專利技術報告，如敘明有非專利權人為商業上之實施，並檢附有關證明文件者，專利專責機關應於六個月內完成新型專利技術報告。

新型專利技術報告之申請，於新型專利權當然消滅後，仍得為之。

依第一項所為之申請，不得撤回。

第 116 條　新型專利權人行使新型專利權時，如未提示新型專利技術報告，不得進行警告。

第 117 條　新型專利權人之專利權遭撤銷時，就其於撤銷前，因行使專利權所致他人之損害，應負賠償責任。但其係基於新型專利技術報告之內容，且已盡相當之注意者，不在此限。

第 118 條　新型專利權人除有依第一百二十條準用第七十四條第三項規定之情形外，僅得於下列期間申請更正：

一、新型專利權有新型專利技術報告申請案件受理中。

二、新型專利權有訴訟案件繫屬中。

第 119 條　新型專利權有下列情事之一，任何人得向專利專責機關提起舉發：

一、違反第一百零四條、第一百零五條、第一百零八條第三項、第一百十條第二項、第一百二十條準用第二十二條、第一百二十條準用第二十三條、第一百二十條準用第二十六條、第一百二十條準用第三十一條、第一百二十條準用第三十四條第四項、第六項前段、第一百二十條準用第四十三條第二項、第一百二十條準用第四十四條第三項、第一百二十條準用第六十七條第二項至第四項規定者。

二、專利權人所屬國家對中華民國國民申請專利不予受理者。

三、違反第十二條第一項規定或新型專利權人為非新型專利申請權人者。

以前項第三款情事提起舉發者，限於利害關係人始得為之。

新型專利權得提起舉發之情事，依其核准處分時之規定。但以違反第一百零八條第三項、第一百二十條準用第三十四條第四項、第六項前段、第一百二十條準用第四十三條第二項或第一百二十條準用第六十七條第二項、第四項規定之情事，提起舉發者，依舉發時之規定。

舉發審定書，應由專利審查人員具名。

第 120 條　第二十二條、第二十三條、第二十六條、第二十八條至第三十一條、第三十三條、第三十四條第三項至第七項、第三十五條、第四十三條第二項、第三項、第四十四條第三項、第四十六條第二項、第四十七條第二項、第五十一條、第五十二條第一項、第二項、第四項、第五十八條第一項、第二項、第四項、第五項、第五十九條、第六十二條至第六十五條、第六十七條、第六十八條、第六十九條、第七十條、第七十二條至第八十二條、第八十四條至第九十八條、第一百條至第一百零三條，於新型專利準用之。

第四章　設計專利

第 121 條　設計，指對物品之全部或部分之形狀、花紋、色彩或其結合，透過視覺訴求之創作。

應用於物品之電腦圖像及圖形化使用者介面，亦得依本法申請設計專利。

第 122 條　可供產業上利用之設計，無下列情事之一，得依本法申請取得設計專利：

一、 申請前有相同或近似之設計，已見於刊物者。

二、 申請前有相同或近似之設計，已公開實施者。

三、 申請前已為公眾所知悉者。

設計雖無前項各款所列情事，但為其所屬技藝領域中具有通常知識者依申請前之先前技藝易於思及時，仍不得取得設計專利。

申請人出於本意或非出於本意所致公開之事實發生後六個月內申請者，該事實非屬第一項各款或前項不得取得設計專利之情事。

因申請專利而在我國或外國依法於公報上所為之公開係出於申請人本意者，不適用前項規定。

第 123 條　申請專利之設計，與申請在先而在其申請後始公告之設計專利申請案所附說明書或圖式之內容相同或近似者，不得取得設計專利。但其申請人與申請在先之設計專利申請案之申請人相同者，不在此限。

第 124 條　下列各款，不予設計專利：

一、純功能性之物品造形。

二、純藝術創作。

三、積體電路電路布局及電子電路布局。

四、物品妨害公共秩序或善良風俗者。

第 125 條　申請設計專利，由專利申請權人備具申請書、說明書及圖式，向專利專責機關申請之。

申請設計專利，以申請書、說明書及圖式齊備之日為申請日。

說明書及圖式未於申請時提出中文本，而以外文本提出，且於專利專責機關指定期間內補正中文本者，以外文本提出之日為申請日。

未於前項指定期間內補正中文本者，其申請案不予受理。但在處分前補正者，以補正之日為申請日，外文本視為未提出。

第 126 條　說明書及圖式應明確且充分揭露，使該設計所屬技藝領域中具有通常知識者，能瞭解其內容，並可據以實現。

說明書及圖式之揭露方式，於本法施行細則定之。

第 127 條　同一人有二個以上近似之設計，得申請設計專利及其衍生設計專利。

衍生設計之申請日，不得早於原設計之申請日。

申請衍生設計專利，於原設計專利公告後，不得為之。

同一人不得就與原設計不近似，僅與衍生設計近似之設計申請為衍生設計專利。

第 128 條　相同或近似之設計有二以上之專利申請案時，僅得就其最先申請者，准予設計專利。但後申請者所主張之優先權日早於先申請者之申請日者，不在此限。

前項申請日、優先權日為同日者，應通知申請人協議定之；協議不成時，均不予設計專利。其申請人為同一人時，應通知申請人限期擇一申請；屆期未擇一申請者，均不予設計專利。

各申請人為協議時，專利專責機關應指定相當期間通知申請人申報協議結果；屆期未申報者，視為協議不成。

前三項規定，於下列各款不適用之：

一、原設計專利申請案與衍生設計專利申請案間。

二、同一設計專利申請案有二以上衍生設計專利申請案者，該二以上衍生設計專利申請案間。

第 129 條　申請設計專利，應就每一設計提出申請。

二個以上之物品，屬於同一類別，且習慣上以成組物品販賣或使用者，得以一設計提出申請。

申請設計專利，應指定所施予之物品。

第 130 條　申請專利之設計，實質上為二個以上之設計時，經專利專責機關通知，或據申請人申請，得為分割之申請。

分割申請，應於原申請案再審查審定前為之。

分割後之申請案，應就原申請案已完成之程序續行審查。

第 131 條　申請設計專利後改請衍生設計專利者，或申請衍生設計專利後改請設計專利者，以原申請案之申請日為改請案之申請日。

改請之申請，有下列情事之一者，不得為之：

一、原申請案准予專利之審定書送達後。

二、原申請案不予專利之審定書送達後逾二個月。

改請後之設計或衍生設計，不得超出原申請案申請時說明書或圖式所揭露之範圍。

第 132 條　申請發明或新型專利後改請設計專利者，以原申請案之申請日為改請案之申請日。

改請之申請，有下列情事之一者，不得為之：

一、原申請案准予專利之審定書、處分書送達後。

二、原申請案為發明，於不予專利之審定書送達後逾二個月。
三、原申請案為新型，於不予專利之處分書送達後逾三十日。

改請後之申請案，不得超出原申請案申請時說明書、申請專利範圍或圖式所揭露之範圍。

第 133 條　說明書及圖式，依第一百二十五條第三項規定，以外文本提出者，其外文本不得修正。

第一百二十五條第三項規定補正之中文本，不得超出申請時外文本所揭露之範圍。

第 134 條　設計專利申請案違反第一百二十一條至第一百二十四條、第一百二十六條、第一百二十七條、第一百二十八條第一項至第三項、第一百二十九條第一項、第二項、第一百三十一條第三項、第一百三十二條第三項、第一百三十三條第二項、第一百四十二條第一項準用第三十四條第四項、第一百四十二條第一項準用第四十三條第二項、第一百四十二條第一項準用第四十四條第三項規定者，應為不予專利之審定。

第 135 條　設計專利權期限，自申請日起算十五年屆滿；衍生設計專利權期限與原設計專利權期限同時屆滿。

第 136 條　設計專利權人，除本法另有規定外，專有排除他人未經其同意而實施該設計或近似該設計之權。

設計專利權範圍，以圖式為準，並得審酌說明書。

第 137 條　衍生設計專利權得單獨主張，且及於近似之範圍。

第 138 條　衍生設計專利權，應與其原設計專利權一併讓與、信託、繼承、授權或設定質權。

原設計專利權依第一百四十二條第一項準用第七十條第一項第三款或第四款規定已當然消滅或撤銷確定，其衍生設計專利權有二以上仍存續者，不得單獨讓與、信託、繼承、授權或設定質權。

第 139 條　設計專利權人申請更正專利說明書或圖式，僅得就下列事項為之：

一、誤記或誤譯之訂正。

二、不明瞭記載之釋明。

更正，除誤譯之訂正外，不得超出申請時說明書或圖式所揭露之範圍。

依第一百二十五條第三項規定，說明書及圖式以外文本提出者，其誤譯之訂正，不得超出申請時外文本所揭露之範圍。

更正，不得實質擴大或變更公告時之圖式。

第 140 條　設計專利權人非經被授權人或質權人之同意，不得拋棄專利權。

第 141 條　設計專利權有下列情事之一，任何人得向專利專責機關提起舉發：

一、違反第一百二十一條至第一百二十四條、第一百二十六條、第一百二十七條、第一百二十八條第一項至第三項、第一百三十一條第三項、第一百三十二條第三項、第一百三十三條第二項、第一百三十九條第二項至第四項、第一百四十二條第一項準用第三十四條第四項、第一百四十二條第一項準用第四十三條第二項、第一百四十二條第一項準用第四十四條第三項規定者。

二、專利權人所屬國家對中華民國國民申請專利不予受理者。

三、違反第十二條第一項規定或設計專利權人為非設計專利申請權人者。

以前項第三款情事提起舉發者，限於利害關係人始得為之。

設計專利權得提起舉發之情事，依其核准審定時之規定。但以違反第一百三十一條第三項、第一百三十二條第三項、第一百三十九條第二項、第四項、第一百四十二條第一項準用第三十四條第四項或第一百四十二條第一項準用第四十三條第二項規定之情事，提起舉發者，依舉發時之規定。

第 142 條　第二十八條、第二十九條、第三十四條第三項、第四項、第三十五條、第三十六條、第四十二條、第四十三條第一項至第三項、第四十四條第三項、第四十五條、第四十六條第二項、第四十七條、第四十八條、第五十條、第五十二條第一項、第二項、第四項、第五十八條第二項、第五十九條、第六十二條至第六十五條、第六十八條、第七十條、第七十二條、第七十三條第一項、第三項、第四項、第七十四條至第七十八條、第七十九條第一項、第八十條至第八十二條、第八十四條至第八十六條、第九十二條至第九十八條、第一百條至第一百零三條規定，於設計專利準用之。

第二十八條第一項所定期間，於設計專利申請案為六個月。

第二十九條第二項及第四項所定期間，於設計專利申請案為十個月。

第五十九條第一項第三款但書所定期間，於設計專利申請案為六個月。

第五章　附　則

第 143 條　專利檔案中之申請書件、說明書、申請專利範圍、摘要、圖式及圖說，經專利專責機關認定具保存價值者，應永久保存。

前項以外之專利檔案應依下列規定定期保存：

一、發明專利案除經審定准予專利者保存三十年外，應保存二十年。

二、新型專利案除經處分准予專利者保存十五年外，應保存十年。

三、設計專利案除經審定准予專利者保存二十年外，應保存十五年。

前項專利檔案保存年限，自審定、處分、撤回或視為撤回之日所屬年度之次年首日開始計算。

本法中華民國一百零八年四月十六日修正之條文施行前之專利檔案，其保存年限適用修正施行後之規定。

第 144 條　主管機關為獎勵發明、新型或設計之創作，得訂定獎助辦法。

第 145 條　依第二十五條第三項、第一百零六條第三項及第一百二十五條第三項規定提出之外文本，其外文種類之限定及其他應載明事項之辦法，由主管機關定之。

第 146 條　第九十二條、第一百二十條準用第九十二條、第一百四十二條第一項準用第九十二條規定之申請費、證書費及專利年費，其收費辦法由主管機關定之。

第九十五條、第一百二十條準用第九十五條、第一百四十二條第一項準用第九十五條規定之專利年費減免，其減免條件、年限、金額及其他應遵行事項之辦法，由主管機關定之。

第 147 條　中華民國八十三年一月二十三日前所提出之申請案，不得依第五十三條規定，申請延長專利權期間。

第 148 條　本法中華民國八十三年一月二十一日修正施行前，已審定公告之專利案，其專利權期限，適用修正前之規定。但發明專利案，於世界貿易組織協定在中華民國管轄區域內生效之日，專利權仍存續者，其專利權期限，適用修正施行後之規定。

本法中華民國九十二年一月三日修正之條文施行前，已審定公告之新型專利申請案，其專利權期限，適用修正前之規定。

新式樣專利案，於世界貿易組織協定在中華民國管轄區域內生效之日，專利權仍存續者，其專利權期限，適用本法中華民國八十六年五月七日修正之條文施行後之規定。

第 149 條　本法中華民國一百年十一月二十九日修正之條文施行前，尚未審定之專利申請案，除本法另有規定外，適用修正施行後之規定。

本法中華民國一百年十一月二十九日修正之條文施行前，尚未審定之更正案及舉發案，適用修正施行後之規定。

第 150 條　本法中華民國一百年十一月二十九日修正之條文施行前提出，且依修正前第二十九條規定主張優先權之發明或新型專利申請案，其先申請案尚未公告或不予專利之審定或處分尚未確定者，適用第三十條第一項規定。

本法中華民國一百年十一月二十九日修正之條文施行前已審定之發明專利申請案，未逾第三十四條第二項第二款規定之期間者，適用第三十四條第二項第二款及第六項規定。

第 151 條　第二十二條第三項第二款、第一百二十條準用第二十二條第三項第二款、第一百二十一條第一項有關物品之部分設計、第一百二十一條第二項、第一百二十二條第三項第一款、第一百二十七條、第一百二十九條第二項規定，於本法中華民國一百年十一月二十九日修正之條文施行後，提出之專利申請案，始適用之。

第 152 條　本法中華民國一百年十一月二十九日修正之條文施行前，違反修正前第三十條第二項規定，視為未寄存之發明專利申請案，於修正施行後尚未審定者，適用第二十七條第二項之規定；其有主張優先權，自最早之優先權日起仍在十六個月內者，適用第二十七條第三項之規定。

第 153 條　本法中華民國一百年十一月二十九日修正之條文施行前，依修正前第二十八條第三項、第一百零八條準用第二十八條第三項、第一百二十九條第一項準用第二十八條第三項規定，以違反修正前第二十八條第一項、第一百零八條準用第二十八條第一項、第一百二十九條第一項準用第二十八條第一項規定喪失優先權之專利申請案，於修正施行後尚未審定或處分，且自最早之優先權日起，發明、新型專利申請案仍在十六個月內，設計專利申請案仍在十個月內者，適用第二十九條第四項、第一百二十條準用第二十九條第四項、第一百四十二條第一項準用第二十九條第四項之規定。

本法中華民國一百年十一月二十九日修正之條文施行前，依修正前第二十八條第三項、第一百零八條準用第二十八條第三項、第一百二十九條第一項準用第二十八條第三項規定，以違反修正前第二十八條第二項、第一百零八條準用第二十八條第二項、第一百二十九條第一項準用第二十八條第二項規定喪失優先權之專利申請案，於修正施行後尚未審定或處分，且自最早之優先權日起，發明、新型專利申請案仍在十六個月內，設計專利申請案仍在十個月內者，適用第二十九條第二項、第一百二十條準用第二十九條第二項、第一百四十二條第一項準用第二十九條第二項之規定。

第 154 條　本法中華民國一百年十一月二十九日修正之條文施行前，已提出之延長發明專利權期間申請案，於修正施行後尚未審定，且其發明專利權仍存續者，適用修正施行後之規定。

第 155 條　本法中華民國一百年十一月二十九日修正之條文施行前，有下列情事之一，不適用第五十二條第四項、第七十條第二項、第一百二十條準用第五十二條第四項、第一百二十條準用第七十條第二項、第一百四十二條第一項準用第五十二條第四項、第一百四十二條第一項準用第七十條第二項之規定：

一、依修正前第五十一條第一項、第一百零一條第一項或第一百十三條第一項規定已逾繳費期限，專利權自始不存在者。

二、依修正前第六十六條第三款、第一百零八條準用第六十六條第三款或第一百二十九條第一項準用第六十六條第三款規定，於本法修正施行前，專利權已當然消滅者。

第 156 條　本法中華民國一百年十一月二十九日修正之條文施行前，尚未審定之新式樣專利申請案，申請人得於修正施行後三個月內，申請改為物品之部分設計專利申請案。

第 157 條　本法中華民國一百年十一月二十九日修正之條文施行前，尚未審定之聯合新式樣專利申請案，適用修正前有關聯合新式樣專利之規定。

本法中華民國一百年十一月二十九日修正之條文施行前，尚未審定之聯合新式樣專利申請案，且於原新式樣專利公告前申請者，申請人得於修正施行後三個月內申請改為衍生設計專利申請案。

第 157-1 條　中華民國一百零五年十二月三十日修正之第二十二條、第五十九條、第一百二十二條及第一百四十二條，於施行後提出之專利申請案，始適用之。

第 157-2 條　本法中華民國一百零八年四月十六日修正之條文施行前，尚未審定之專利申請案，除本法另有規定外，適用修正施行後之規定。

本法中華民國一百零八年四月十六日修正之條文施行前，尚未審定之更正案及舉發案，適用修正施行後之規定。

第 157-3 條　本法中華民國一百零八年四月十六日修正之條文施行前，已審定或處分之專利申請案，尚未逾第三十四條第二項第二款、第一百零七條第二項第二款規定之期間者，適用修正施行後之規定。

第 157-4 條　本法中華民國一百零八年四月十六日修正之條文施行之日，設計專利權仍存續者，其專利權期限，適用修正施行後之規定。

本法中華民國一百零八年四月十六日修正之條文施行前，設計專利權因第一百四十二條第一項準用第七十條第一項第三款規定之事由當然消滅，而於修正施行後準用同條第二項規定申請回復專利權者，其專利權期限，適用修正施行後之規定。

第 158 條　本法施行細則，由主管機關定之。

第 159 條　本法之施行日期，由行政院定之。

本法中華民國一百零二年五月三十一日修正之條文，自公布日施行。

著作權法

最新修正日期：民國 108 年 5 月 1 日

第一章　總　則

第 1 條　為保障著作人著作權益，調和社會公共利益，促進國家文化發展，特制定本法。本法未規定者，適用其他法律之規定。

第 2 條　本法主管機關為經濟部。

著作權業務，由經濟部指定專責機關辦理。

第 3 條　本法用詞，定義如下：

一、著作：指屬於文學、科學、藝術或其他學術範圍之創作。

二、著作人：指創作著作之人。

三、著作權：指因著作完成所生之著作人格權及著作財產權。

四、公眾：指不特定人或特定之多數人。但家庭及其正常社交之多數人，不在此限。

五、重製：指以印刷、複印、錄音、錄影、攝影、筆錄或其他方法直接、間接、永久或暫時之重複製作。於劇本、音樂著作或其他類似著作演出或播送時予以錄音或錄影；或依建築設計圖或建築模型建造建築物者，亦屬之。

六、公開口述：指以言詞或其他方法向公眾傳達著作內容。

七、公開播送：指基於公眾直接收聽或收視為目的，以有線電、無線電或其他器材之廣播系統傳送訊息之方法，藉聲音或影像，向公眾傳達著作內容。由原播送人以外之人，以有線電、無線電或其他器材之廣播系統傳送訊息之方法，將原播送之聲音或影像向公眾傳達者，亦屬之。

八、公開上映：指以單一或多數視聽機或其他傳送影像之方法於同一時間向現場或現場以外一定場所之公眾傳達著作內容。

九、公開演出：指以演技、舞蹈、歌唱、彈奏樂器或其他方法向現場之公眾傳達著作內容。以擴音器或其他器材，將原播送之聲音或影像向公眾傳達者，亦屬之。

十、公開傳輸：指以有線電、無線電之網路或其他通訊方法，藉聲音或影像向公眾提供或傳達著作內容，包括使公眾得於其各自選定之時間或地點，以上述方法接收著作內容。

十一、改作：指以翻譯、編曲、改寫、拍攝影片或其他方法就原著作另為創作。

十二、散布：指不問有償或無償，將著作之原件或重製物提供公眾交易或流通。

十三、公開展示：指向公眾展示著作內容。

十四、發行：指權利人散布能滿足公眾合理需要之重製物。

十五、公開發表：指權利人以發行、播送、上映、口述、演出、展示或其他方法向公眾公開提示著作內容。

十六、原件：指著作首次附著之物。

十七、權利管理電子資訊：指於著作原件或其重製物，或於著作向公眾傳達時，所表示足以確認著作、著作名稱、著作人、著作財產權人或其授權之人及利用期間或條件之相關電子資訊；以數字、符號表示此類資訊者，亦屬之。

十八、防盜拷措施：指著作權人所採取有效禁止或限制他人擅自進入或利用著作之設備、器材、零件、技術或其他科技方法。

十九、 網路服務提供者，指提供下列服務者：

(一) 連線服務提供者：透過所控制或營運之系統或網路，以有線或無線方式，提供資訊傳輸、發送、接收，或於前開過程中之中介及短暫儲存之服務者。

(二) 快速存取服務提供者：應使用者之要求傳輸資訊後，透過所控制或營運之系統或網路，將該資訊為中介及暫時儲存，以供其後要求傳輸該資訊之使用者加速進入該資訊之服務者。

(三) 資訊儲存服務提供者：透過所控制或營運之系統或網路，應使用者之要求提供資訊儲存之服務者。

(四) 搜尋服務提供者：提供使用者有關網路資訊之索引、參考或連結之搜尋或連結之服務者。

前項第八款所定現場或現場以外一定場所，包含電影院、俱樂部、錄影帶或碟影片播映場所、旅館房間、供公眾使用之交通工具或其他供不特定人進出之場所。

第 4 條　外國人之著作合於下列情形之一者，得依本法享有著作權。但條約或協定另有約定，經立法院議決通過者，從其約定：

一、 於中華民國管轄區域內首次發行，或於中華民國管轄區域外首次發行後三十日內在中華民國管轄區域內發行者。但以該外國人之本國，對中華民國人之著作，在相同之情形下，亦予保護且經查證屬實者為限。

二、 依條約、協定或其本國法令、慣例，中華民國人之著作得在該國享有著作權者。

第二章 著 作

第 5 條　本法所稱著作，例示如下：

一、語文著作。

二、音樂著作。

三、戲劇、舞蹈著作。

四、美術著作。

五、攝影著作。

六、圖形著作。

七、視聽著作。

八、錄音著作。

九、建築著作。

十、電腦程式著作。

前項各款著作例示內容，由主管機關訂定之。

第 6 條　就原著作改作之創作為衍生著作，以獨立之著作保護之。

衍生著作之保護，對原著作之著作權不生影響。

第 7 條　就資料之選擇及編排具有創作性者為編輯著作，以獨立之著作保護之。

編輯著作之保護，對其所收編著作之著作權不生影響。

第 7-1 條　表演人對既有著作或民俗創作之表演，以獨立之著作保護之。

表演之保護，對原著作之著作權不生影響。

第 8 條　二人以上共同完成之著作，其各人之創作，不能分離利用者，為共同著作。

第 9 條　下列各款不得為著作權之標的：

一、憲法、法律、命令或公文。

二、中央或地方機關就前款著作作成之翻譯物或編輯物。

三、標語及通用之符號、名詞、公式、數表、表格、簿冊或時曆。

四、 單純為傳達事實之新聞報導所作成之語文著作。

五、 依法令舉行之各類考試試題及其備用試題。

前項第一款所稱公文，包括公務員於職務上草擬之文告、講稿、新聞稿及其他文書。

第三章　著作人及著作權

第一節　通　則

第 10 條　著作人於著作完成時享有著作權。但本法另有規定者，從其規定。

第 10-1 條　依本法取得之著作權，其保護僅及於該著作之表達，而不及於其所表達之思想、程序、製程、系統、操作方法、概念、原理、發現。

第二節　著作人

第 11 條　受雇人於職務上完成之著作，以該受雇人為著作人。但契約約定以雇用人為著作人者，從其約定。

依前項規定，以受雇人為著作人者，其著作財產權歸雇用人享有。但契約約定其著作財產權歸受雇人享有者，從其約定。

前二項所稱受雇人，包括公務員。

第 12 條　出資聘請他人完成之著作，除前條情形外，以該受聘人為著作人。但契約約定以出資人為著作人者，從其約定。

依前項規定，以受聘人為著作人者，其著作財產權依契約約定歸受聘人或出資人享有。未約定著作財產權之歸屬者，其著作財產權歸受聘人享有。

依前項規定著作財產權歸受聘人享有者，出資人得利用該著作。

第 13 條　在著作之原件或其已發行之重製物上，或將著作公開發表時，以通常之方法表示著作人之本名或眾所周知之別名者，推定為該著作之著作人。

前項規定，於著作發行日期、地點及著作財產權人之推定，準用之。

第 14 條　（刪除）

第三節　著作人格權

第 15 條　著作人就其著作享有公開發表之權利。但公務員，依第十一條及第十二條規定為著作人，而著作財產權歸該公務員隸屬之法人享有者，不適用之。

有下列情形之一者，推定著作人同意公開發表其著作：

一、著作人將其尚未公開發表著作之著作財產權讓與他人或授權他人利用時，因著作財產權之行使或利用而公開發表者。

二、著作人將其尚未公開發表之美術著作或攝影著作之著作原件或其重製物讓與他人，受讓人以其著作原件或其重製物公開展示者。

三、依學位授予法撰寫之碩士、博士論文，著作人已取得學位者。

依第十一條第二項及第十二條第二項規定，由雇用人或出資人自始取得尚未公開發表著作之著作財產權者，因其著作財產權之讓與、行使或利用而公開發表者，視為著作人同意公開發表其著作。

前項規定，於第十二條第三項準用之。

第 16 條　著作人於著作之原件或其重製物上或於著作公開發表時，有表示其本名、別名或不具名之權利。著作人就其著作所生之衍生著作，亦有相同之權利。
前條第一項但書規定，於前項準用之。
利用著作之人，得使用自己之封面設計，並加冠設計人或主編之姓名或名稱。但著作人有特別表示或違反社會使用慣例者，不在此限。
依著作利用之目的及方法，於著作人之利益無損害之虞，且不違反社會使用慣例者，得省略著作人之姓名或名稱。

第 17 條　著作人享有禁止他人以歪曲、割裂、竄改或其他方法改變其著作之內容、形式或名目致損害其名譽之權利。

第 18 條　著作人死亡或消滅者，關於其著作人格權之保護，視同生存或存續，任何人不得侵害。但依利用行為之性質及程度、社會之變動或其他情事可認為不違反該著作人之意思者，不構成侵害。

第 19 條　共同著作之著作人格權，非經著作人全體同意，不得行使之。各著作人無正當理由者，不得拒絕同意。
共同著作之著作人，得於著作人中選定代表人行使著作人格權。
對於前項代表人之代表權所加限制，不得對抗善意第三人。

第 20 條　未公開發表之著作原件及其著作財產權，除作為買賣之標的或經本人允諾者外，不得作為強制執行之標的。

第 21 條　著作人格權專屬於著作人本身，不得讓與或繼承。

第四節　著作財產權

第一款　著作財產權之種類

第 22 條　著作人除本法另有規定外，專有重製其著作之權利。

表演人專有以錄音、錄影或攝影重製其表演之權利。
前二項規定，於專為網路合法中繼性傳輸，或合法使用著作，屬技術操作過程中必要之過渡性、附帶性而不具獨立經濟意義之暫時性重製，不適用之。但電腦程式著作，不在此限。
前項網路合法中繼性傳輸之暫時性重製情形，包括網路瀏覽、快速存取或其他為達成傳輸功能之電腦或機械本身技術上所不可避免之現象。

第 23 條　著作人專有公開口述其語文著作之權利。

第 24 條　著作人除本法另有規定外，專有公開播送其著作之權利。
表演人就其經重製或公開播送後之表演，再公開播送者，不適用前項規定。

第 25 條　著作人專有公開上映其視聽著作之權利。

第 26 條　著作人除本法另有規定外，專有公開演出其語文、音樂或戲劇、舞蹈著作之權利。
表演人專有以擴音器或其他器材公開演出其表演之權利。但將表演重製後或公開播送後再以擴音器或其他器材公開演出者，不在此限。
錄音著作經公開演出者，著作人得請求公開演出之人支付使用報酬。

第 26-1 條　著作人除本法另有規定外，專有公開傳輸其著作之權利。
表演人就其經重製於錄音著作之表演，專有公開傳輸之權利。

第 27 條　著作人專有公開展示其未發行之美術著作或攝影著作之權利。

第 28 條　著作人專有將其著作改作成衍生著作或編輯成編輯著作之權利。但表演不適用之。

第 28-1 條　著作人除本法另有規定外，專有以移轉所有權之方式，散布其著作之權利。

表演人就其經重製於錄音著作之表演，專有以移轉所有權之方式散布之權利。

第 29 條　著作人除本法另有規定外，專有出租其著作之權利。
表演人就其經重製於錄音著作之表演，專有出租之權利。

第 29-1 條　依第十一條第二項或第十二條第二項規定取得著作財產權之雇用人或出資人，專有第二十二條至第二十九條規定之權利。

第二款　著作財產權之存續期間

第 30 條　著作財產權，除本法另有規定外，存續於著作人之生存期間及其死亡後五十年。
著作於著作人死亡後四十年至五十年間首次公開發表者，著作財產權之期間，自公開發表時起存續十年。

第 31 條　共同著作之著作財產權，存續至最後死亡之著作人死亡後五十年。

第 32 條　別名著作或不具名著作之著作財產權，存續至著作公開發表後五十年。但可證明其著作人死亡已逾五十年者，其著作財產權消滅。
前項規定，於著作人之別名為眾所周知者，不適用之。

第 33 條　法人為著作人之著作，其著作財產權存續至其著作公開發表後五十年。但著作在創作完成時起算五十年內未公開發表者，其著作財產權存續至創作完成時起五十年。

第 34 條　攝影、視聽、錄音及表演之著作財產權存續至著作公開發表後五十年。
前條但書規定，於前項準用之。

第 35 條　第三十條至第三十四條所定存續期間，以該期間屆滿當年之末日為期間之終止。
繼續或逐次公開發表之著作，依公開發表日計算著作財產權存續期間時，如各次公開發表能獨立成一著作者，著作財產權存續期間自各別公開發表日起算。如各次公開發表不能獨立成一著作者，以能獨立成一著作時之公開發表日起算。

前項情形，如繼續部分未於前次公開發表日後三年內公開發表者，其著作財產權存續期間自前次公開發表日起算。

第三款　著作財產權之讓與、行使及消滅

第 36 條　著作財產權得全部或部分讓與他人或與他人共有。

著作財產權之受讓人，在其受讓範圍內，取得著作財產權。

著作財產權讓與之範圍依當事人之約定；其約定不明之部分，推定為未讓與。

第 37 條　著作財產權人得授權他人利用著作，其授權利用之地域、時間、內容、利用方法或其他事項，依當事人之約定；其約定不明之部分，推定為未授權。

前項授權不因著作財產權人嗣後將其著作財產權讓與或再為授權而受影響。

非專屬授權之被授權人非經著作財產權人同意，不得將其被授與之權利再授權第三人利用。

專屬授權之被授權人在被授權範圍內，得以著作財產權人之地位行使權利，並得以自己名義為訴訟上之行為。著作財產權人在專屬授權範圍內，不得行使權利。

第二項至前項規定，於中華民國九十年十一月十二日本法修正施行前所為之授權，不適用之。

有下列情形之一者，不適用第七章規定。但屬於著作權集體管理團體管理之著作，不在此限：

一、音樂著作經授權重製於電腦伴唱機者，利用人利用該電腦伴唱機公開演出該著作。

二、將原播送之著作再公開播送。

三、以擴音器或其他器材，將原播送之聲音或影像向公眾傳達。

四、著作經授權重製於廣告後，由廣告播送人就該廣告為公開播送或同步公開傳輸，向公眾傳達。

第 38 條　（刪除）

第 39 條　以著作財產權為質權之標的物者，除設定時另有約定外，著作財產權人得行使其著作財產權。

第 40 條　共同著作各著作人之應有部分，依共同著作人間之約定定之；無約定者，依各著作人參與創作之程度定之。各著作人參與創作之程度不明時，推定為均等。

共同著作之著作人拋棄其應有部分者，其應有部分由其他共同著作人依其應有部分之比例分享之。

前項規定，於共同著作之著作人死亡無繼承人或消滅後無承受人者，準用之。

第 40-1 條　共有之著作財產權，非經著作財產權人全體同意，不得行使之；各著作財產權人非經其他共有著作財產權人之同意，不得以其應有部分讓與他人或為他人設定質權。各著作財產權人，無正當理由者，不得拒絕同意。

共有著作財產權人，得於著作財產權人中選定代表人行使著作財產權。對於代表人之代表權所加限制，不得對抗善意第三人。

前條第二項及第三項規定，於共有著作財產權準用之。

第 41 條　著作財產權人投稿於新聞紙、雜誌或授權公開播送著作者，除另有約定外，推定僅授與刊載或公開播送一次之權利，對著作財產權人之其他權利不生影響。

第 42 條　著作財產權因存續期間屆滿而消滅。於存續期間內，有下列情形之一者，亦同：

一、著作財產權人死亡，其著作財產權依法應歸屬國庫者。

二、著作財產權人為法人，於其消滅後，其著作財產權依法應歸屬於地方自治團體者。

第 43 條　著作財產權消滅之著作，除本法另有規定外，任何人均得自由利用。

第四款　著作財產權之限制

第 44 條　中央或地方機關，因立法或行政目的所需，認有必要將他人著作列為內部參考資料時，在合理範圍內，得重製他人之著作。但依該著作之種類、用途及其重製物之數量、方法，有害於著作財產權人之利益者，不在此限。

第 45 條　專為司法程序使用之必要，在合理範圍內，得重製他人之著作。
前條但書規定，於前項情形準用之。

第 46 條　依法設立之各級學校及其擔任教學之人，為學校授課需要，在合理範圍內，得重製他人已公開發表之著作。
第四十四條但書規定，於前項情形準用之。

第 47 條　為編製依法令應經教育行政機關審定之教科用書，或教育行政機關編製教科用書者，在合理範圍內，得重製、改作或編輯他人已公開發表之著作。
前項規定，於編製附隨於該教科用書且專供教學之人教學用之輔助用品，準用之。但以由該教科用書編製者編製為限。
依法設立之各級學校或教育機構，為教育目的之必要，在合理範圍內，得公開播送他人已公開發表之著作。
前三項情形，利用人應將利用情形通知著作財產權人並支付使用報酬。使用報酬率，由主管機關定之。

第 48 條　供公眾使用之圖書館、博物館、歷史館、科學館、藝術館或其他文教機構，於下列情形之一，得就其收藏之著作重製之：

一、應閱覽人供個人研究之要求，重製已公開發表著作之一部分，或期刊或已公開發表之研討會論文集之單篇著作，每人以一份為限。

二、基於保存資料之必要者。

三、就絕版或難以購得之著作，應同性質機構之要求者。

第 48-1 條　中央或地方機關、依法設立之教育機構或供公眾使用之圖書館，得重製下列已公開發表之著作所附之摘要：

一、依學位授予法撰寫之碩士、博士論文，著作人已取得學位者。

二、刊載於期刊中之學術論文。

三、已公開發表之研討會論文集或研究報告。

第 49 條　以廣播、攝影、錄影、新聞紙、網路或其他方法為時事報導者，在報導之必要範圍內，得利用其報導過程中所接觸之著作。

第 50 條　以中央或地方機關或公法人之名義公開發表之著作，在合理範圍內，得重製、公開播送或公開傳輸。

第 51 條　供個人或家庭為非營利之目的，在合理範圍內，得利用圖書館及非供公眾使用之機器重製已公開發表之著作。

第 52 條　為報導、評論、教學、研究或其他正當目的之必要，在合理範圍內，得引用已公開發表之著作。

第 53 條　中央或地方政府機關、非營利機構或團體、依法立案之各級學校，為專供視覺障礙者、學習障礙者、聽覺障礙者或其他感知著作有困難之障礙者使用之目的，得以翻譯、點字、錄音、數位轉換、口述影像、附加手語或其他方式利用已公開發表之著作。

前項所定障礙者或其代理人為供該障礙者個人非營利使用，準用前項規定。

依前二項規定製作之著作重製物，得於前二項所定障礙者、中央或地方政府機關、非營利機構或團體、依法立案之各級學校間散布或公開傳輸。

第 54 條　中央或地方機關、依法設立之各級學校或教育機構辦理之各種考試，得重製已公開發表之著作，供為試題之用。但已公開發表之著作如為試題者，不適用之。

第 55 條　非以營利為目的，未對觀眾或聽眾直接或間接收取任何費用，且未對表演人支付報酬者，得於活動中公開口述、公開播送、公開上映或公開演出他人已公開發表之著作。

第 56 條　廣播或電視，為公開播送之目的，得以自己之設備錄音或錄影該著作。但以其公開播送業經著作財產權人之授權或合於本法規定者為限。

前項錄製物除經著作權專責機關核准保存於指定之處所外，應於錄音或錄影後六個月內銷燬之。

第 56-1 條　為加強收視效能，得以依法令設立之社區共同天線同時轉播依法設立無線電視臺播送之著作，不得變更其形式或內容。

第 57 條　美術著作或攝影著作原件或合法重製物之所有人或經其同意之人，得公開展示該著作原件或合法重製物。

前項公開展示之人，為向參觀人解說著作，得於說明書內重製該著作。

第 58 條　於街道、公園、建築物之外壁或其他向公眾開放之戶外場所長期展示之美術著作或建築著作，除下列情形外，得以任何方法利用之：

一、以建築方式重製建築物。

二、以雕塑方式重製雕塑物。

三、為於本條規定之場所長期展示目的所為之重製。

四、專門以販賣美術著作重製物為目的所為之重製。

第 59 條　合法電腦程式著作重製物之所有人得因配合其所使用機器之需要，修改其程式，或因備用存檔之需要重製其程式。但限於該所有人自行使用。

前項所有人因滅失以外之事由，喪失原重製物之所有權者，除經著作財產權人同意外，應將其修改或重製之程式銷燬之。

第 59-1 條　在中華民國管轄區域內取得著作原件或其合法重製物所有權之人，得以移轉所有權之方式散布之。

第 60 條　著作原件或其合法著作重製物之所有人，得出租該原件或重製物。但錄音及電腦程式著作，不適用之。

附含於貨物、機器或設備之電腦程式著作重製物，隨同貨物、機器或設備合法出租且非該項出租之主要標的物者，不適用前項但書之規定。

第 61 條　揭載於新聞紙、雜誌或網路上有關政治、經濟或社會上時事問題之論述，得由其他新聞紙、雜誌轉載或由廣播或電視公開播送，或於網路上公開傳輸。但經註明不許轉載、公開播送或公開傳輸者，不在此限。

第 62 條　政治或宗教上之公開演說、裁判程序及中央或地方機關之公開陳述，任何人得利用之。但專就特定人之演說或陳述，編輯成編輯著作者，應經著作財產權人之同意。

第 63 條　依第四十四條、第四十五條、第四十八條第一款、第四十八條之一至第五十條、第五十二條至第五十五條、第六十一條及第六十二條規定得利用他人著作者，得翻譯該著作。

依第四十六條及第五十一條規定得利用他人著作者，得改作該著作。

依第四十六條至第五十條、第五十二條至第五十四條、第五十七條第二項、第五十八條、第六十一條及第六十二條規定利用他人著作者，得散布該著作。

第 64 條　依第四十四條至第四十七條、第四十八條之一至第五十條、第五十二條、第五十三條、第五十五條、第五十七條、第五十八條、第六十條至第六十三條規定利用他人著作者，應明示其出處。

前項明示出處，就著作人之姓名或名稱，除不具名著作或著作人不明者外，應以合理之方式為之。

第 65 條　著作之合理使用，不構成著作財產權之侵害。

著作之利用是否合於第四十四條至第六十三條所定之合理範圍或其他合理使用之情形，應審酌一切情狀，尤應注意下列事項，以為判斷之基準：

一、利用之目的及性質，包括係為商業目的或非營利教育目的。

二、著作之性質。

三、所利用之質量及其在整個著作所占之比例。

四、利用結果對著作潛在市場與現在價值之影響。

著作權人團體與利用人團體就著作之合理使用範圍達成協議者，得為前項判斷之參考。

前項協議過程中，得諮詢著作權專責機關之意見。

第 66 條　第四十四條至第六十三條及第六十五條規定，對著作人之著作人格權不生影響。

第五款　著作利用之強制授權

第 67 條　（刪除）

第 68 條　（刪除）

第 69 條　錄有音樂著作之銷售用錄音著作發行滿六個月，欲利用該音樂著作錄製其他銷售用錄音著作者，經申請著作權專責機關許可強制授權，並給付使用報酬後，得利用該音樂著作，另行錄製。

前項音樂著作強制授權許可、使用報酬之計算方式及其他應遵行事項之辦法，由主管機關定之。

第 70 條　依前條規定利用音樂著作者，不得將其錄音著作之重製物銷售至中華民國管轄區域外。

第 71 條　依第六十九條規定，取得強制授權之許可後，發現其申請有虛偽情事者，著作權專責機關應撤銷其許可。
依第六十九條規定，取得強制授權之許可後，未依著作權專責機關許可之方式利用著作者，著作權專責機關應廢止其許可。

第 72 條　（刪除）

第 73 條　（刪除）

第 74 條　（刪除）

第 75 條　（刪除）

第 76 條　（刪除）

第 77 條　（刪除）

第 78 條　（刪除）

第四章　製版權

第 79 條　無著作財產權或著作財產權消滅之文字著述或美術著作，經製版人就文字著述整理印刷，或就美術著作原件以影印、印刷或類似方式重製首次發行，並依法登記者，製版人就其版面，專有以影印、印刷或類似方式重製之權利。
製版人之權利，自製版完成時起算存續十年。
前項保護期間，以該期間屆滿當年之末日，為期間之終止。
製版權之讓與或信託，非經登記，不得對抗第三人。
製版權登記、讓與登記、信託登記及其他應遵行事項之辦法，由主管機關定之。

第 80 條　第四十二條及第四十三條有關著作財產權消滅之規定、第四十四條至第四十八條、第四十九條、第五十一條、第五十二條、第五十四條、第六十四條及第六十五條關於著作財產權限制之規定，於製版權準用之。

第四章之一　著作利用之強制授權

第 80-1 條　著作權人所為之權利管理電子資訊，不得移除或變更。但有下列情形之一者，不在此限：

一、因行為時之技術限制，非移除或變更著作權利管理電子資訊即不能合法利用該著作。

二、錄製或傳輸系統轉換時，其轉換技術上必要之移除或變更。

明知著作權利管理電子資訊，業經非法移除或變更者，不得散布或意圖散布而輸入或持有該著作原件或其重製物，亦不得公開播送、公開演出或公開傳輸。

第 80-2 條　著作權人所採取禁止或限制他人擅自進入著作之防盜拷措施，未經合法授權不得予以破解、破壞或以其他方法規避之。

破解、破壞或規避防盜拷措施之設備、器材、零件、技術或資訊，未經合法授權不得製造、輸入、提供公眾使用或為公眾提供服務。

前二項規定，於下列情形不適用之：

一、為維護國家安全者。

二、中央或地方機關所為者。

三、檔案保存機構、教育機構或供公眾使用之圖書館，為評估是否取得資料所為者。

四、為保護未成年人者。

五、為保護個人資料者。

六、為電腦或網路進行安全測試者。

七、為進行加密研究者。

八、為進行還原工程者。

九、為依第四十四條至第六十三條及第六十五條規定利用他人著作者。

十、其他經主管機關所定情形。

前項各款之內容，由主管機關定之，並定期檢討。

第五章　著作權集體管理團體與著作權審議及調解委員會

第 81 條　著作財產權人為行使權利、收受及分配使用報酬，經著作權專責機關之許可，得組成著作權集體管理團體。

專屬授權之被授權人，亦得加入著作權集體管理團體。

第一項團體之許可設立、組織、職權及其監督、輔導，另以法律定之。

第 82 條　著作權專責機關應設置著作權審議及調解委員會，辦理下列事項：

一、第四十七條第四項規定使用報酬率之審議。

二、著作權集體管理團體與利用人間，對使用報酬爭議之調解。

三、著作權或製版權爭議之調解。

四、其他有關著作權審議及調解之諮詢。

前項第三款所定爭議之調解，其涉及刑事者，以告訴乃論罪之案件為限。

第 82-1 條　著作權專責機關應於調解成立後七日內，將調解書送請管轄法院審核。

前項調解書，法院應盡速審核，除有違反法令、公序良俗或不能強制執行者外，應由法官簽名並蓋法院印信，除抽存一份外，發還著作權專責機關送達當事人。

法院未予核定之事件，應將其理由通知著作權專責機關。

第 82-2 條　調解經法院核定後，當事人就該事件不得再行起訴、告訴或自訴。

前項經法院核定之民事調解，與民事確定判決有同一之效力；經法院核定之刑事調解，以給付金錢或其他代替物或有價證券之一定數量為標的者，其調解書具有執行名義。

第 82-3 條　民事事件已繫屬於法院，在判決確定前，調解成立，並經法院核定者，視為於調解成立時撤回起訴。

刑事事件於偵查中或第一審法院辯論終結前，調解成立，經法院核定，並經當事人同意撤回者，視為於調解成立時撤回告訴或自訴。

第 82-4 條　民事調解經法院核定後，有無效或得撤銷之原因者，當事人得向原核定法院提起宣告調解無效或撤銷調解之訴。

前項訴訟，當事人應於法院核定之調解書送達後三十日內提起之。

第 83 條　前條著作權審議及調解委員會之組織規程及有關爭議之調解辦法，由主管機關擬訂，報請行政院核定後發布之。

第六章　權利侵害之救濟

第 84 條　著作權人或製版權人對於侵害其權利者，得請求排除之，有侵害之虞者，得請求防止之。

第 85 條　侵害著作人格權者，負損害賠償責任。雖非財產上之損害，被害人亦得請求賠償相當之金額。

前項侵害，被害人並得請求表示著作人之姓名或名稱、更正內容或為其他回復名譽之適當處分。

第 86 條　著作人死亡後，除其遺囑另有指定外，下列之人，依順序對於違反第十八條或有違反之虞者，得依第八十四條及前條第二項規定，請求救濟：

一、配偶。

二、子女。
三、父母。
四、孫子女。
五、兄弟姊妹。
六、祖父母。

第 87 條　有下列情形之一者，除本法另有規定外，視為侵害著作權或製版權：
一、以侵害著作人名譽之方法利用其著作者。
二、明知為侵害製版權之物而散布或意圖散布而公開陳列或持有者。
三、輸入未經著作財產權人或製版權人授權重製之重製物或製版物者。
四、未經著作財產權人同意而輸入著作原件或其國外合法重製物者。
五、以侵害電腦程式著作財產權之重製物作為營業之使用者。
六、明知為侵害著作財產權之物而以移轉所有權或出租以外之方式散布者，或明知為侵害著作財產權之物，意圖散布而公開陳列或持有者。
七、未經著作財產權人同意或授權，意圖供公眾透過網路公開傳輸或重製他人著作，侵害著作財產權，對公眾提供可公開傳輸或重製著作之電腦程式或其他技術，而受有利益者。
八、明知他人公開播送或公開傳輸之著作侵害著作財產權，意圖供公眾透過網路接觸該等著作，有下列情形之一而受有利益者：
（一）提供公眾使用匯集該等著作網路位址之電腦程式。
（二）指導、協助或預設路徑供公眾使用前目之電腦程式。

（三） 製造、輸入或銷售載有第一目之電腦程式之設備或器材。

前項第七款、第八款之行為人，採取廣告或其他積極措施，教唆、誘使、煽惑、說服公眾利用者，為具備該款之意圖。

第 87-1 條 有下列情形之一者，前條第四款之規定，不適用之：

一、為供中央或地方機關之利用而輸入。但為供學校或其他教育機構之利用而輸入或非以保存資料之目的而輸入視聽著作原件或其重製物者，不在此限。

二、為供非營利之學術、教育或宗教機構保存資料之目的而輸入視聽著作原件或一定數量重製物，或為其圖書館借閱或保存資料之目的而輸入視聽著作以外之其他著作原件或一定數量重製物，並應依第四十八條規定利用之。

三、為供輸入者個人非散布之利用或屬入境人員行李之一部分而輸入著作原件或一定數量重製物者。

四、中央或地方政府機關、非營利機構或團體、依法立案之各級學校，為專供視覺障礙者、學習障礙者、聽覺障礙者或其他感知著作有困難之障礙者使用之目的，得輸入以翻譯、點字、錄音、數位轉換、口述影像、附加手語或其他方式重製之著作重製物，並應依第五十三條規定利用之。

五、附含於貨物、機器或設備之著作原件或其重製物，隨同貨物、機器或設備之合法輸入而輸入者，該著作原件或其重製物於使用或操作貨物、機器或設備時不得重製。

六、附屬於貨物、機器或設備之說明書或操作手冊，隨同貨物、機器或設備之合法輸入而輸入者。但以說明書或操作手冊為主要輸入者，不在此限。

前項第二款及第三款之一定數量，由主管機關另定之。

第 88 條　因故意或過失不法侵害他人之著作財產權或製版權者，負損害賠償責任。

數人共同不法侵害者，連帶負賠償責任。

前項損害賠償，被害人得依下列規定擇一請求：

一、依民法第二百十六條之規定請求。但被害人不能證明其損害時，得以其行使權利依通常情形可得預期之利益，減除被侵害後行使同一權利所得利益之差額，為其所受損害。

二、請求侵害人因侵害行為所得之利益。但侵害人不能證明其成本或必要費用時，以其侵害行為所得之全部收入，為其所得利益。

依前項規定，如被害人不易證明其實際損害額，得請求法院依侵害情節，在新臺幣一萬元以上一百萬元以下酌定賠償額。如損害行為屬故意且情節重大者，賠償額得增至新臺幣五百萬元。

第 88-1 條　依第八十四條或前條第一項請求時，對於侵害行為作成之物或主要供侵害所用之物，得請求銷燬或為其他必要之處置。

第 89 條　被害人得請求由侵害人負擔費用，將判決書內容全部或一部登載新聞紙、雜誌。

第 89-1 條　第八十五條及第八十八條之損害賠償請求權，自請求權人知有損害及賠償義務人時起，二年間不行使而消滅。自有侵權行為時起，逾十年者亦同。

第 90 條　共同著作之各著作權人，對於侵害其著作權者，得各依本章之規定，請求救濟，並得按其應有部分，請求損害賠償。

前項規定，於因其他關係成立之共有著作財產權或製版權之共有人準用之。

第 90-1 條　著作權人或製版權人對輸入或輸出侵害其著作權或製版權之物者，得申請海關先予查扣。

前項申請應以書面為之，並釋明侵害之事實，及提供相當於海關核估該進口貨物完稅價格或出口貨物離岸價格之保證金，作為被查扣人因查扣所受損害之賠償擔保。

海關受理查扣之申請，應即通知申請人。如認符合前項規定而實施查扣時，應以書面通知申請人及被查扣人。

申請人或被查扣人，得向海關申請檢視被查扣之物。

查扣之物，經申請人取得法院民事確定判決，屬侵害著作權或製版權者，由海關予以沒入。沒入物之貨櫃延滯費、倉租、裝卸費等有關費用暨處理銷燬費用應由被查扣人負擔。

前項處理銷燬所需費用，經海關限期通知繳納而不繳納者，依法移送強制執行。

有下列情形之一者，除由海關廢止查扣依有關進出口貨物通關規定辦理外，申請人並應賠償被查扣人因查扣所受損害：

一、查扣之物經法院確定判決，不屬侵害著作權或製版權之物者。

二、海關於通知申請人受理查扣之日起十二日內，未被告知就查扣物為侵害物之訴訟已提起者。

三、申請人申請廢止查扣者。

前項第二款規定之期限，海關得視需要延長十二日。

有下列情形之一者，海關應依申請人之申請返還保證金：

一、申請人取得勝訴之確定判決或與被查扣人達成和解，已無繼續提供保證金之必要者。

二、廢止查扣後，申請人證明已定二十日以上之期間，催告被查扣人行使權利而未行使者。

三、被查扣人同意返還者。

被查扣人就第二項之保證金與質權人有同一之權利。

海關於執行職務時，發現進出口貨物外觀顯有侵害著作權之嫌者，得於一個工作日內通知權利人並通知進出口人提供授權資料。權利人接獲通知後對於空運出口貨物應於四小時內，空運進口及海運進出口貨物應於一個工作日內至海關協助認定。權利人不明或無法通知，或權利人未於通知期限內至海關協助認定，或經權利人認定系爭標的物未侵權者，若無違反其他通關規定，海關應即放行。

經認定疑似侵權之貨物，海關應採行暫不放行措施。

海關採行暫不放行措施後，權利人於三個工作日內，未依第一項至第十項向海關申請查扣，或未採行保護權利之民事、刑事訴訟程序，若無違反其他通關規定，海關應即放行。

第 90-2 條　前條之實施辦法，由主管機關會同財政部定之。

第 90-3 條　違反第八十條之一或第八十條之二規定，致著作權人受損害者，負賠償責任。數人共同違反者，負連帶賠償責任。

第八十四條、第八十八條之一、第八十九條之一及第九十條之一規定，於違反第八十條之一或第八十條之二規定者，準用之。

第六章之一　網路服務提供者之民事免責事由

第 90-4 條　符合下列規定之網路服務提供者，適用第九十條之五至第九十條之八之規定：

一、以契約、電子傳輸、自動偵測系統或其他方式，告知使用者其著作權或製版權保護措施，並確實履行該保護措施。

二、以契約、電子傳輸、自動偵測系統或其他方式，告知使用者若有三次涉有侵權情事，應終止全部或部分服務。

三、公告接收通知文件之聯繫窗口資訊。

四、執行第三項之通用辨識或保護技術措施。

連線服務提供者於接獲著作權人或製版權人就其使用者所為涉有侵權行為之通知後，將該通知以電子郵件轉送該使用者，視為符合前項第一款規定。

著作權人或製版權人已提供為保護著作權或製版權之通用辨識或保護技術措施，經主管機關核可者，網路服務提供者應配合執行之。

第 90-5 條　有下列情形者，連線服務提供者對其使用者侵害他人著作權或製版權之行為，不負賠償責任：

一、所傳輸資訊，係由使用者所發動或請求。

二、資訊傳輸、發送、連結或儲存，係經由自動化技術予以執行，且連線服務提供者未就傳輸之資訊為任何篩選或修改。

第 90-6 條　有下列情形者，快速存取服務提供者對其使用者侵害他人著作權或製版權之行為，不負賠償責任：

一、未改變存取之資訊。

二、於資訊提供者就該自動存取之原始資訊為修改、刪除或阻斷時，透過自動化技術為相同之處理。

三、經著作權人或製版權人通知其使用者涉有侵權行為後，立即移除或使他人無法進入該涉有侵權之內容或相關資訊。

第 90-7 條　有下列情形者，資訊儲存服務提供者對其使用者侵害他人著作權或製版權之行為，不負賠償責任：

一、對使用者涉有侵權行為不知情。

二、未直接自使用者之侵權行為獲有財產上利益。

三、經著作權人或製版權人通知其使用者涉有侵權行為後，立即移除或使他人無法進入該涉有侵權之內容或相關資訊。

第 90-8 條　有下列情形者，搜尋服務提供者對其使用者侵害他人著作權或製版權之行為，不負賠償責任：

一、對所搜尋或連結之資訊涉有侵權不知情。

二、未直接自使用者之侵權行為獲有財產上利益。

三、經著作權人或製版權人通知其使用者涉有侵權行為後，立即移除或使他人無法進入該涉有侵權之內容或相關資訊。

第 90-9 條　資訊儲存服務提供者應將第九十條之七第三款處理情形，依其與使用者約定之聯絡方式或使用者留存之聯絡資訊，轉送該涉有侵權之使用者。但依其提供服務之性質無法通知者，不在此限。

前項之使用者認其無侵權情事者，得檢具回復通知文件，要求資訊儲存服務提供者回復其被移除或使他人無法進入之內容或相關資訊。

資訊儲存服務提供者於接獲前項之回復通知後，應立即將回復通知文件轉送著作權人或製版權人。

著作權人或製版權人於接獲資訊儲存服務提供者前項通知之次日起十個工作日內，向資訊儲存服務提供者提出已對該使用者訴訟之證明者，資訊儲存服務提供者不負回復之義務。

著作權人或製版權人未依前項規定提出訴訟之證明，資訊儲存服務提供者至遲應於轉送回復通知之次日起十四個工作日內，回復被移除或使他人無法進入之內容或相關資訊。但無法回復者，應事先告知使用者，或提供其他適當方式供使用者回復。

第 90-10 條　有下列情形之一者，網路服務提供者對涉有侵權之使用者，不負賠償責任：

一、依第九十條之六至第九十條之八之規定，移除或使他人無法進入該涉有侵權之內容或相關資訊。

二、知悉使用者所為涉有侵權情事後，善意移除或使他人無法進入該涉有侵權之內容或相關資訊。

第 90-11 條　因故意或過失，向網路服務提供者提出不實通知或回復通知，致使用者、著作權人、製版權人或網路服務提供者受有損害者，負損害賠償責任。

第 90-12 條　第九十條之四聯繫窗口之公告、第九十條之六至第九十條之九之通知、回復通知內容、應記載事項、補正及其他應遵行事項之辦法，由主管機關定之。

第七章　罰　則

第 91 條　擅自以重製之方法侵害他人之著作財產權者，處三年以下有期徒刑、拘役，或科或併科新臺幣七十五萬元以下罰金。

意圖銷售或出租而擅自以重製之方法侵害他人之著作財產權者，處六月以上五年以下有期徒刑，得併科新臺幣二十萬元以上二百萬元以下罰金。

以重製於光碟之方法犯前項之罪者，處六月以上五年以下有期徒刑，得併科新臺幣五十萬元以上五百萬元以下罰金。

著作僅供個人參考或合理使用者，不構成著作權侵害。

第 91-1 條　擅自以移轉所有權之方法散布著作原件或其重製物而侵害他人之著作財產權者，處三年以下有期徒刑、拘役，或科或併科新臺幣五十萬元以下罰金。

明知係侵害著作財產權之重製物而散布或意圖散布而公開陳列或持有者，處三年以下有期徒刑，得併科新臺幣七萬元以上七十五萬元以下罰金。

犯前項之罪，其重製物為光碟者，處六月以上三年以下有期徒刑，得併科新臺幣二十萬元以上二百萬元以下罰金。但違反第八十七條第四款規定輸入之光碟，不在此限。

犯前二項之罪，經供出其物品來源，因而破獲者，得減輕其刑。

第 92 條　擅自以公開口述、公開播送、公開上映、公開演出、公開傳輸、公開展示、改作、編輯、出租之方法侵害他人之著作財產權者，處三年以下有期徒刑、拘役、或科或併科新臺幣七十五萬元以下罰金。

第 93 條　有下列情形之一者，處二年以下有期徒刑、拘役，或科或併科新臺幣五十萬元以下罰金：

一、侵害第十五條至第十七條規定之著作人格權者。

二、違反第七十條規定者。

三、以第八十七條第一項第一款、第三款、第五款或第六款方法之一侵害他人之著作權者。但第九十一條之一第二項及第三項規定情形，不在此限。

四、違反第八十七條第一項第七款或第八款規定者。

第 94 條　（刪除）

第 95 條　違反第一百十二條規定者，處一年以下有期徒刑、拘役，或科或併科新臺幣二萬元以上二十五萬元以下罰金。

第 96 條　違反第五十九條第二項或第六十四條規定者，科新台幣五萬元以下罰金。

第 96-1 條　有下列情形之一者，處一年以下有期徒刑、拘役，或科或併科新臺幣二萬元以上二十五萬元以下罰金：

一、違反第八十條之一規定者。

二、違反第八十條之二第二項規定者。

第 96-2 條　依本章科罰金時，應審酌犯人之資力及犯罪所得之利益。如所得之利益超過罰金最多額時，得於所得利益之範圍內酌量加重。

第 97 條　（刪除）

第 97-1 條　事業以公開傳輸之方法，犯第九十一條、第九十二條及第九十三條第四款之罪，經法院判決有罪者，應即停止其行為；如不停止，且經主管機關邀集專家學者及相關業者認定侵害情節重大，嚴重影響著作財產權人權益者，主管機關應限期一個月內改正，屆期不改正者，得命令停業或勒令歇業。

第 98 條　犯第九十一條第三項及第九十一條之一第三項之罪，其供犯罪所用、犯罪預備之物或犯罪所生之物，不問屬於犯罪行為人與否，得沒收之。

第 98-1 條　犯第九十一條第三項或第九十一條之一第三項之罪，其行為人逃逸而無從確認者，供犯罪所用或因犯罪所得之物，司法警察機關得逕為沒入。
前項沒入之物，除沒入款項繳交國庫外，銷燬之。其銷燬或沒入款項之處理程序，準用社會秩序維護法相關規定辦理。

第 99 條　犯第九十一條至第九十三條、第九十五條之罪者，因被害人或其他有告訴權人之聲請，得令將判決書全部或一部登報，其費用由被告負擔。

第 100 條　本章之罪，須告訴乃論。但犯第九十一條第三項及第九十一條之一第三項之罪，不在此限。

第 101 條　法人之代表人、法人或自然人之代理人、受雇人或其他從業人員，因執行業務，犯第九十一條至第九十三條、第九十五條至第九十六條之一之罪者，除依各該條規定處罰其行為人外，對該法人或自然人亦科各該條之罰金。
對前項行為人、法人或自然人之一方告訴或撤回告訴者，其效力及於他方。

第 102 條　未經認許之外國法人，對於第九十一條至第九十三條、第九十五條至第九十六條之一之罪，得為告訴或提起自訴。

第 103 條　司法警察官或司法警察對侵害他人之著作權或製版權，經告訴、告發者，得依法扣押其侵害物，並移送偵辦。

第 104 條　（刪除）

第八章　附　則

第 105 條　依本法申請強制授權、製版權登記、製版權讓與登記、製版權信託登記、調解、查閱製版權登記或請求發給謄本者，應繳納規費。

前項收費基準，由主管機關定之。

第 106 條　著作完成於中華民國八十一年六月十日本法修正施行前，且合於中華民國八十七年一月二十一日修正施行前本法第一百零六條至第一百零九條規定之一者，除本章另有規定外，適用本法。

著作完成於中華民國八十一年六月十日本法修正施行後者，適用本法。

第 106-1 條　著作完成於世界貿易組織協定在中華民國管轄區域內生效日之前，未依歷次本法規定取得著作權而依本法所定著作財產權期間計算仍在存續中者，除本章另有規定外，適用本法。但外國人著作在其源流國保護期間已屆滿者，不適用之。

前項但書所稱源流國依西元一九七一年保護文學與藝術著作之伯恩公約第五條規定決定之。

第 106-2 條　依前條規定受保護之著作，其利用人於世界貿易組織協定在中華民國管轄區域內生效日之前，已著手利用該著作或為利用該著作已進行重大投資者，除本章另有規定外，自該生效日起二年內，得繼續利用，不適用第六章及第七章規定。

自中華民國九十二年六月六日本法修正施行起，利用人依前項規定利用著作者，除出租或出借之情形外，應對被利用著作之著作財產權人支付該著作一般經自由磋商所應支付合理之使用報酬。

依前條規定受保護之著作，利用人未經授權所完成之重製物，自本法修正公布一年後，不得再行銷售。但仍得出租或出借。

利用依前條規定受保護之著作另行創作之著作重製物，不適用前項規定。

但除合於第四十四條至第六十五條規定外，應對被利用著作之著作財產權人支付該著作一般經自由磋商所應支付合理之使用報酬。

第 106-3 條　於世界貿易組織協定在中華民國管轄區域內生效日之前，就第一百零六條之一著作改作完成之衍生著作，且受歷次本法保護者，於該生效日以後，得繼續利用，不適用第六章及第七章規定。

自中華民國九十二年六月六日本法修正施行起，利用人依前項規定利用著作者，應對原著作之著作財產權人支付該著作一般經自由磋商所應支付合理之使用報酬。

前二項規定，對衍生著作之保護，不生影響。

第 107 條　（刪除）

第 108 條　（刪除）

第 109 條　（刪除）

第 110 條　第十三條規定，於中華民國八十一年六月十日本法修正施行前已完成註冊之著作，不適用之。

第 111 條　有下列情形之一者，第十一條及第十二條規定，不適用之：

一、依中華民國八十一年六月十日修正施行前本法第十條及第十一條規定取得著作權者。

二、依中華民國八十七年一月二十一日修正施行前本法第十一條及第十二條規定取得著作權者。

第 112 條　中華民國八十一年六月十日本法修正施行前，翻譯受中華民國八十一年六月十日修正施行前本法保護之外國人著作，如未經其著作權人同意者，於中華民國八十一年六月十日本法修正施行後，除合於第四十四條至第六十五條規定者外，不得再重製。

前項翻譯之重製物，於中華民國八十一年六月十日本法修正施行滿二年後，不得再行銷售。

第 113 條　自中華民國九十二年六月六日本法修正施行前取得之製版權，依本法所定權利期間計算仍在存續中者，適用本法規定。

第 114 條　（刪除）

第 115 條　本國與外國之團體或機構互訂保護著作權之協議，經行政院核准者，視為第四條所稱協定。

第 115-1 條　製版權登記簿、註冊簿或製版物樣本，應提供民眾閱覽抄錄。

中華民國八十七年一月二十一日本法修正施行前之著作權註冊簿、登記簿或著作樣本，得提供民眾閱覽抄錄。

第 115-2 條　法院為處理著作權訴訟案件，得設立專業法庭或指定專人辦理。

著作權訴訟案件，法院應以判決書正本一份送著作權專責機關。

第 116 條　（刪除）

第 117 條　本法除中華民國八十七年一月二十一日修正公布之第一百零六條之一至第一百零六條之三規定，自世界貿易組織協定在中華民國管轄區域內生效日起施行，及中華民國九十五年五月五日修正之條文，自中華民國九十五年七月一日施行外，自公布日施行。

PART 7

美容衛生

傳染病

從事服務人員應對傳染病做深入的認識，瞭解其發生的原因、傳播的過程及預防措施，以達成傳染病的防治，維持國民的健康。

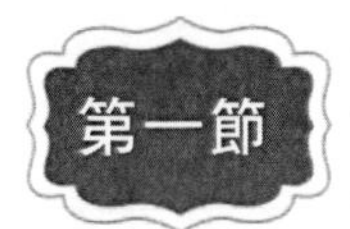

傳染病發生的原因

傳染病發生的原因須有病原體、帶原者或帶菌者，及傳染途徑而引起的疾病。現將其敘述如下：

一、定義

1. 病原體(Infectious Agent)：會引起感染或傳染病的微生物，如細菌、病毒、原生蟲、黴菌、寄生蟲、披衣菌、立克次氏菌等。
2. 傳染病(Communicable Disease)：病原體經由各種傳染途徑如病人或帶菌者而侵入人體或由動物傳染給別人，此種稱為傳染病。
3. 帶原者或帶菌者(Carrier)：病原體侵入人體後，隱藏在體內，且並不發病，因本身對疾病具有抵抗力。但病菌會傳染給他人而使其生病，此人稱為帶原者如傷寒瑪莉。

二、傳染病流行的基本條件

傳染病的流行須有下列幾個基本條件才具有毒性：

1. 具有毒力的病原體：病原體的毒性足以侵入人體而破壞正常生理機能，各有不同的致死性及致病性。低致病性如結核桿菌，中度致病性如腮腺炎病毒，高致病性的如狂犬病及痲疹。

2. 抵抗力弱的個體：病原體大多經由呼吸道、消化道及表皮黏膜受傷的皮膚等處侵入人體，再經由血液或淋巴運輸至適當的組織生長繁殖，如抵抗力弱者，免疫機轉不足者，就無法抵抗病原體時，就會受到感染。

3. 適當的傳染途徑：病原體須找到適當侵入宿主的途徑才具有危險性。如登革熱一定經由病蚊傳染，傷寒性食物中毒的病原體是在腸道中才具有毒力，如由呼吸道吸入則毫無作用。傳染方式包括：飛沫、空氣、水、食物、動物媒介、性接觸、輸血、直接接觸、傳遞物（如衣物、毛巾、被褥、美容美髮器具）等。

第二節 傳染病病原體分類

傳染病的病原體分為病毒、細菌、真菌、原生動物、立克次氏菌、寄生蟲、披衣菌等，現將一一敘述如下：

一、細菌(Bacteria)

是一種單細胞的原核微生物，大小介於 0.5~2.0μm 之間，有球菌、桿菌、螺旋菌，由細菌所引起的傳染病有下列幾種：

1. 分支桿菌：痲瘋。

2. 鏈球菌：丹毒。

3. 螺旋菌：梅毒。

4. 雙球菌：淋病、肺炎。

5. 弧菌：霍亂。

6. 桿菌：白喉、傷寒、百日咳、破傷風、細菌性痢疾。

二、病毒(Virus)

也稱為濾過性病毒，體積非常的小(20~300 mm)構造上未達細胞階級，只能寄生在生活的細胞才能生長繁殖，所引起傳染病包括：德國麻疹、麻疹、流行性感冒、病毒性 A、B、C、D、E 型的肝炎、愛滋病、水痘、日本腦炎、狂犬病、登革熱、疱疹及腸病毒等。

三、立克次氏菌(Rickettsiae)

是一種比細菌還小，呈球型不能運動，可生存於節肢動物細胞內的微生物，可引起恙蟲病、地方性斑疹傷寒及流行性斑疹傷寒。

四、寄生蟲(Parasite)

以肉眼就可看見，常寄生於人的腸道，包括吸蟲、圓蟲、線蟲及條蟲，可引起蛔蟲病、蟯蟲病、鉤蟲病、條蟲病，傳染性昆蟲引起的疾病包括蚤病及疥瘡。

五、披衣菌(Chlamydiae)

是一種最小、最簡單的細菌，只能生在於活細胞的微生物，可傳染非淋菌性尿道炎及砂眼等。

六、真菌(Fungi)

是多細胞生物，廣存自然界中，大多需從活的植物、動物、腐爛的有機物中取得營養，以黴菌或酵母菌的形式存在，在潮濕及陰暗的環境中成長，如鳥的排泄物、腐爛的蔬菜、土壤、黴菌依寄生的組織層次可分為三種：

1. 皮下黴菌。
2. 深層或全身性黴菌。
3. 淺層或皮膚的黴菌：這類生長於頭髮及表皮指甲，可引起的疾病有汗斑、足癬、外耳道黴、頭部白癬等傳染病。

七、原生動物（又稱原生蟲）

是一種單細胞的生物，分類如下：

1. 鞭毛蟲：如弓漿蝨，可引起弓漿蟲病及陰道鞭毛蟲所引起的陰道滴蟲病。
2. 纖毛蟲：如大腸纖毛蟲，會引起大腸纖毛蟲。
3. 孢子蟲：如瘧原蟲，可引起瘧疾。
4. 變形蟲：如阿米巴原蟲，可引起阿米巴痢疾。

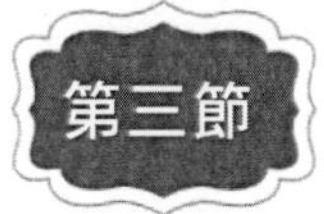

常見傳染病的傳染途徑及防治

傳染病依主要傳染途徑分為蟲媒傳染、食物或飲水傳染、空氣或飛沫傳染…等。現依傳染方式、潛伏期、發病症狀、預防方法，整理如表1-1、1-2、1-3，分別簡要敘述如下。

表 1-1　蟲媒傳染常見疾病

種類	傳染方式	潛伏期	發病症狀	預防方法
登革熱（主要病媒蚊為埃及斑蚊、白線斑蚊）	被帶有登革病毒的病媒蚊叮咬	3~8 天，最長可達 14 天	1. 典型登革熱症狀：突發性高燒≥38℃、頭痛、肌肉痛、關節痛、後眼窩痛及出疹。 2. 若是先後感染不同型別之登革病毒，有更高機率導致較嚴重的臨床症狀，如果沒有及時就醫或治療，死亡率可以高達 20% 以上。 3. 發病後的第 3~5 天，若病情突然加劇，如發生劇烈疼痛、抽搐、昏迷、意識狀況及血壓改變等，須注意是否進展為登革熱重症。	1. 一般民眾的居家預防：家中應裝設紗窗、紗門，睡覺最好掛蚊帳，或使用捕蚊燈。家中的花瓶和盛水容器必須每週清洗一次，戶外廢棄輪胎、積水容器等物品應馬上清除。 2. 清除孳生源四大訣竅一徹底落實「巡、倒、清、刷」。 (1) 巡：經常巡檢，檢查居家室內外可能積水的容器。 (2) 倒：倒掉積水，不要的器物予以丟棄。 (3) 清：減少容器，使用的器具也都應該徹底清潔。 (4) 刷：去除蟲卵，收拾或倒置勿再積水養蚊。

表 1-1　蟲媒傳染常見疾病（續）

種類	傳染方式	潛伏期	發病症狀	預防方法
日本腦炎	日本腦炎病毒經由蚊子叮咬而傳染	5~15 天	1. 最常見的臨床表現是急性腦炎。 2. 有症狀者通常一開始出現非特異性症狀，如發燒、腹瀉、頭痛或嘔吐等。 3. 症狀輕微者的臨床表現為無菌性腦膜炎或不明原因發燒，嚴重者，則出現意識狀態改變、全身無力、高燒、局部神經障礙、運動障礙、帕金森氏症候群、神智不清、對人時地不能辨別等，甚至昏迷或死亡。	1. 依規定時程接種日本腦炎疫苗。 2. 預防病媒蚊叮咬： (1) 流行期作好自我保護措施，可穿著淺色長袖衣褲，身體裸露處使用衛生福利部核可之防蚊藥劑，以避免蚊蟲叮咬，降低感染風險。 (2) 建議安裝紗門及紗窗，及使用蚊帳。 (3) 避免於黎明和黃昏等病媒蚊活動的高峰期，於豬舍、其他動物畜舍或病媒蚊孳生地點附近活動。

表 1-1　蟲媒傳染常見疾病（續）

種類	傳染方式	潛伏期	發病症狀	預防方法
瘧疾	1. 經由矮小瘧蚊叮咬將瘧原蟲注入人體。 2. 輸血、器官移植、注射藥物不慎也可能導致感染瘧疾。 3. 生病的母親經由胎盤有可能傳染瘧疾給嬰兒。	7~30 天內	1. 主要症狀：發燒、畏寒及顫抖，接著冒冷汗。也可能出現其他症狀，如頭痛、肌肉痛、關節痛、噁心、嘔吐和疲倦 2. 如果沒有接受適當的治療，數天後會出現間歇性或週期性的畏寒及顫抖、發燒及出汗等症狀，嚴重者可能導致脾腫大、黃疸、休克、肝腎衰竭、肺水腫、急性腦病變及昏迷。	1. 出國前請先瞭解瘧疾感染危險地區。 2. 服用預防藥物。 3. 避免蚊蟲叮咬： (1) 避免在黃昏以後到黎明之間外出。 (2) 若需外出，應著淺色長袖衣褲，裸露部位可塗抹衛生福利部核可含 DEET 之防蚊藥劑。 (3) 選擇有紗門紗窗且衛生設備良好或有空調設備的居住場所。 (4) 睡覺時可使用蚊帳，並檢查蚊帳是否有破洞、蚊帳內是否有蚊子，需要時可噴殺蟲劑或點蚊香。

表 1-1　蟲媒傳染常見疾病（續）

種類	傳染方式	潛伏期	發病症狀	預防方法
流行性斑疹傷寒	經由立克次體所引起的疾病： 1. 體蝨因吸食流行性斑疹傷寒病患急性期的血液而受感染，受感染的蝨子會將立克次體隨糞便排出，且蝨子常於吸血時排便，人是經由揉擠蝨糞或壓擠蝨子經叮咬之傷口而感染。 2. 也有因吸入蝨糞中的菌體而導致感染的少數例子。	1~2 週，通常為 12 天	1. 患者大部分有頭痛、畏寒、虛脫、發燒、肌肉酸痛和咳嗽的現象。 2. 發病 5 至 6 日後全身會出現斑點，最初在身體軀幹上部，然後擴散至身體其他部位。	「保持個人衛生」是最重要的預防方法： 1. 戴防護手套或利用粉末噴灑器將殘留性殺蟲粉適當的間歇施用於適合體蝨孳生的處所及衣服上。 2. 注重家戶衛生及加強個人衛生。 3. 住於高危險地區的居民，應採取勤洗頭髮，將床單、被套等寢具用水煮沸殺滅蝨體及蝨卵等防護措施。對於易接受疾病侵襲的人，可採取在衣服上噴灑或浸潤殘留性殺蟲劑等防護措施。

資料來源：衛生福利部疾病管制署，2017 年 12 月。

表 1-2　食物或飲水傳染常見疾病

種類	傳染方式	潛伏期	發病症狀	預防方法
腸病毒感染併發重症 （包含小兒麻痺病毒、克沙奇病毒、伊科病毒及腸病毒等種類，其中以感染腸病毒71型最容易導致嚴重的併發症）	主要經由腸胃道（糞—口、水或食物汙染）或呼吸道（飛沫、咳嗽或打噴嚏）傳染，也可經由接觸病患皮膚上的水泡及分泌物而傳染。	2~10天，平均3~5天	1. 許多人感染了腸病毒沒有明顯症狀，只出現類似一般感冒的輕微症狀。 2. 較具特徵的腸病毒感染表現為手足口病、疱疹性咽峽炎。 3. 有時則會引起一些較特殊的臨床表現，包括無菌性腦膜炎、病毒性腦炎、心肌炎、肢體麻痺症候群、急性出血性結膜炎，或因感染腸病毒D68型而引起嚴重呼吸道症狀或急性無力脊髓炎等。	1. 勤洗手，養成良好的個人衛生習慣。 2. 均衡飲食、適度運動及充足睡眠，以提升免疫力。 3. 生病時，應盡速就醫，請假在家多休息。 4. 注意居家及校園等環境的衛生清潔及通風。 5. 流行期間，避免出入人潮擁擠，空氣不流通的公共場所。 6. 盡量不要與疑似病患接觸，尤其是孕婦、新生兒及幼童。 7. 新生兒可多餵食母乳，以提高抵抗力。 8. 兒童玩具經常清洗、消毒。

表 1-2 食物或飲水傳染常見疾病（續）

種類	傳染方式	潛伏期	發病症狀	預防方法
				9. 幼童之照顧者或接觸者應特別注意個人衛生，家長回家後應洗手、更衣後（沐浴尤佳）再接觸家中幼童。 10. 於腸病毒流行期間進出擁擠的公共場所，應戴口罩並勤洗手保持衛生，可降低感染機會；已有症狀者可避免傳染他人。
腸道出血性大腸桿菌感染症：也就是可產生類志賀氏毒素的細菌	1. 腸道出血性大腸桿菌存在於牛隻的腸道中，其他動物也可能帶菌，主要是吃到被腸道出血性大腸桿菌菌汙染的食物所傳染。	2~10 天	1. 感染初期：腹瀉、腹部絞痛、嘔吐。 2. 嚴重者：出血性腹瀉、腎衰竭、栓塞性血小板減少性紫斑症（主要為成人）、溶血性尿毒症候群（主要為小孩）等症狀。	1. 避免生食，並小心加熱處理食物，因此食物在食用前必須充分加熱煮熟，特別是食物中心部位。 2. 避免飲用未經滅菌處理之生乳或果汁。 3. 煮熟之肉品，勿再接觸到盛裝生的肉品之容器或用具。

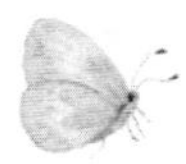

表 1-2　食物或飲水傳染常見疾病（續）

種類	傳染方式	潛伏期	發病症狀	預防方法
	2. 最常因烹煮不當的牛肉(特別是絞肉)、未妥善殺菌的生牛奶或果汁所引起,亦可經由受汙染之水源(如未經消毒之飲用水、游泳池水)引起。			4. 加強飲用水的衛生，如注意儲水設施、水源是否遭受汙染。 5. 處理食品及用餐前，手要清洗乾淨。 6. 上完廁所或接觸動物或患者後，必須使用肥皂洗手。
沙門氏菌感染症	食入被動物或人類糞便汙染的水或食物，受汙染的食物例如：生的或未煮熟的雞蛋／雞蛋製品、牛奶／牛奶製品、肉類／肉類製品等，若食物保存不	6~72 小時，通常為 12~36 小時	1. 一般臨床症狀以急性腸胃炎表現，在感染後約 6-48 小時會有噁心、嘔吐及下痢等，伴隨發燒及腹部絞痛等症狀，通常發燒 72 小時內會好轉。 2. 嬰兒、老年人或免疫功能低下者症狀通常較	1. WHO 食品安全五要訣： (1) 保持食品清潔。 (2) 生食熟食要分開。 (3) 食物要完全煮熟。 (4) 食物保存在安全的溫度。 (5) 使用安全的飲用水與食品。

表 1-2　食物或飲水傳染常見疾病（續）

種類	傳染方式	潛伏期	發病症狀	預防方法
	當，沙門氏菌易在高溫下大量繁殖，更易傳播。		嚴重，易因菌血症引發其他嚴重併發症。	2. 一般防治措施： (1) 烹調食物前或餐前便後應確實洗手，小心處理食物。 (2) 食物應以保鮮膜包裹後置入冰箱，再次食用前應加熱煮熟。 (3) 沙拉及冷盤之保存應特別謹慎。 (4) 被蒼蠅沾染、過期或腐敗等不潔食物，均應丟棄，切勿食用。 (5) 牛奶和奶製品應滅菌後再食用。 (6) 水塔應經常清洗及消毒，旅行或野營時，用水應煮沸消毒。

表 1-2　食物或飲水傳染常見疾病（續）

種類	傳染方式	潛伏期	發病症狀	預防方法
				(7) 水泥砌磚水塔若已生苔，請盡可能更換成不鏽鋼製品，以維護飲水衛生安全。 (8) 確實撲滅並阻隔蒼蠅等病媒，垃圾應加蓋並定時清除。 (9) 有嘔吐、腹瀉或發燒等病徵，應盡速就醫，並避免處理食物，以防傳播他人。
肉毒桿菌中毒	1. 食因性肉毒桿菌中毒：製罐時殺菌不完全或烹飪不充分，在厭氧情形下，此菌會產生毒素，攝食後	12~36 小時	1. 其症狀從便祕開始，昏睡、倦怠、食慾不振、眼瞼下垂、吞嚥困難、失去頭部控制、肌肉張力低下及全身性虛弱，有時會發展至呼吸無力衰竭而死亡。	1. 處理及製備商業性之醃製品或保存時，控制過程要有效地滅菌或控制其 pH 值。 2. 宣導家庭於醃製或保存食品時，技術上要把孢子破壞，欲使毒素破壞須要煮沸至

表 1-2 食物或飲水傳染常見疾病（續）

種類	傳染方式	潛伏期	發病症狀	預防方法
	引起傳統型肉毒桿菌中毒。其他案件以家庭式之醃製蔬菜、水果、魚、肉類、香腸、海產品等為主。 2. 創傷型肉毒桿菌中毒：大多來自二次感染，傷口處遭受細砂、泥土之汙染，長期濫用藥物成癮者亦會發生。 3. 嬰兒肉毒桿菌中毒：來源為攝食含此菌孢子之食品，而非因食品中有此毒素。		2. 此症有很廣泛的特徵及嚴重程度，從輕微至突然死亡。	少10分鐘且食物要攪拌，或將 pH 值控制在 4.5 以下。 3. 脹起蓋子的罐製品一定不可食用，開罐後發覺有異味時不要勉強試吃，一有疑問，即勿食用。 4. 由於孢子於自然界很廣，1 歲以下之嬰兒避免餵食蜂蜜。

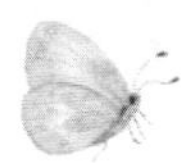

表 1-2　食物或飲水傳染常見疾病（續）

種類	傳染方式	潛伏期	發病症狀	預防方法
病毒性腸胃炎：最常見的是輪狀病毒、諾羅病毒及腺病毒	1. 主要是透過糞口途徑傳染，如：食用受汙染的食物或飲水、與病人密切接觸（例如：與病人分享食物、水、器皿；接觸到病人的嘔吐物、排泄物或病人曾接觸的物體表面）或吸入病人嘔吐物及排泄物所產生的飛沫等。 2. 如果生食或食用未煮熟被汙染的貝類，亦會導致腹瀉。	一般為 1~3 天	1. 主要症狀是水瀉和嘔吐。也可能會有頭痛、發燒、腹部痙攣、胃痛、噁心、肌肉酸痛等症狀，通常感染後 1~3 天開始出現腸胃炎症狀，症狀可以持續 1~10 天。 2. 不過對於因嘔吐或腹瀉流失體液及電解質而又無法補充的人，如：嬰幼兒、年長者、免疫功能不良者及需要長期照護者，其體液的流失可能導致脫水及電解質不平衡，進而抽搐，甚至死亡，需要特別注意。	1. 經常洗手可以降低感染的機會，飯前、便後及烹調食物前皆應以肥皂或洗手乳正確洗手。 2. 應避免生食生飲，與他人共食應使用公筷母匙。 3. 為預防疾病傳播，應徹底消毒被汙染物體的表面、清洗被汙染的衣物及床單、小心處理病患之糞便及嘔吐物，並避免食用可能被汙染的食物或飲水。

表 1-2　食物或飲水傳染常見疾病（續）

種類	傳染方式	潛伏期	發病症狀	預防方法
細菌性腸胃炎：引起細菌性腸胃炎的致病菌有腸炎弧菌、沙門氏桿菌、病原性大腸桿菌、金黃色葡萄球菌、仙人掌桿菌及霍亂弧菌等	1. 通常是透過受病菌汙染的手，或進食受汙染的食物、飲品而感染。 2. 亦可經由空氣中的飛沫傳播。人與人之間糞口傳染途徑也很重要，特別是在照護腹瀉病人時，如嬰兒或糞便失禁的成人，容易造成傳染。	數小時至 5 天	1. 常見症狀：腹瀉、噁心、嘔吐、腹痛、發燒、頭痛及虛弱等，有時會伴隨血便或膿便。 2. 症狀通常持續 1 天或 2 天，有些持續 7~10 天。	1. 預防食品中毒五要原則： (1) 要洗手：調理食品前後都需徹底洗淨雙手，有傷口要先包紮。 (2) 要新鮮：食材要新鮮衛生，用水也必須乾淨無虞。 (3) 要生熟食分開：用不同器具處理生熟食，避免交互汙染。 (4) 要徹底加熱：食品中心溫度超過 70℃，細菌才容易被消滅。 (5) 要注意保存溫度：保存溫度低於 7℃，才能抑制細菌生長，室溫下不宜久置。

表 1-2　食物或飲水傳染常見疾病（續）

種類	傳染方式	潛伏期	發病症狀	預防方法
				2. 一般防治措施： (1) 烹調食物前、餐前或便後應確實洗手。小心處理食物。 (2) 食物應以保鮮膜包裹存放冰箱，再次食用前應加熱煮熟。 (3) 沙拉及冷盤之保存應特別謹慎。 (4) 被蒼蠅沾染、過期或腐敗等不潔食物，均應丟棄，切勿食用。 (5) 牛奶和奶製品應滅菌後再食用。食物要完全煮熟，尤其是雞蛋、家禽肉類、生鮮海產及魚貝類等。

表 1-2 食物或飲水傳染常見疾病（續）

種類	傳染方式	潛伏期	發病症狀	預防方法
				(6) 水塔應經常清洗及消毒，旅行或野營時，用水應煮沸消毒。 (7) 確實撲滅並阻隔蒼蠅等病媒，垃圾桶應加蓋並定時清除。 (8) 如有嘔吐、腹瀉或發燒等症狀，應盡速就醫，並避免處理食物，以防傳播他人。

資料來源：衛生福利部疾病管制署，2017 年 12 月。

表 1-3　空氣或飛沫傳染常見疾病

種類	傳染方式	潛伏期	發病症狀	預防方法
新型A型流感係指每年週期性於人類間流行的季節性流感A(H1N1)及A(H3N2)以外，偶發出現感染人類的其他禽流感病毒，一旦感染人類，即統稱為「新型A型流感」病例	1. 目前尚無足夠證據確立新型A型流感的傳染途徑。 2. 新型A型流感病毒會存在於受感染動物的呼吸道飛沫顆粒及排泄物中，人類主要是透過吸入及接觸病毒顆粒或受汙染的物體／環境等途徑而感染。	1~10天	1. 重症病例的臨床表現多為早期出現發燒、咳嗽及呼吸短促等急性呼吸道感染症狀，而後快速進展為嚴重肺炎，可能併發急性呼吸窘迫症候群、敗血性休克及多重器官衰竭而死亡。 2. 輕症病例的臨床表現則包括類流感症狀及結膜炎等。	1. 勤洗手，雙手避免任意碰觸眼、鼻、口等黏膜。 2. 保持空氣流通，咳嗽、打噴嚏需遮掩口鼻，若出現發燒、咳嗽、喉嚨痛等呼 吸道症狀，應戴口罩並就醫，盡量不上班、不上課。 3. 避免接觸禽鳥及其分泌物，若不慎接觸，應馬上以肥皂徹底清潔雙手。 4. 禽肉及蛋類徹底煮熟。 5. 料理生鮮禽畜肉品及蛋類後立即洗手，刀具、砧板也要徹底清洗後才能再度使用。 6. 不要購買或飼養來源不明或走私的禽鳥。 7. 非必要或無防護下，避免到生禽宰殺處所、養禽場及活禽市場等。 8. 禽畜業工作者於作業過程時，應穿戴個人防護裝備，工作後，應做好清消工作。

表 1-3　空氣或飛沫傳染常見疾病（續）

種類	傳染方式	潛伏期	發病症狀	預防方法
				9. 一般民眾平時應養成良好個人衛生習慣、注意飲食均衡、適當運動及休息，維護身體健康。 10. 有禽鳥接觸史、流行地區旅遊史的民眾，若出現發燒、喉嚨痛、咳嗽、結膜炎等症狀，請戴口罩盡速就醫，並主動告知接觸史、工作內容及旅遊史等。 11. 口罩是居家常備保健物品，宜適量準備。
流感	流感的傳染途徑，主要是透過感染者咳嗽或打噴嚏所產生的飛沫將病毒傳播給其他人，尤其在密閉空間，由於空氣不流通，更容易造成病毒傳播。	約 1~4 天，一般為 2 天	1. 主要症狀為發燒、頭痛、肌肉痛、疲倦、流鼻涕、喉嚨痛及咳嗽等，部分患者伴有腹瀉、嘔吐等症狀。 2. 多數患者在發病後會自行痊癒，少數患者可能出	1. 預防流感最有效的方法就是按時接種流感疫苗。 2. .維持手部清潔 (1) 勤洗手。 (2) 咳嗽或打噴嚏後更應立即洗手。 (3) 不要用手直接碰觸眼睛、鼻子和嘴巴。 3. 注意呼吸道衛生及咳嗽禮節。

表 1-3　空氣或飛沫傳染常見疾病（續）

種類	傳染方式	潛伏期	發病症狀	預防方法
			現嚴重併發症，常見為病毒性肺炎及細菌性肺炎，另外還包括中耳炎、腦炎、心包膜炎及其他嚴重之繼發性感染等。 3. 高危險族群包括老年人、嬰幼兒及患有心、肺、腎臟及代謝性疾病等慢性疾病患者，或免疫功能不全者。	(1) 有呼吸道症狀時戴口罩，當口罩沾到口鼻分泌物時立即更換。 (2) 打噴嚏時，應用面紙或手帕遮住口鼻，或用衣袖代替。 (3) 有呼吸道症狀，與他人交談時，盡可能保持適當距離。 4. 生病時在家休養 (1) 有流感症狀立即就醫，並依醫囑服用藥物。 (2) 在家中休養，盡量不上班、不上課，並避免搭乘大眾運輸交通工具。 5. 流感流行期間，減少出入公共場所或人多擁擠地方。 6. 保持室內空氣流通，降低病毒傳播機會。 7. 注意飲食均衡、適當運動及休息，以維護身體健康。

資料來源：衛生福利部疾病管制署，2017 年 12 月。

消毒殺菌

美容營業場所之消毒殺菌，是指利用物理或化學方法移除或消滅物品器具表面上之微生物，以達到完全無菌的狀態，為杜絕傳染疾病的一種有效方法。做好營業場所之衛生是防止傳染病的開始，營業場所的環境與設備，工作人員及顧客所使用過的工具、物品等，如果能夠徹底執行消毒或殺菌的動作，便能有效杜絕疾病或傳染病的孳生或散播，防止工具或物品受到微生物的汙染，保障工作人員與顧客身體之健康。因此，行政院勞動部在技能檢定辦法上明文規定，報考美容、美髮相關證照時，必須將美容衛生專業技能納入學科與術科試題中，其中內容包括營業衛生法規、場所環境衛生、病媒防治、急救法與實作、消毒法、傳染病防治等，以維持營業場所及美容服務人員良好的衛生狀態，確保自己與顧客的健康，提升企業營業形象，以獲得廣大消費者信賴。

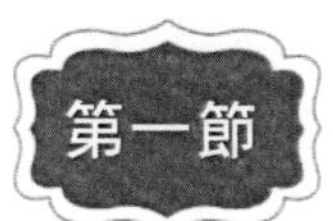

消毒殺菌的重要性

營業場所服務業之工作性質，主體而言是以「人」為對象。美容營業場所相關服務工作流程中，或多或少會直接或間接近距離接觸顧客身體，促使相關傳染疾病孕育而生。所以美容工作人員在工作的過程當中，因對個人及環境衛生具備專業消毒殺菌知識，以符合未來我國美容產業邁入世界國際化標準。因此美容從業人員務必清楚瞭解個人衛生及環境衛生的重要性，並定期定點清潔營業場所內的工作環境，如：使用相關器具、工作檯、洗手台、空調設備、沖水台、地板、桌椅、窗戶、窗簾、廁所、洗手的香皂等等，避免顧客及工作人員遭受微生物傳染，使美容從業人員務必要瞭解各種消毒殺菌方法的基本認識與操作，真正落實消毒與殺菌之工作，如此才能夠確保維護營業場所衛生，杜絕傳染病或微生物汙染的威脅。由此可知，對於美容相關從業人員而言，應具備正確的消毒殺菌觀念，是不可或缺的工作要素。

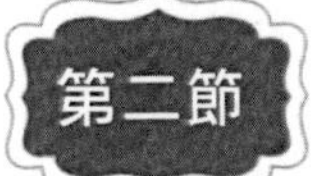

第二節 消毒滅菌的定義

消毒(disinfection)的定義，是去除或消滅附著在物體或人體上的致病微生物，稱之為無法殺滅芽孢型病原體。滅菌(sterilization)的定義，是指消滅所有附著在物體或人體上的微生物，如繁殖型、芽孢型等微生物。兩者主要作用是殺滅致病微生物，以達無菌狀態。消毒滅菌是利用大致相同方法，以不同時間、濃度之差別進行消毒殺菌作用。總體而言，消毒殺菌是指利用各種物理或化學方法，消除或殺死大多數有可能存在於物品或器具上的微生物，尤其是針對潛藏在環境表面中的致病微生物，能有效達到完全無菌的狀態。此方法對於某些環境中不會引起身體疾病的細菌與微生物，則無法以消毒殺菌的方式將其完全殺死。所以，消毒殺菌主要的意義，是指利用各種物理或化學方法，消除或殺滅所有可能導致疾病的致病微生物，使可能發生疾病的感染源降到最低，以維護顧客及從業人員的健康。在美容營業場所，相關從業人員為了維護顧客及個人人身安全，需正確瞭解工作環境及所使用之物品、器具等，在工作進行中，隨時保持工作前、後的個人衛生，做好徹底消菌（殺菌）工作，阻隔各式疾病或傳染病的發生，才能進行完善徹底的消毒。

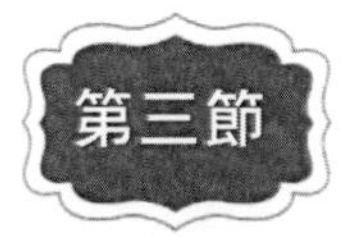

消毒殺菌的原理

消毒殺菌原理主要是利用酸、鹼、溶菌素、青黴素等，破壞菌體細胞壁或阻礙細胞壁合成，或改變滲透壓、表面張力，或使養分、廢物無法正常進出，抑制酵素的作用，使蛋白質變性酵素就會失去活性，影響菌體的生理機能。同時使微生物的菌體機能受損，以致不能生長，不能繁殖，甚至死亡。

美容營業場所為確保個人及顧客安全，消毒殺菌工作是一件必要工作，其中物理消毒法可利用加熱法、超音波法或輻射法來移除、抑制或殺滅致病微生物。化學消毒法則是利用各種化學藥品抑菌或殺滅致病病原體，有效阻斷營業場所傳染病的發生，並確保自己及他人健康。

1. 滅菌(sterilization)：指殺死所有殘留在物體表面上之微生物，包括黴菌、芽孢、細菌、病毒、寄生蟲。又稱無菌(sterile)。
2. 消毒(disinfection)：利用化學藥品消毒劑(disinfectant)，殺死有害人體健康之病菌，其中不包含芽孢。
3. 防腐(antisepsis)：能用於人體皮膚黏膜或其他活組織的化學藥品，其毒性較低的消毒。稱防腐劑(antiseptic)。
4. 抑菌(bacteriostasis)：抑制細菌生長繁殖，同時除去抑菌劑後細菌仍可生長。具抑菌作用成分稱抑菌劑(bacteriostat)。

一、物理消毒法

美容美髮機具的消毒法以光線、加熱、輻射線照射等物理方法，使病原體蛋白質凝固及變性，失去正常代謝功能而死亡，以去除或殺死汙染源，稱為物理消毒法。一般而言，美容美髮營業場所物理消毒法分為三種，分述如下：

（一）加熱消毒法

在美容營業場所常見的加熱消毒法，有煮沸消毒法與蒸氣消毒法兩種。加熱消毒法是最常用、快速且簡易的方法。對所有微生物都有效，主要原理是利用高溫加熱，打斷蛋白質三級結構，使蛋白質變性凝固與破壞，以達到消毒的目的。

（二）輻射消毒法

在美容營業場所常見的輻射消毒法，主要為紫外線照射消毒法。其殺菌原理是利用去氧核糖核酸(DNA)的嘌呤或嘧啶鹼基，對電波長範圍具有最大的吸光值，進而阻撓微生物 DNA 的複製，使微生物的生長受到抑制。紫外線照射消毒法波長範圍在 240~280 奈米(nm)的紫外線，日光中紫外線長波為 320~400 nm，短波為 280~320 nm，波長越短殺菌力越佳。

紫外線消毒法

1. 消毒器材：金屬類。如：剃刀、剪刀、挖杓、鑷子、髮夾、梳子、毛巾等器材。
2. 消毒原理：紫外線消毒箱內的燈管功率為 10 瓦特，波長為 240~280 nm，光度強度需在每平方公分 85 微瓦特以上。
3. 消毒時間：需在 20 分鐘以上。

（三）超音波振盪消毒法

利用超音波的高頻率，透過傳遞介質，達到移除微生物的目的。消毒原理是高頻率音波通過消潔劑，而形成大量的氣泡，這些氣泡彼此之間會產生劇烈的碰撞，可除去附著在器具表面的微生物。

二、化學消毒

美容美髮機具消毒法主要是利用化學藥品消毒劑(disinfectant)，進行有效殺菌。

(一) 化學消毒的原理

1. 改變細胞膜的通透性：利用化學藥品，如：界面活性劑（清潔劑）、酚（石碳酸）、醇（酒精）、有機溶劑，直接破壞細胞膜的脂質結構，使細胞膜受損並改變通透性，因而使菌體內外滲透壓產生差異性最後導致死亡。
2. 抑制酵素活性（重金屬、氧化劑、alkylating agent）：是利用氯液或碘液消毒原理作為氧化劑，使微生物中帶有硫氫基酵素，氧化形成雙硫鍵進而失去酵素活性。另一方面，則是以重金屬直接與微生物酵素分子中的硫氫基結合來影響微生物的生長，以達到消毒的目的。
3. 使蛋白質產生化學修飾作用（酸、鹼、鹽）：運用福馬林（37%甲醛溶液）、膠胺醛(glutaraldehyde)與氧化乙烷(ethylene oxide)等，達到微生物蛋白質中的胺基酸組成，並進行烷基化作用(alkylation)，繼而影響微生物的生長與代謝。
   (1) 蛋白質凝固變性：利用酒精與複方煤餾油酚肥皂液，使微生物的蛋白質凝固變性，抑制微生物生長代謝，以達到消毒的功能。
   (2) 蛋白質水解作用：利用某些酸、鹼或陽性肥皂液（如苯基氯卡銨溶液）的消毒原理，直接對微生物蛋白質進行水解作用，抑制微生物生長。

(二)化學消毒劑

1. 酚(石炭酸):以低濃度藥劑破壞細胞膜,使蛋白質變性失去活性。

2. 六氯苯酚(G11):經皮膚吸收,抑制中樞神經。

3. 木焦油醇:殺菌效果好,但溶解度低。

4. 鹵素類:
   (1) 碘:以碘酒 2~7%的碘溶於碘化鉀的酒精溶液,殺菌效果好,是目前最被廣泛使用於皮膚消毒(碘與 PVP 結合之 Betadine 或稱優碘)。
   (2) 氯液:以強氧化劑與胺基酸分子作用使蛋白質酵素變性。其功效對細菌、病毒、黴菌、芽孢有效。主要用於游泳池之消毒,漂白水濃度為 5%次氯酸鈉。
   (3) 醇類:酒精溶解脂質,使蛋白質變性,作用是使細胞膜與細胞壁上的微生物脫水,70%左右之酒精水溶液殺菌效果最好,水可幫助酒精進出細胞膜使蛋白質變性。

5. 重金屬:銅、銀、汞,使蛋白質及酵素變性並失去活性。

6. 染料:目前已不使用染料來殺菌。主要改變細菌與環境間交界面之能量關係,降低表面張力,達到滅菌效果。

7. 清潔劑:界面活性劑,親水性溶於水,親油性溶於油,能插入細胞膜。陰離子型清潔劑與酸共同使用能快速殺菌,消毒器皿用具。陽離子型清潔劑具四級銨結構,能吸引微生物表面之負電,用於皮膚及食具之消毒。

8. Alkylating agent：

    (1) 甲醛：為氣態，一般使用 37%之水溶液，即福馬林；對組織有防腐及凝固作用。甲醛有刺激性氣味，且會留下白色殘餘物，因此未被廣泛使用。

    (2) 戊二醛：為甲醛之衍生物，適用 2%之水溶液可殺菌、芽孢及病毒，毒性強不能用於人體。

    (3) 氧化乙烯：易溶於水之氣體又稱（氣體滅菌法），對所有芽孢及細菌都有效，但具毒性、爆炸性、效果慢，多用於不耐熱物質如針筒、培養皿之消毒。

9. 氧化劑：主要是氧化微生物細胞，取 3%過氧化氫與組織之 catalase 接觸，可釋出過氧根離子，其功用能有效抑制細菌生長。

物理消毒法

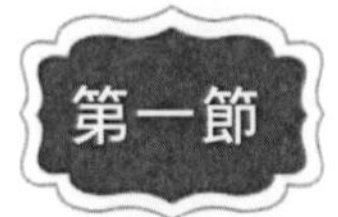

物理消毒的種類

物理消毒法係指利用光或熱、超音波、輻射線等方法除去或殺滅致病微生物的方法。以加熱、照光、輻射線照射等物理方法，使病原體蛋白質變性及凝固，失去正常代謝功能而死亡，殺死或去除汙染源，稱為物理消毒法。可分為五種，分別敘述如下：

1. 煮沸消毒法。
2. 紫外線消毒法。
3. 蒸氣消毒法。
4. 日光照射消毒法。
5. 焚燒法。

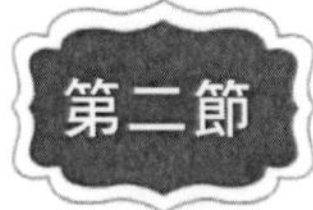

物理消毒的操作程序

一、煮沸消毒法

1. 原理：將待消毒的物品以 100℃高溫熱水煮沸，使病體的蛋白質因受熱而凝固變性。

2. 適用的物品：
   (1) 金屬類的器具，如剃刀、剪刀、髮夾等。
   (2) 毛巾及玻璃製品。

3. 消毒操作程序：
   (1) 將待消毒的物品在進行消毒之前，首先要清洗乾淨。
   (2) 煮鍋內的水量一次加足，使被消毒物品完全浸泡在水中。
   (3) 消毒條件：水溫 100℃以上，煮沸時間 5 分鐘以上。
   (4) 後處理：再用鑷子夾出瀝乾或烘乾，放置乾淨櫥櫃備用。

二、紫外線消毒法

1. 原理：
   (1) 利用具有高能量的光線照射，使病原體的去氧核糖核酸(DNA)的結構發生變化，而喪失複製的功能。
   (2) 燈管功率 10 瓦特，紫外線波長 240~280 奈米(nm)。波長越短，殺菌力越佳。
   (3) 日光中紫外線長波 320~400 nm，短波為 280~320 nm。
   (4) 紫外線的穿透力極低，易被塵埃顆粒吸收，因此要將工具清洗乾淨。
   (5) 紫外線對塑膠製品及有機物質，會產生分子間的聚合作用而降低殺菌效果。

2. 適用的物品：針對金屬類的器具，例如剃刀、髮夾、剪刀、挖杓、鑷子等。

3. 消毒操作程序：
   (1) 前處理：將工具支解，清洗乾淨再擦乾水分。

(2) 操作要領：刀剪類扳開或打開，器材不可重疊。

(3) 消毒條件：光度強度每平方公分 85 微瓦特以上，消毒時間 20 分鐘以上。

(4) 後處理：暫存紫外線消毒箱內備用。

三、蒸氣消毒法

1. 原理：利用高熱的水分子均勻透入，使病原體受熱、濕的作用，使蛋白質凝固、變性，而達到短時間消毒目的。

2. 適用的物品：

   (1) 使用後的海綿類。

   (2) 毛巾棉織品等器材。

3. 消毒操作程序：

   (1) 前處理：先將毛巾清洗乾淨。

   (2) 操作要領：摺成弓字型、直立放入，切勿擁擠。直立放入時，毛巾摺縫開口朝下。

   (3) 消毒條件：蒸氣箱中心，溫度達到 80℃以上，消毒時間 10 分鐘以上。

   (4) 後處理：暫存蒸氣消毒箱內備用。

四、日光照射消毒法

1. 原理：利用日光中的紫外線來殺滅病原體。因易受多種因素影響，如空氣的清潔程度、日光強弱及曝曬時間長短等都會影響效果，因此只作輔助消毒方法，在夏季，中午前後（如 11:00~15:00）效果較好。

2. 適用的物品：如圍巾、毛巾、垃圾桶等物品。

3. 消毒操作程序：

   (1) 利用日光直接曝曬，減少陰影遮擋，並常翻動，須確定物品各部位都有充分曝曬。

   (2) 日曬時間須 6~8 小時以上。

五、焚燒法

1. 是一種殺菌最徹底的方法。

2. 不可回收可丟棄的可燃物品，如燙髮紙捲、化妝紙、圍巾用紙等。

3. 含 PV 塑膠類製品不可以焚燒，因會產生戴奧辛有毒物質。

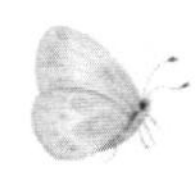

化學消毒法

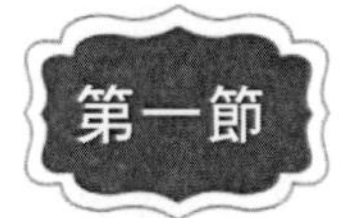

消毒的目的

美容美髮營業場所，是大眾出入的公共場所，其所使用的工具及物品也都採公用式，為了防止病原體的傳播，而危害大眾的健康，因此必須採取適當的消毒措施，不只可保護消費者健康安全，進而可提升服務品質及提升企業形象而達專業的素養。

第二節 化學消毒的原理及應用

一、病原體生長條件

適合病原體生的條件如下：

1. 光線適合。
2. 溫度：20~38℃。
3. 酸鹼度：6.5~7.5。
4. 滲透壓：等張溶液。
5. 濕度：大部分菌體都需要水。
6. 氧氣：有需氧、厭氧、微需氧、兼厭氧菌。

二、理想化學消毒劑應具備的條件

1. 對皮膚無刺激性。
2. 方便使用，具有經濟性。
3. 對器材無破壞性及腐蝕性。
4. 消毒效力穩定，可長期存放。
5. 能穿透油脂膜，以達消毒效果。
6. 除了可殺死病原體的繁殖型外，也應可殺死芽孢型。

三、化學消毒原理

化學藥品包括消毒劑及防腐劑的殺菌機轉有三：

1. 溶解細胞膜的脂質。
2. 破壞蛋白質的構造。
3. 破壞 DNA 的構造。

四、化學消毒劑的應用

美容美髮業的器具所採用的化學消毒法，可分為下列五種，分別敘述如下：

(一) 酒精消毒法

1. 原液濃度：95%酒精。
2. 消毒濃度：以 75%酒精消毒效果最佳。

3. 消毒原理：是使病原體蛋白質凝固變性，並溶解脂質，可作用於細菌細胞膜和細胞壁的脂質，也可使細菌脫水，而達到消毒效果，但對肝炎病毒無效。

4. 酒精有揮發性，瓶蓋口要緊密，要存放陰涼處。

5. 酒精是無色、透明，具有酒精的芳香特異味。分子式為 C_2H_5OH，分子量為 46，凝固點甚低。揮發性極強的有機溶劑。

6. 適用的器具：
   (1) 適用對象：皮膚、手、塑膠類、金屬類、粉撲及化妝用刷類。
   (2) 塑膠類：粉撲、髮夾、挖杓、化妝用刷類、睫毛捲曲器。
   (3) 金屬類：如剪刀、梳子、剃刀、挖杓、髮夾、鑷子等。

7. 酒精消毒法的操作程序：
   (1) 前處理：先將欲消毒的器材清洗乾淨。
   (2) 操作要領：完全浸泡在酒類消毒液中。
   (3) 消毒條件：75%酒精、消毒時間 10 分鐘以上。
   (4) 後處理：用鑷子夾出，瀝乾、置乾淨櫥櫃備用。如塑膠工具，要再清洗。

8. 注意事項：
   (1) 酒精藥品是屬於行政院勞動部列管的《危害性化學品標示及通識規則》中的引火性液體，應依規定標示（如圖 4-1）及儲存，容器須蓋緊以免濃度改變，存放於通風良好，陰涼及幼童拿不到之處。同時也須建立「安全資料表」，以作緊急應變及救護時的參考。（引自蔡琦、彭金玉）
   (2) 如大量攝取時會引起反胃、嘔吐、減弱知覺、麻木、昏迷、嚴重者甚至會死亡。

(3) 在進行稀釋調配時如不慎倒出太多之原液，不可再倒回瓶中，以免影響整瓶原液而變質。經稀釋後的消毒液，也不能長久使用，會降低消毒效力。

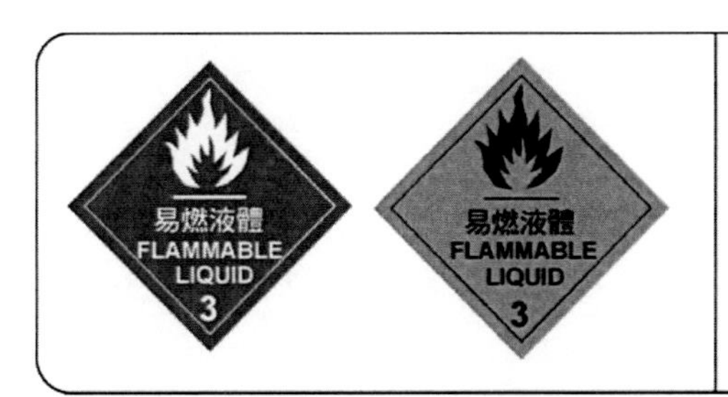

◎說明

象徵符號：火焰，得為黑色或白色

背景：紅色

數字“3”置於底角

象徵符號及類號間註明「易燃液體」

圖 4-1　酒精儲存之圖示

（二）複方煤餾油酚肥皂液消毒法

1. 複方煤餾油酚肥皂液消毒法俗稱來蘇水。
2. 原液濃度市面上常見有 25%甲苯酚。
3. 消毒濃度 6%煤餾油酚肥皂液（含有 3%甲苯酚）。
4. 殺菌機轉是破壞細胞膜使病原體的蛋白質變性，並使其失去活性，而達消毒效果。
5. 色澤呈淡黃褐色，有強烈腐蝕性及特異臭味，易溶於水呈混濁狀。
6. 適用的器具：金屬類、塑膠類、睫毛捲曲器等器材。
   (1) 盥洗設備之消毒。
   (2) 塑膠類：如挖杓、髮夾；睫毛捲曲器。
   (3) 金屬類：如剪刀、梳子、剃刀、鑷子、挖杓及髮夾等。
7. 操作方法：
   (1) 前處理：先將要消毒之器材清洗乾淨。

(2) 操作要領：完全浸泡在 6%煤餾油酚肥皂液中。

(3) 消毒條件：含 6%煤餾油酚肥皂液，消毒時間 10 分鐘以上。

(4) 後處理：用鑷子夾出再用水清洗後，瀝乾或烘乾，置乾淨櫥櫃備用，塑膠工具不可烘乾，瀝乾即可。

8. 應注意事項：

(1) 甲酚屬於行政院勞動部列管的《危害性化學品標示及通識規則》中的有機溶劑類之有害物質，應依規定標示（如圖 4-2）與儲存，並建立「安全資料表」。（引自蔡琦、彭金玉）

(2) 複方煤餾油酚肥皂液是具有強烈腐蝕性，在調配時應戴橡膠的手套，同時也須小心儲放，以避免孩童誤食，如經皮膚或口服吸收時會有慢性中毒現象，會引起神經系統方面的疾病，如昏眩、昏倒、皮膚疹、黃疸、精神變化異常、尿液缺少及尿毒症，嚴重者會致癌。

(3) 消毒器具時不殘留肥皂成分，以免降低殺菌效果。

(4) 因呈淡黃褐色，易溶於水呈混濁狀，美容美髮器具經消毒後須以清水徹底洗淨。

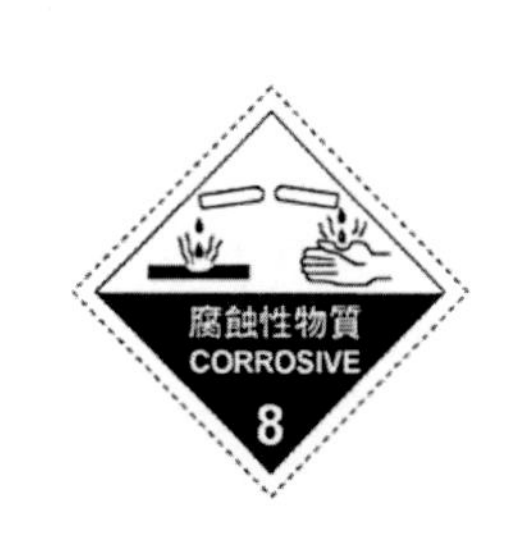

◎說明

象徵符號：液體自兩個玻璃容器濺於手上與金屬上，黑色

背景：上半部為白色，下半部為黑色白邊

數字“8”置於底角

象徵符號與類號間註明「腐蝕性物質」

圖 4-2　複方煤餾油酚肥皂液儲存之圖示

（三）陽性肥皂液消毒法

陽性肥皂液(benzalkonium chloride)或稱安期藥水。

1. 原液名稱是 10%苯基氯卡銨溶液，淡乳色、無味。
2. 0.1%陽性肥皂液可用來消毒皮膚。
3. 0.5%陽性肥皂液可用來消毒器材。
4. 消毒殺菌原理：因屬陽離子界面活性劑，可溶解病原體的蛋白質而使病原體死亡，以發揮殺菌作用。
5. 器材浸泡之前要先將有肥皂成分的清洗乾淨，以免產生拮抗作用。
6. 適用的工具：
   (1) 手指、皮膚。
   (2) 塑膠類、座椅、毛巾及盥洗設備。
7. 陽性肥皂液消毒法操作程序。
   (1) 前處理：先將要消毒的器材清洗乾淨。
   (2) 操作要領：完全浸泡在 0.5%陽性肥皂液中。
   (3) 消毒條件：含 0.5%陽性肥皂液；消毒時間 20 分鐘以上。
   (4) 後處理：用鑷子夾出再用水清洗後、瀝乾或烘乾，放置乾淨櫥櫃備用。
8. 注意事項：
   (1) 金屬類器具浸泡在 0.5%陽性肥皂液中容易生鏽，可添加 0.5%亞硝酸鈉($NaNO_2$)，以防金屬生鏽。
   (2) 在使用此消毒劑時，應先將殘留於器具的一般肥皂成分清洗乾淨，以免產生拮抗作用(combination antagonistic)，降低殺菌效力。

（四）氯液消毒法

俗稱漂白水消毒法。

1. 原液名稱 10%漂白水、10%次氯酸鈉。
2. 漂白水含有鹼性物質。
3. 消毒濃度：自由有效餘氯量 0.02%或 200 ppm。
4. 殺菌機轉：將病原體的蛋白質氧化作用，破壞其新陳代謝機制，使菌體死亡，而達消毒效果。氯於水中易溶解，並很快水解(hydrolysis)而形成鹽酸(HCl)與次氯酸(hypochlorous acis; HOCl)。HOCl 和 OCl^-為有效的消毒劑，稱為水中自由有效氯(free available chlorine)。其殺菌效力與 pH 值有密切關係，一般控制 pH 值在 6.5~7.5 之間，是最佳的消毒效果。而且 HOCl 的殺菌效率為 OCl^-的 40~80 倍。
5. 不要和鹽酸混合，以免產生化學作用。
6. 金屬器材不可浸泡在氯液中。
7. 適用的器材：
   (1) 游泳池、水塔、浴池、盥洗設備及貯水池等之消毒。
   (2) 塑膠類、橡膠、玻璃、陶瓷、粉撲及化妝用刷類。
8. 注意事項：
   (1) 100%次氯酸鈉($NaClO_4$)溶液原液（10%漂白水）應存放在陰涼通風處，勿曝曬。
   (2) 漂白水屬鹼性物質，對皮膚有腐蝕性，稀釋時應戴塑膠或橡膠手套。
   (3) 漂白水不要與鹽酸(HCl)混合，以免產生氯氣，引起中毒意外事故。

(4) 金屬器具應避免以氯液浸泡消毒，因金屬中銅離子(Cu^{2+})或鐵離子(Fe^{3+})等陽離子，易和氯離子(Cl^-)產生化學變化而生鏽，而且會形成無消毒效力的氯化物，而降低消毒效果。

五、化學消毒劑的調製

因市售的各種化學消毒劑原液濃度(%)不同，可應用下列公式，計算出所需的消毒劑及蒸餾水用量。

（一）酒精

要將95%酒精原液稀釋成75%酒精溶液之消毒劑，其配製方法如下：

例 1：請將95%酒精原液，分別稀釋成75%酒精溶液的消毒劑為100 c.c.，試計算所需的95%酒精原液量及蒸餾水用量各多少 c.c.？

計算公式(1)

消毒濃度×稀釋總量÷原液濃度＝原液量

稀釋總量－原液量＝蒸餾水量

100 c.c.×75%÷95%＝79 c.c.原液量（倒95%酒精）

100 c.c.－79 c.c.＝21 c.c.蒸餾水量（倒蒸餾水量）

計算公式(2)

消毒濃度÷原液濃度×稀釋總量－原液量＝蒸餾水量

75%÷95%×100 c.c.＝79 c.c.原液量（倒95%酒精）

100 c.c.－79 c.c.＝21 c.c.蒸餾水量（倒蒸餾水量）

（二）複方煤餾油酚肥皂液

複方煤餾油酚肥皂（含 25%甲苯酚，50%甲酚）原液，稀釋成含 3%甲苯酚之消毒劑，其調製方法如下：

例 2：請將複方煤餾油酚肥皂液（含 25%甲苯酚）原液，分別稀釋成含 3%甲苯酚的消毒劑為 200 c.c.，請計算所需的 25%甲苯酚原液量及蒸餾水用量各多少 c.c.？

計算公式(1)

消毒濃度×稀釋總量÷原液濃度＝原液量

稀釋總量－原液量＝蒸餾水量

3%×200 c.c.÷25%=24 c.c.原液量（倒 25%甲苯酚）

200 c.c.－24 c.c.＝176 c.c.蒸餾水量（倒蒸餾水）

計算公式(2)

消毒濃度÷原液濃度×稀釋總量＝原液量

稀釋總量－原液量＝蒸餾水量

3%÷25%×200 c.c.＝24 c.c.原液量（倒 25%甲苯酚）

200 c.c.－24 c.c.＝176 c.c.蒸餾水量（倒蒸餾水）

（三）陽性肥皂液

陽性肥皂液（含 10%苯基氯卡銨）原液，稀釋成含 0.5%苯基氯卡銨的消毒劑，其配製方法如下：

例 3：請將陽性肥皂液（含 10%苯基氯卡銨）原液，分別稀釋成 0.5%苯基氯卡銨的消毒劑為 100 c.c.，請計算所需 10%苯基氯卡銨原液量及蒸餾水用量各是多少？

計算公式(1)

消毒濃度×稀釋總量÷原液濃度＝原液量

稀釋總量－原液量＝蒸餾水量

0.5%×100 c.c.÷10 %＝5 c.c.原液量(倒 10%苯基氯卡銨溶液)

100 c.c.－5 c.c.＝95 c.c.蒸餾水量（倒蒸餾水）

計算公式(2)

消毒濃度÷原液濃度×稀釋總量＝原液量

稀釋總量－原液量＝蒸餾水量

0.5%÷10%×100 c.c.＝5 c.c.原液量（倒 10%苯基氯卡銨溶液）

100 c.c.－5 c.c.＝95 c.c.蒸餾水量（倒蒸餾水）

（四）氯液

氯液（含 6%、15%、20%、40%、50%之次氯鈉）原液，稀釋成 200 ppm 有效餘氯之消毒劑，其配製方法如下：

例 4：請將 10% (100,000 ppm)的氯液，稀釋成 200 ppm 有效餘氣的消毒劑為 500 c.c.，請計算所需 10%的氯液原液量及蒸餾水用量各多少 c.c.？

計算公式(1)

消毒濃度×稀釋總量÷原液濃度＝原液量

稀釋總量－原液量＝蒸餾水量

0.02%×500 c.c.÷10%=1 c.c.原液量（倒 10%漂白水）

500 c.c.－1 c.c.＝499 c.c.蒸餾水量（倒蒸餾水）

計算公式(2)

消毒濃度÷原液濃度×稀釋總量＝原液量

稀釋總量－原液量＝蒸餾水量

0.02%÷10%×500 c.c.=1 c.c.原液量（倒 10%漂白水）

500 c.c.－1 c.c.＝499 c.c.蒸餾水量（倒蒸餾水）

六、消毒水稀釋操作應注意事項

（一）調配或使用時應注意事項

1. 稀釋消毒水時，不可拿錯試劑。
2. 消毒後的器材，要放在乾淨櫥櫃備用。
3. 欲消毒的器材，須選適當的化學消毒劑。
4. 操作稀釋消毒液時，應戴手套，萬一不慎碰觸皮膚，以大量清水沖洗。
5. 蒸餾水選用另一支適當量筒量取，原液選用一支適當量筒量取。
6. 具有腐蝕性與刺激性的原液，須放置幼童拿不到的高處，並標示品名及急救方法。
7. 不要購買已稀釋好的消毒液，應買高濃度原液，要使用時再行稀釋，並常更換，以確保殺菌力，並存放陰涼處。
8. 各類化學消毒劑，不可混合以免引起中毒。如氯液（漂白水）因含有鹼性物質，不可和鹽酸混合，否則會產生有毒性氯氣，會引起眼、鼻、喉的黏膜灼傷、疼痛等中毒現象。

（二）調配的流程

1. 選正確試劑。
2. 選適當量筒：如 146 c.c.就選 200 c.c.的量筒，如 76 c.c.就選 100 c.c.的量筒。
3. 瓶蓋口朝上，以免汙損桌面。
4. 手握標籤，標籤朝上，以免汙損標籤，導致標籤脫落。
5. 眼睛視線須與刻度成平行，眼睛要看水面的凹處在的刻度處。
6. 如萬一倒太多，勿倒回，須立即加蓋後，再將多倒的取出丟棄。
7. 最後將蒸餾水及原液倒在燒杯內混合，再用玻璃棒輕輕攪拌均勻。

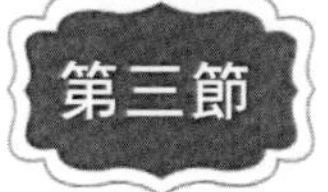

手部清洗及消毒

一、手部的清洗

1. 在營業場所中，下列幾種情況需要洗手：
   (1) 如廁後。
   (2) 打掃清潔工作後。
   (3) 為顧客護膚前後。
   (4) 美髮的洗燙工作前。
   (5) 修剪指甲後，咳嗽、打噴嚏或手髒時。
   (6) 為客人服務中斷時，如接電話或開門時。
2. 洗手操作步驟：與個人衛生的洗手步驟相同。

二、手部消毒

在營業場所中，下列幾種情況須做手部消毒。

1. 美髮營業場所：事後發現顧客有傳染性皮膚病時（服務顧客後發現顧客有傳染病時）。
2. 美容營業場所：
   (1) 護膚前後。
   (2) 事後發現顧客有傳染性皮膚病時(服務顧客後發現顧客有傳染性皮膚病時)。

急救與安全

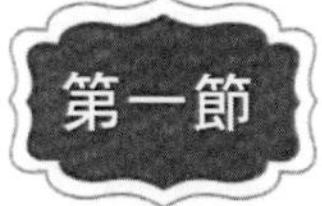

急救的定義及目的

一、急救的定義

急救是指當人體突然遭受意外創傷或疾病突然發生，在未被送達醫院，或醫護人員尚未到達現場之前，對傷者所做的初步救援及護理等有效的處理措施。

二、急救的目的

1. 維持生命。
2. 預防傷口感染及更嚴重的傷害。
3. 協助傷者及早獲得適當的醫療措施，並減輕傷者的痛苦，促使早日康復。

三、急救的一般原則

1. 評估傷者意識與傷勢。
2. 測量生命徵象，維持呼吸和心跳，測量體溫、脈搏、呼吸及血壓。
3. 判斷有無中毒。

4. 注意保暖：預防失溫導致休克，但以不出汗為原則。
5. 依據傷者出血的部位和出血情形，採取適當止血法。
6. 鬆開束縛物：如鬆開衣服鈕扣或皮帶，有必要時須將衣物剪開。
7. 給予傷患精神安慰，清除恐懼心理，使患者安心舒適。
8. 判斷是否該催吐或稀釋。
9. 先穩定，再搬運，非必要不可任意移動傷患。如在危險地區，則須立即移至安全處，在移動傷患之前，應將骨折部位及創傷部位予包紮固定後再移動。
10. 將傷患安置於正確姿勢，對於神智不清者，採用復甦姿勢。
11. 記錄傷勢並送醫。

四、急救箱的配備及應用

急救箱(first aid kit)內的所有應用物品是備各種緊急狀況所需的基礎物品，各型急救箱所裝的用品不盡相同，常備的簡易急救箱的物品整理如表 5-1

表 5-1　簡易急救箱的內容物及其用途

內容物	用途
生理食鹽水	可沖洗傷口
抗生素軟膏	可塗於傷口，預防感染
10%優碘	傷口清潔後，以螺旋形方向由裡往外塗擦（也可用在清潔消毒傷口）防傷口發炎。不可來回，左右，上下擦。
75%酒精	剪刀等器械消毒
氨水	被毒蜂、蚊蟲螫傷或蜈蚣咬傷時，用以止癢、止痛及消腫

表 5-1　簡易急救箱的內容物及其用途（續）

內容物	用途
紫藥水	對輕度的燒傷，切割傷口等有結疤作用，而且可用於口腔及黏膜等部位。
剪刀	剪衣物或繃帶
鑷子	備兩支，一支用來夾無菌敷料或棉花，另一支用來夾除傷口上的異物或碎片。
捲軸繃帶	固定敷料包紮傷口
消毒棉花棒	清除傷口異物，塗敷消毒藥品
三角巾	固定傷肢，包紮傷口，也可充當止血帶及托臂用。
安全別針	固定三角巾
膠布	固定敷料
黏性敷料	俗稱 OK 棒，應用於小傷口敷料。
棉花	如棉球或棉花棒，用以清潔、消毒及塗擦傷口用藥，也可用紗布當敷料。
消毒紗布	敷蓋傷口
體溫計	測量體溫
止血帶	在嚴重創傷出血時使用，用在四肢大動脈出血或其他方法不能止血等，如斷肢。
血壓計	量血壓用
冰袋	降溫、消腫用
手電筒	供照明用

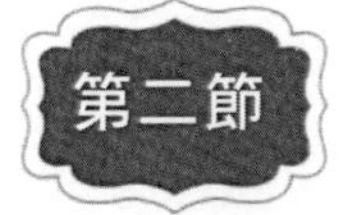

第二節 燒燙傷的處理

皮膚的功能是在預防微生物的入侵、調節體溫及呼吸，防體液的流失，還能排泄、解毒，抵抗外界刺激，並由神經反射活動對外界刺激做出反應。一旦皮膚受到燒燙傷，導致組織壞死，不僅功能失去，還會釋放出有害的化學物質，而引起全身性的細菌感染。

一、燒燙傷的原因

1. 火焰燒傷：如火災、酒精燃燒、瓦斯爆炸等。
2. 接觸燙傷：如遭熨斗、熱鍋或機車排氣管燙傷或曬傷等。
3. 熱液燙傷：如熱湯、熱油、熱茶、沸水、洗澡水等。
4. 化學灼傷：如被潑灑強鹼、硫酸、硝酸，或者是工廠中的化學藥品意外傷害等所引起的灼傷。
5. 電灼傷：如接觸電插頭、高壓電所致，嚴重的電灼傷以高壓電引起最多，可分為電燒傷、火花燒傷及電流燒傷。

二、燒燙傷深度的評估

1. 一度燒燙傷：僅傷及表皮，皮膚會出現紅、腫、痛的症狀。不會留下疤痕，復原快。
2. 二度燒燙傷：已傷到全層表皮及真皮層，會有劇烈疼痛，並有水泡產生。一般再分為深、淺兩種：
   (1) 淺二度燒燙傷：已傷及全層表皮及真皮層的 1/3 以上，皮膚紅腫，起水泡，有灼熱感及劇烈疼痛。

(2) 深二度燒燙傷：已傷及表皮和真皮層深層，傷口癒合後會留下疤痕。

3. 三度燒燙傷：已傷及表皮、真皮層及皮下組織，而且神經血管多已壞死而失去痛覺，須做植皮手術治療。

4. 四度燒燙傷：傷及全層皮膚、皮下組織、骨骼及肌肉，須依賴皮瓣補植皮治療等特殊醫療，有些傷患可能還需截肢。

三、燒燙傷的面積

燒燙傷面積之計算，是以燒燙傷面積所占身體表面積的百分比來表示，稱之為「九的規則」，以全身體表面積為 100%來計算，估計燒燙傷面積所占的百分比如圖 5-1

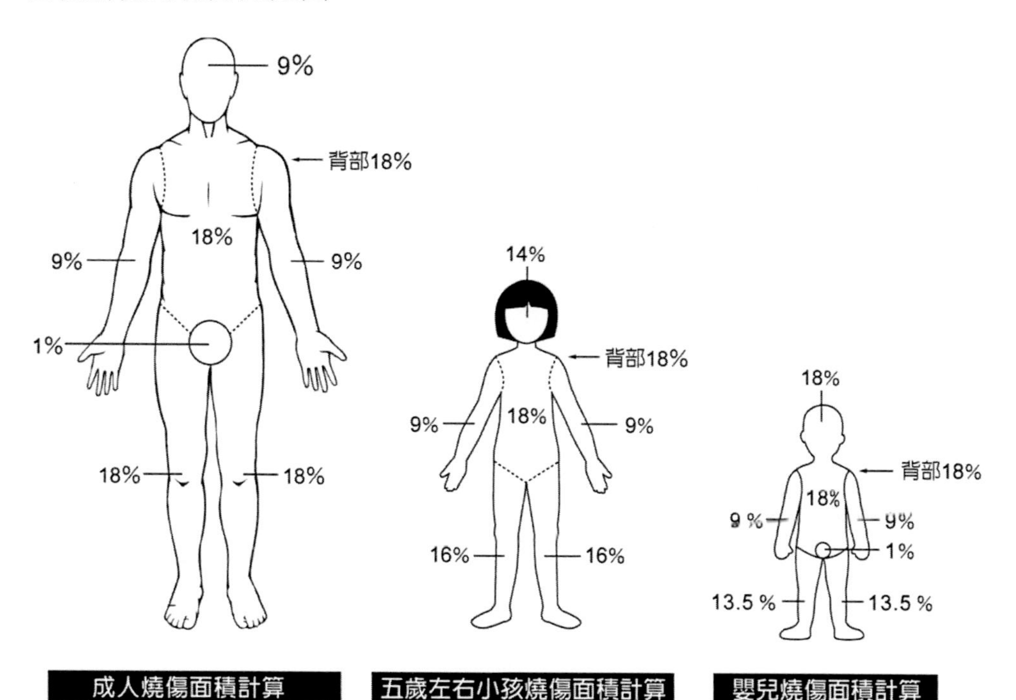

圖 5-1　燒燙傷面積的判定原則

四、燒燙傷的預防

(一)火焰燒傷

1. 酒精使用時:使用酒精加熱火鍋時,須等火完全熄滅後才能添加酒精。
2. 注意瓦斯:如瓦斯漏氣了,只要將瓦斯開關關閉,打開門窗通風即可,但不可貿然打開電風扇及其他電器,以避免點火爆炸。
3. 注意易燃的物品:如汽油、油漆、強力膠、殺蟲液等要遠離火源。
4. 祭祀焚燒時:燒紙錢時,要在戶外用鐵桶內焚燒,以免危險。
5. 使用蠟燭時:當停電時或颱風季節,使用蠟燭必須格外小心。火柴、打火機要放在小孩拿不到之處,並禁止小孩玩火。
6. 其他可能的火苗:不可躺在床上吸菸,不要在蚊帳內點蚊香;神桌上的香燭需注意其穩定性,以免造成火災。
7. 進出公共場所如戲院、餐廳、旅館等,要掌握逃生路線。
8. 家中應備有滅火器,並會正確使用。

(二)化學灼傷

1. 強酸及強鹼的放置原則:勿用空瓶飲料罐來盛裝上述危險溶液。
2. 不要在家中存放強酸、強鹼等危險物,使用較安全的清潔劑來清洗廚房。

(三)熱液燙傷

1. 廚房的安全:地板保持乾燥,端熱湯或熱水時避免滑倒,並禁止幼童進入廚房,免得幼童不小心迎面撞來。

2. 餐廳的安全：家中如有幼兒，不宜使用桌巾，尤其在食用火鍋、泡煮茶或咖啡時，要特別注意其幼兒動向，避免意外。熱湯飲勿放在桌緣或不平物體上。

3. 適當衣著：不宜過寬或過長，以免著火。

4. 遵守電器操作規則：如烤箱、微波爐等，教導家人正確的使用方法。

5. 幫小孩洗澡時，先放冷水，再放熱水。

（四）電傷

1. 避免潮濕處：如在浴室使用電器要小心，電鬍刀或吹風機不用時應拔掉插頭。

2. 注意並避開不明電線。

3. 線路安排原則要注意多插座及延長線使用承載負荷量，更換保險絲也須依照規格使用。

4. 各種電器使用後，須把插頭拔掉，教導兒童遠離爐水及電熱器。

（五）在戶外安全的注意事項

1. 不要貿然打開汽車的水箱蓋，以免被高溫蒸氣燙傷。

2. 到地熱谷或溫泉區等處遊玩時，不可隨意跑、跳、追趕，以免不慎燙傷。

3. 雷雨時，切勿在曠野中行走或在樹下躲雨，停止釣魚、高爾夫球等活動，也應遠離金屬製品，以免被閃電擊傷。

4. 不要在有電線的地方放風箏，看到電箱或高壓電塔須遠離，發現斷落電線時切勿碰觸撿拾，迅速通知電力公司處理。
5. 不要接近燃放中的爆竹，也不可拿爆竹互相丟擲、玩耍。
6. 不可隨意撿拾未燃的鞭炮、爆竹、打火機等加以敲打或放入褲袋中，以免因摩擦而引起爆炸。

五、燒燙傷的處理

（一）輕微燒燙傷

如是輕微的燒燙傷，先用冷水沖洗之後，再用冷水泡或冷敷，再用稀釋黃藥水或優碘來消毒傷口，再使用繃帶包紮。

（二）嚴重燒燙傷

嚴重燒燙傷時，請牢記「沖、脫、泡、蓋、送」的口訣，依情況正確執行，如圖 5-2。

1. 沖：在流動的冷水中沖約 20 分鐘。
2. 脫：在水中小心剪或慢慢除去衣物，勿將水泡弄破。
3. 泡：一般除幼童及老年人燒燙傷或大面積燒燙傷外，應在冷水中連續泡 15~30 分鐘，將餘熱完全除去。
4. 蓋：用乾淨紗布、毛巾或床單將傷口覆蓋。
5. 送：除極小的燒燙傷可自行處理外，須盡速送醫治療。

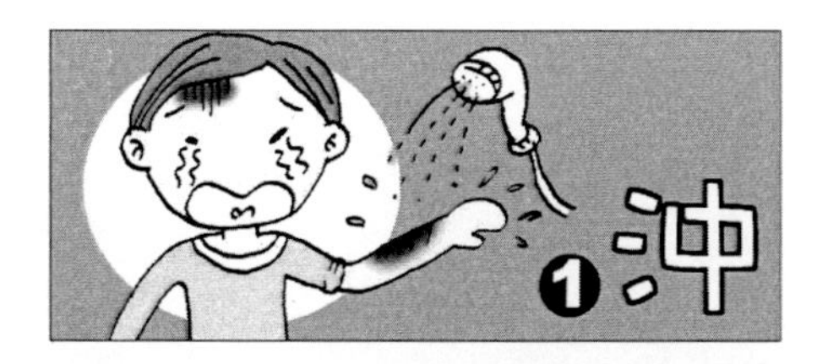

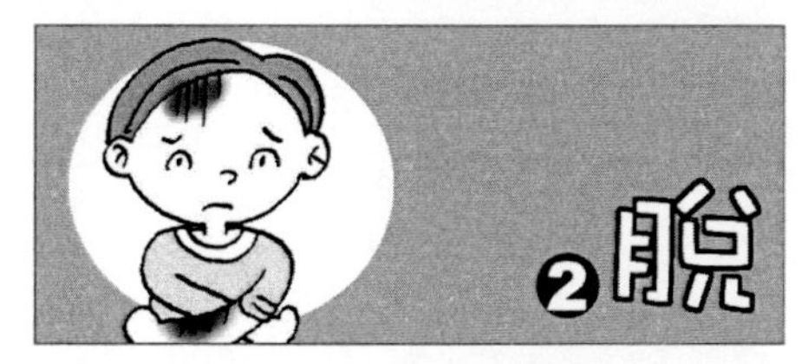

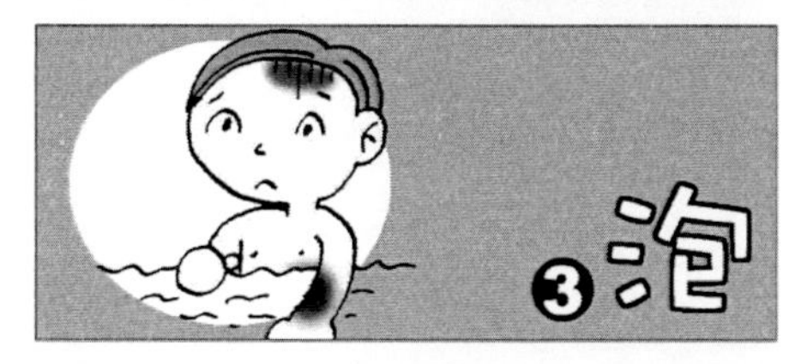

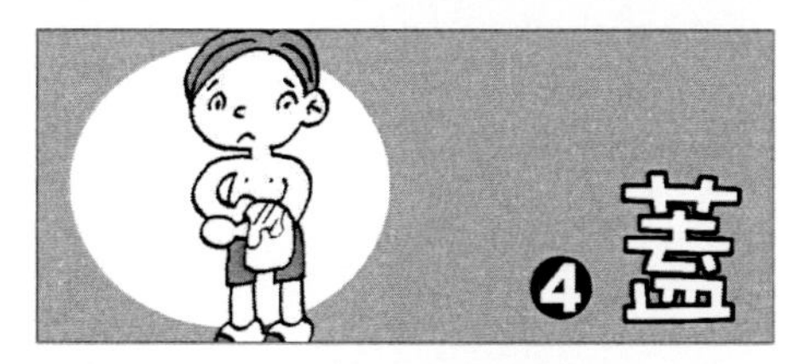

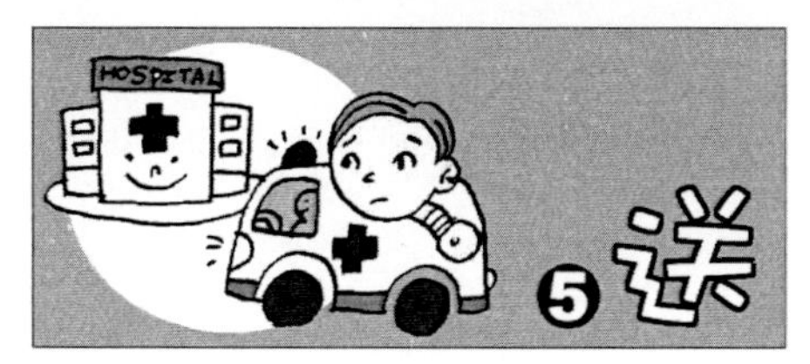

圖 5-2　燒燙傷的處理

（三）注意事項

1. 不可塗抹綠油精、醬油或牙膏等塗劑及任何藥膏。

2. 不可將水泡刺破。

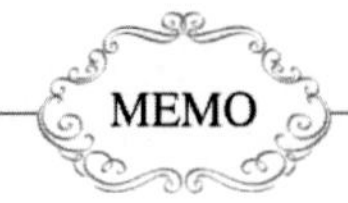
MEMO

PART
8

題 庫

美容丙級

美容乙級

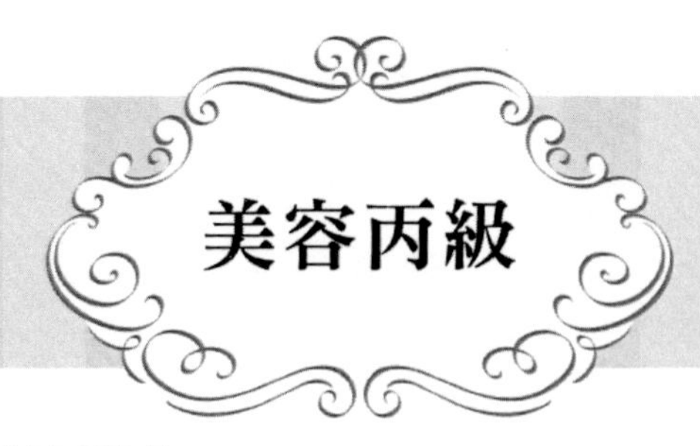

美容丙級

【108 年度考題精選】

(B) 1. 預防登革熱的方法，營業場所插花容器及冰箱底盤應 (A)一個月 (B)一週 (C)二週 (D)三週 洗刷一次。

(C) 2. 富含油質的清潔霜適用於何種皮膚？ (A)敏感皮膚 (B)青春痘皮膚 (C)乾性皮膚 (D)油性皮膚。

(A) 3. 美容從業人員應接受定期健康檢查 (A)每年一次 (B)每半年一次 (C)每二年一次 (D)就業時檢查一次就可以。

(B) 4. 膠原纖維在下列哪一層中存在？ (A)乳頭層 (B)網狀層 (C)基底層 (D)表皮層。

(A) 5. 使用複方煤餾油酚溶液消毒時，機具須完全浸泡至少需多少時間以上？ (A)10 分鐘 (B)25 分鐘 (C)20 分鐘 (D)15 分鐘。

(A) 6. 營業衛生管理之中央主管機關為 (A)衛生福利部 (B)行政院環保署 (C)內政部警政署 (D)省（市）政府衛生處（局）。

(B) 7. pH 值為表示物質酸鹼度之方法，其值從最小到最大為 (A)0～20 (B)0～14 (C)1～14 (D)1～20。

(D) 8. 從業人員維持良好的衛生行為可阻斷病原體在不同顧客間的傳染，下列何者為非？ (A)工作前、後洗手可保護自己 (B)工作前、後洗手可保護顧客 (C)凡接觸顧客皮膚的器物均應消毒 (D)一次同時服務兩名顧客，不增加傳染的危險。

(C) 9. 下列哪一項可為一般化妝品之用途詞句？ (A)改善海綿組織 (B)塑身 (C)滋潤肌膚 (D)瓦解脂肪。

（D）10. 發現顧客臉上有一出血及結痂的小黑痣，應如何處理？ (A)與自己的工作無關，可不予理會 (B)想辦法點掉該痣 (C)予以塗抹消炎藥膏 (D)請顧客找皮膚科醫師診治。

（C）11. 美容從業人員經健康檢查發現有 (A)胃潰瘍 (B)高血壓 (C)開放性肺結核病 (D)蛀牙 者應立即停止執業。

（D）12. 皮膚有體溫調節的作用，受熱時血管會 (A)分泌 (B)收縮 (C)散發 (D)擴張。

（D）13. 具有抑制細菌作用的化妝品其酸鹼度為 (A)強鹼性 (B)弱鹼性 (C)強酸性 (D)弱酸性。

（A）14. 下列含藥化妝品廣告內容何者是違法的？ (A)治濕疹 (B)使皮膚白嫩 (C)保養皮膚 (D)預防面皰。

（A）15. 下列何者不是皮脂膜的功用？ (A)防止長「青春痘」 (B)潤滑毛髮 (C)潤滑皮膚 (D)防止微生物繁殖。

（B）16. 化妝品包裝上可無須刊載的有 (A)廠址 (B)規格 (C)品名 (D)廠名。

（D）17. 脫毛臘係屬 (A)日用品 (B)藥品 (C)含藥化妝品 (D)一般化妝品。

（A）18. 關於工作場所的整潔，下列何者錯誤？ (A)整潔與衛生無關 (B)可減少蒼蠅、蚊子孳生 (C)應包括空氣品質維護 (D)可增進從業人員及顧客健康。

（A）19. 經勞動部核定公告為勞動基準法第 84 條之 1 規定之工作者，得由勞雇雙方另行約定之勞動條件，事業單位仍應報請下列哪個機關核備？ (A)當地主管機關 (B)法院公證處 (C)勞動部 (D)勞動檢查機構。

（B）20. 每年一次胸部X光檢查，可發現有無 (A)愛滋病 (B)肺結核病 (C)精神病 (D)癩病。

（B）21. 下列何者非為防範有害物食入之方法？ (A)有害物與食物隔離 (B)穿工作服 (C)不在工作場所進食或飲水 (D)常洗手、漱口。

（D）22. 皮脂腺的分布，哪個部位最少？ (A)兩頰 (B)鼻 (C)額部 (D)四肢。

（A）23. 防止砂眼的傳染應注意 (A)毛巾器械之消毒 (B)空氣流通 (C)光線充足 (D)食物煮熟。

（A）24. 器具、毛巾之消毒時機為 (A)每一顧客使用之後 (B)每三天一次 (C)每二天一次 (D)每天一次。

（D）25. 身體沒有皮脂腺的部位是 (A)背部 (B)腰部 (C)臉部 (D)手掌。

（D）26. 下列哪一種不是化學消毒法？ (A)來蘇水 (B)酒精 (C)漂白水 (D)紫外線。

（D）27. 下列何項不是皮膚的功能？ (A)知覺 (B)分泌 (C)呼吸 (D)造血。

（B）28. 毛髮突出於皮膚表面的部分稱為 (A)毛根 (B)毛幹 (C)毛球 (D)毛囊。

（A）29. 登革熱之病原體有 (A)四型 (B)一型 (C)二型 (D)三型。

（B）30. 台灣地區地形陡峭雨旱季分明，水資源開發不易常有缺水現象，目前推動生活汙水經處理再生利用，可填補部分水資源，主要可供哪些用途：A.工業用水、B.景觀澆灌、C.飲用水、D.消防用水？ (A)ABCD (B)ABD (C)ACD (D)BCD。

（C）31. 下列何者非屬於容易發生墜落災害的作業場所？ (A)屋頂 (B)施工架 (C)廚房 (D)梯子、合梯。

（B）32. 下列何者為外傷感染之傳染病？ (A)流行性感冒 (B)破傷風 (C)肺結核 (D)百日咳。

（A）33. 利用豬隻的排泄物當燃料發電，是屬於下列哪一種能源？ (A)生質能 (B)核能 (C)太陽能 (D)地熱能。

（C）34. 為使乳液易被皮膚吸收，擦乳液前應使用 (A)敷面劑 (B)按摩霜 (C)化妝水 (D)清潔霜。

（A）35. 有關防曬用品其防曬係數(S.P.F)之敘述，何者為非？其數值越大，表示 (A)在陽光下，不需再次塗抹 (B)皮膚在太陽下的安全時間較長 (C)可阻擋較多紫外線 (D)宜適合於戶外活動使用。

（C）36. 汗水屬 (A)中性 (B)弱鹼性 (C)弱酸性 (D)強鹼性。

（C）37. 受雇者因承辦業務而知悉營業秘密，在離職後對於該營業秘密的處理方式，下列敘述何者正確？ (A)自離職日起 3 年後便不再負有保障營業秘密之責 (B)僅能自用而不得販售獲取利益 (C)離職後仍不得洩漏該營業秘密 (D)聘雇關係解除後便不再負有保障營業秘密之責。

（C）38. 急救時應先確定 (A)自己沒有受傷 (B)患者有無恐懼 (C)患者及自己沒有進一步的危險 (D)患者沒有受傷。

（A）39. 水中生化需氧量(BOD)越高，其所代表的意義為 (A)有機汙染物多 (B)水為硬水 (C)水質偏酸 (D)分解汙染物時不需消耗太多氧。

（B）40. 基底層亦稱為 (A)有棘層 (B)生發層 (C)顆粒層 (D)角質層。

（C）41. 表皮本身沒有血管，故其營養依靠 (A)皮脂腺 (B)細胞 (C)真皮的血液 (D)肌肉 供給。

（A）42. 有關專利權的敘述，何者正確？ (A)專利有規定保護年限，當某商品、技術的專利保護年限屆滿，任何人皆可運用該項專利 (B)專利權可涵蓋、保護抽象的概念性商品 (C)專利權為世界所共有，在本國申請專利之商品進軍國外，不需向他國申請專利權 (D)我發明了某項商品，卻被他人率先申請專利權，我仍可主張擁有這項商品的專利權。

（C）43. 皮膚由外而內依次分為哪三大部分？ (A)真皮→表皮→皮下組織 (B)真皮→皮下組織→表皮 (C)表皮→真皮→皮下組織 (D)皮下組織→表皮→真皮。

（B）44. 一般化妝品之用途不得宣稱，具有何種效果？ (A)撫平細紋 (B)瘦身塑身 (C)潤澤肌膚 (D)修飾容貌。

（C）45. 使用酒精消毒時，機具完全浸泡至少需多少時間？ (A)20 分鐘 (B)15 分鐘 (C)10 分鐘 (D)25 分鐘 以上。

（A）46. 皮膚的 pH 值在 4～6 時，皮膚屬於 (A)弱酸性 (B)酸性 (C)弱鹼性 (D)鹼性。

【107 年度考題精選】

（D）1. 國內製造的化妝品，其品名、標籤、仿單及包裝等刊載之文字，應以 (A)日 (B)英 (C)法 (D)中 文為主。

（D）2. 依「傳染病防治」條例規定公共場所之負責人或管理人發現疑似傳染病之病人應於多少小時內報告衛生主管機關？ (A)84 小時 (B)48 小時 (C)72 小時 (D)24 小時。

（B）3. 化妝品成分中具有防止老化兼有防止變質為 (A)界面活性劑 (B)維他命 E (C)基劑 (D)香料。

（A）4. 全球暖化潛勢(Global Warming Potential, GWP)是衡量溫室氣體對全球暖化的影響，其中是以何者為比較基準？ (A)CO_2 (B)N_2O (C)CH_4 (D)SF_6。

（B）5. 自行煮水、包裝飲用水及包裝飲料，依生命週期評估的排碳量大小順序為 (A)包裝飲用水＞自行煮水＞包裝飲料 (B)包裝飲料＞包裝飲用水＞自行煮水 (C)自行煮水＞包裝飲料＞包裝飲用水 (D)包裝飲料＞自行煮水＞包裝飲用水。

（C）6. 紫外線消毒箱內其照射強度至少要達到每平方公分 85 微瓦特的有效光量，照射時間至少要 (A)15 (B)10 (C)20 (D)5 分鐘以上。

（B）7. 陽性肥皂液不可與何物質並用？ (A)酒精 (B)肥皂 (C)苯基氯卡銨 (D)水。

（A）8. 就加熱及節能觀點來評比，電鍋剩飯持續保溫至隔天再食用，與先放冰箱冷藏，隔天用微波爐加熱，下列何者是對的？ (A)微波爐再加熱比較省電又方便　(B)持續保溫較省電　(C)兩者一樣　(D)優先選電鍋保溫方式，因為馬上就可以吃。

（C）9.　下列含藥化妝品廣告內容何者是違法的？　(A)清潔頭髮　(B)去頭皮屑　(C)促進頭髮生長　(D)滋潤頭髮。

（A）10.　狐臭是下列哪種腺體的分泌物在細菌的分解下所產生的異臭？　(A)頂漿腺　(B)皮脂腺　(C)淋巴腺　(D)小汗腺。

（B）11.　化妝品使用後，如有皮膚發炎、紅腫等現象，其處理方式為　(A)用收斂化妝水濕布　(B)應立即停止使用　(C)立刻擦皮膚藥膏　(D)用溫水濕布。

（A）12.　下列何者不會構成政府採購法之刑責？　(A)過失使開標發生不正確結果者　(B)合意使廠商不為投標或不為價格之競爭者　(C)借用他人名義或證件投標者　(D)專案管理廠商洩漏關於採購應秘密之資訊。

（C）13.　皮膚經紫外線照射，皮脂的成分會製造出　(A)維生素Ａ　(B)維生素Ｂ　(C)維生素Ｄ３　(D)維生素Ｃ。

（D）14.　皮膚獲得養分的管道為　(A)汗腺　(B)皮下脂肪　(C)皮脂腺　(D)血液及淋巴液。

（B）15.　化學藥劑灼傷眼睛在沖洗時應該　(A)健側眼睛在下　(B)傷側眼睛在下　(C)兩眼一起沖洗　(D)緊閉眼瞼。

（B）16.　照明控制可以達到節能與省電費的好處，下列何種方法最適合一般住宅社區兼顧節能、經濟性與實際照明需求？　(A)加裝 DALI 全自動控制系統　(B)走廊與地下停車場選用紅外線感應控制電燈　(C)晚上關閉所有公共區域的照明　(D)全面調低照度需求。

（D）17.　都市中常產生的「熱島效應」會造成何種影響？　(A)溫度降低　(B)空氣汙染物易擴散　(C)增加降雨　(D)空氣汙染物不易擴散。

（D）18.　敏感皮膚的特徵　(A)油分多、水分少　(B)易長黑斑、面皰　(C)油分少、水分多　(D)易呈現小紅點、發癢。

（D）19. 下列何者可為A型肝炎之傳染途徑？ (A)空氣傳染 (B)性行為 (C)血液傳染 (D)吃入未經煮熟的食物。

（A）20. 為減少日照所增加空調負載，下列何種處理方式是錯誤的？ (A)將窗戶或門開啟，讓屋內外空氣自然對流 (B)於屋頂進行薄層綠化 (C)窗戶裝設窗簾或貼隔熱紙 (D)屋頂加裝隔熱材、高反射率塗料或噴水。

（C）21. 下列何者「違反」個人資料保護法？ (A)公司基於人事管理之特定目的，張貼榮譽榜揭示績優員工姓名 (B)網路購物公司為辦理退貨，將客戶之住家地址提供予宅配公司 (C)學校將應屆畢業生之住家地址提供補習班招生使用 (D)縣市政府提供村里長轄區內符合資格之老人名冊供發放敬老金。

（A）22. 由彈性纖維及膠原纖維所構成的是 (A)真皮層 (B)皮下組織 (C)表皮層 (D)角質層。

（D）23. 對暈倒患者的處理是 (A)用濕冷毛巾包裹身體 (B)立即催吐 (C)給予心肺復甦術 (D)讓患者平躺於陰涼處，抬高下肢。

（D）24. 下列何者是預防D型肝炎的方法？ (A)避免蚊蟲叮咬 (B)服用藥物 (C)注意飲食衛生 (D)施打B型肝炎疫苗。

（A）25. 水與油要藉由下列何種物質才能均勻混合？ (A)乳化劑 (B)消炎劑 (C)防腐劑 (D)黏接劑。

（C）26. 皮下組織中脂肪急遽減少時，皮膚表面會呈現 (A)平滑 (B)緊繃 (C)皺紋 (D)粗糙。

（C）27. 下列何者不是造成台灣水資源減少的主要因素？ (A)超抽地下水 (B)水庫淤積 (C)雨水酸化 (D)濫用水資源。

（D）28. 對於吹哨者保護規定，下列敘述何者有誤？ (A)勞動檢查機構受理勞工申訴必須保密 (B)任何情況下，事業單位都不得有不利勞工申訴人之行為 (C)事業單位不得對勞工申訴人終止勞動契約 (D)為實施勞動檢查，必要時得告知事業單位有關勞工申訴人身分。

（B）29. 員工想要融入一個組織當中，下列哪一個作法較為可行？ (A)經常拜訪公司的客戶 (B)經常參與公司的聚會與團體活動 (C)經常送禮物給同事 (D)經常加班工作到深夜。

（A）30. 營業場所之瓦斯熱水器應安裝在 (A)室外 (B)室內 (C)洗臉台上方 (D)牆角。

（D）31. 正常皮膚由表皮基底層不斷上推，呈角質化後剝離，需費時 (A)七天 (B)十四天 (C)二十一天 (D)二十八天。

（C）32. 急救箱內藥品 (A)等要用時再去買 (B)可以用多久就用多久 (C)應有標籤並注意使用期限隨時補換 (D)用完就算了。

（D）33. 職場內部常見之身體或精神不法侵害不包含下列何者？ (A)強求勞工執行業務上明顯不必要或不可能之工作 (B)脅迫、名譽損毀、侮辱、嚴重辱罵勞工 (C)過度介入勞工私人事宜 (D)使勞工執行與能力、經驗相符的工作。

（D）34. 從業人員如皮膚有傷口，下列敘述何者錯誤？ (A)應停止工作 (B)傷口應消毒及包紮 (C)避免傷口接觸顧客皮膚 (D)不會增加本身被傳染的危險。

（A）35. 表皮中最厚的一層，且有淋巴液流通者為 (A)有棘層 (B)角質層 (C)透明層 (D)基底層。

（B）36. 請問下列有關受理檢舉機關對於檢舉人保護之說明，何者並不正確？ (A)對於檢舉人之檢舉書，筆錄或其他資料，除有絕對必要者外，應另行保存，不附於偵查案卷內 (B)如有洩密情事，雖不涉刑事責任，但檢舉人得以向受理檢舉機關提出民事損害賠償 (C)政府訂有「獎勵保護檢舉貪汙瀆職辦法」，明訂對檢舉人之保護 (D)受理檢舉之機關對於檢舉人之姓名、年齡、住所或居所有保密義務。

（A）37. 下列何者屬地下水超抽情形？ (A)地下水抽水量「超越」天然補注量 (B)地下水抽水量「低於」降雨量 (C)地下水抽水量「低於」天然補注量 (D)天然補注量「超越」地下水抽水量。

（D）38. 下列何種患者不宜從事高溫作業？ (A)近視 (B)重聽 (C)遠視 (D)心臟病。

（B）39. 美容從業人員為顧客做化妝設計，最好的工作原則是 (A)依顧客個人喜好 (B)與顧客充分溝通 (C)依技術者個人喜好 (D)模仿流行。

（A）40. 負責表皮新陳代謝，可不斷分裂產生新細胞者為 (A)基底細胞 (B)黑色素細胞 (C)有棘細胞 (D)核細胞。

（D）41. 皮膚經日光照射可以合成 (A)葡萄糖 (B)脂肪 (C)胺基酸 (D)維生素 D。

（B）42. 長期使用羼副腎皮質荷爾蒙的化妝品後，皮膚會 (A)變黑 (B)萎縮 (C)變紅 (D)變褐。

（D）43. 對於染有油汙之破布、紙屑等應如何處置？ (A)無特別規定，以方便丟棄即可 (B)與一般廢棄物一起處置 (C)應分類置於回收桶內 (D)應蓋藏於不燃性之容器內。

（A）44. 育齡婦女最需要的預防接種是 (A)德國痲疹疫苗 (B)Ａ型肝炎疫苗 (C)腮腺炎疫苗 (D)痲疹疫苗。

（B）45. 腋臭防止劑在化妝品種類表中，係歸屬 (A)面霜乳液類 (B)香水類 (C)覆敷用化妝品類 (D)化妝水類。

（B）46. 顆粒層細胞中的顆粒是 (A)氣泡 (B)角質素 (C)黑色素 (D)脂質。

（D）47. 皮膚所以有冷、熱、痛等知覺，主要是因為其內含有 (A)淋巴液 (B)毛細血管 (C)皮脂腺 (D)神經 之故。

（B）48. 利用日光消毒，是因為日光中含 (A)雷射光線 (B)紫外光線 (C)紅外光線 (D)Ｘ光線。

（B）49. 面皰、粉刺最容易形成的時期是在下列哪一個階段？ (A)幼年期 (B)青春期 (C)老年期 (D)壯年期。

（B）50. 皮膚易出油，表面看起來油膩感的是 (A)中性皮膚 (B)油性皮膚 (C)乾性皮膚 (D)敏感性皮膚。

（C）51. 指甲油的溶劑及去光水，易使指甲 (A)鮮艷 (B)更修長 (C)脆弱 (D)更有光澤。

（D）52. 複方煤餾油酚溶液消毒劑其有效殺菌濃度，對病原體的殺菌機轉是造成蛋白質 (A)溶解 (B)凝固 (C)氧化 (D)變性。

（D）53. 化妝品之外包裝上未依規定標示產品所含之全部成分名稱，依化妝品衛生管理條例可處以新台幣 (A)5 萬 (B)1 萬 (C)3 萬 (D)10 萬 元以下罰鍰。

（C）54. 急性心臟病的典型症狀為 (A)臉色蒼白，皮膚濕冷 (B)知覺喪失，身體一側肢體麻痺 (C)呼吸急促和胸痛 (D)頭痛眩暈。

（A）55. 高油度的營養霜適合 (A)乾性皮膚 (B)面皰皮膚 (C)油性皮膚 (D)皮脂溢漏皮膚。

（B）56. 美容美髮業者販賣、供應或意圖販賣、供應而陳列來源不明之化妝品，依化妝品衛生管理條例可處以新台幣 (A)3 萬 (B)10 萬 (C)5 萬 (D)1 萬 元以下罰鍰。

（C）57. 關於香水的使用，下列敘述何者正確？ (A)為使香味持久，香水應一次大量使用 (B)可同時使用不同香味之香水 (C)香水的使用應配合 T.P.O.來選擇香味濃度 (D)香水應擦在體溫較低或脈搏跳動的地方。

（B）58. 化妝品使用後，如有皮膚發炎、紅腫等現象，其處理方式為 (A)用溫水濕布 (B)應立即停止使用 (C)立刻擦皮膚藥膏 (D)用收斂化妝水濕布。

（A）59. 營業秘密可分為「技術機密」與「商業機密」，下列何者屬於「商業機密」？ (A)客戶名單 (B)產品配方 (C)生產製程 (D)設計圖。

（D）60. 皮脂腺的分布，哪個部位最少？ (A)兩頰 (B)鼻 (C)額部 (D)四肢。

（D）61. 冷凍食品該如何讓它退冰，才是既「節能」又「省水」？ (A)使用微波爐解凍快速又方便 (B)直接用水沖食物強迫退冰 (C)用熱水浸泡，每 5 分鐘更換一次 (D)烹煮前盡早拿出來放置退冰。

（C）62. 高效率燈具如果要降低眩光的不舒服，下列何者與降低刺眼眩光影響無關？ (A)光源下方加裝擴散板或擴散膜 (B)採用間接照明 (C)光源的色溫 (D)燈具的遮光板。

（D）63. 具有抑制細菌作用的化妝品其酸鹼度為 (A)強酸性 (B)弱鹼性 (C)強鹼性 (D)弱酸性。

（D）64. 脫毛臘係屬 (A)含藥化妝品 (B)藥品 (C)日用品 (D)一般化妝品。

（A）65. 下列哪一項可為一般化妝品之用途詞句？ (A)滋潤肌膚 (B)改善海綿組織 (C)瓦解脂肪 (D)塑身。

（C）66. 經公告免予申請備查之一般化妝品，其包裝可以無須標示 (A)成分 (B)廠址 (C)備查字號 (D)廠名。

（C）67. 急救箱內應備有 (A)面速立達母軟膏 (B)白花油 (C)優碘 (D)氨水 來消毒傷口。

（D）68. 稀釋消毒劑以量筒取藥劑時，視線應該 (A)在刻度下緣位置 (B)在刻度上緣位置 (C)在量筒注入口位置 (D)與刻度成水平位置。

（D）69. 蒸餾水是常壓下加溫至幾度時所蒸餾而得的水？ (A)200°C (B)150°C (C)70°C (D)100°C。

（B）70. 成人心肺復甦術中的胸外按壓的壓迫中心為 (A)胸骨劍突 (B)胸骨下半部或乳頭連線中間點處 (C)肚臍 (D)胸骨中段。

（A）71. 下列哪一種飲食習慣能減碳抗暖化？ (A)多吃天然蔬果 (B)多吃牛肉 (C)多吃速食 (D)多選擇吃到飽的餐館。

（D）72. 有關高風險或高負荷、夜間工作之安排或防護措施，下列何者不恰當？ (A)參照醫師之適性配工建議 (B)考量人力或性別之適任性 (C)獨自作業，宜考量潛在危害，如性暴力 (D)若受威脅或加害時，在加害人離開前觸動警報系統，激怒加害人，使對方抓狂。

（B）73. 消毒液鑑別法，複方煤餾油酚溶液在色澤上為 (A)無色 (B)淡黃褐色 (C)淡紅色 (D)淡乳色。

（B）74. 對大多數病原體而言在多少 pH 值間最適宜生長活動？ (A)8～9 (B)6.5～7.5 (C)5～6.5 (D)3.5～5。

（D）75. 下列何者不會構成政府採購法之刑責？ (A)借用他人名義或證件投標者 (B)專案管理廠商洩漏關於採購應秘密之資訊 (C)合意使廠商不為投標或不為價格之競爭者 (D)過失使開標發生不正確結果者。

（A）76. 可行有絲分裂產生新細胞取代老死細胞為 (A)基底細胞 (B)顆粒細胞 (C)棘狀細胞 (D)角質細胞。

（A）77. 香港腳是由下列何者所引起？ (A)黴菌 (B)病毒 (C)球菌 (D)細菌。

（B）78. 流行性感冒是由哪一種病原體所引起的疾病？ (A)寄生蟲 (B)病毒 (C)黴菌 (D)細菌。

（A）79. 當電力設備遭遇電源不足或輸配電設備受限制時，導致用戶暫停或減少用電的情形，常以下列何者名稱出現？ (A)限電 (B)斷電 (C)停電 (D)配電。

（D）80. 毛巾使用蒸氣消毒，時間不得少於 (A)十五分鐘 (B)五分鐘 (C)二十分鐘 (D)十分鐘 以上。

（A）81. 洗碗、洗菜用何種方式可以達到清洗又省水的效果？ (A)將適量的水放在盆槽內洗濯，以減少用水 (B)對著水龍頭直接沖洗，且要盡量將水龍頭開大才能確保洗得乾淨 (C)把碗盤、菜等浸在水盆裡，再開水龍頭拼命沖水 (D)用熱水及冷水大量交叉沖洗達到最佳清洗效果。

（B）82. 化妝品的保存期限 (A)相同產品即有相同的保存期限 (B)視製造技術而有不同 (C)由公會統一制定 (D)由衛生局視產品別統一訂定。

（D）83. 皮膚對於冷、熱、碰觸有反應，因為它有 (A)汗腺及皮脂腺 (B)血液 (C)淋巴液 (D)神經。

（C）84. 皮脂的功用在使皮膚保持 (A)角化 (B)乾燥 (C)滋潤 (D)清潔。

（C）85. 2015 年巴黎協議之目的為何？ (A)避免臭氧層破壞 (B)生物多樣性保育 (C)遏阻全球暖化趨勢 (D)減少持久性汙染物排放。

（C）86. 化妝品係指施於人體外部，以潤澤髮膚，刺激嗅覺，掩飾體臭或 (A)促進健康 (B)增進美麗 (C)修飾容貌 (D)保持身材 之物品。

（B）87. 預防登革熱，下列敘述何者錯誤？ (A)清潔屋內外積水容器 (B)接種疫苗 (C)疑似患者如發燒、骨頭痛、頭痛等應儘速送醫、隔離治療 (D)定期更換花瓶內之水，避免蚊子孳生。

（C）88. 顧客臉上黑斑有異常變化應如何處理？ (A)幫顧客「做臉」 (B)介紹他（她）使用漂白霜 (C)告知找皮膚科醫師診治 (D)依顧客之方便選擇處理方法。

（C）89. 皮膚老化產生皺紋，主要是由於 (A)皮下組織 (B)骨骼 (C)真皮層 (D)表皮層 內部組織衰退，失去彈性之故。

（B）90. 下列何者不是皮下脂肪的功用？ (A)貯存體內過剩的能量 (B)使皮膚有光澤 (C)緩和外界的刺激 (D)防止體溫的發散。

（C）91. 利用豬隻的排泄物當燃料發電，是屬於哪一種能源？ (A)地熱能 (B)太陽能 (C)生質能 (D)核能。

（D）92. 細菌可經由下列何者進入體內？ (A)濕潤的皮膚 (B)油質皮膚 (C)乾燥的皮膚 (D)外傷的皮膚。

（D）93. 毛髮突出於皮膚表面的部分稱為 (A)毛根 (B)毛球 (C)毛囊 (D)毛幹。

（C）94. 一般而言下列何者不屬對孕婦有危害之作業或場所？ (A)經常變換高低位之工作姿勢 (B)暴露游離輻射 (C)工作區域地面平坦、未濕滑且無未固定之線路 (D)經常搬抬物件上下階梯或梯架。

（D）95. 使用鑽孔機時，不應使用下列何護具？ (A)防塵口罩 (B)耳塞 (C)護目鏡 (D)棉紗手套。

（C）96. 無刺激性、具安撫鎮靜作用的保養品較適用於 (A)乾性 (B)油性 (C)敏感性 (D)中性 皮膚。

（D）97. 清潔皮膚的程序，應優先使用 (A)敷面劑 (B)化妝水 (C)營養乳／霜 (D)清潔乳／霜。

（C）98. 人體的小汗腺約有 (A)20～50 萬個 (B)2～5 萬個 (C)200～500 萬個 (D)2000～5000 個。

（A）99. 一般人生活產生之廢棄物，何者屬有害廢棄物？ (A)廢日光燈管 (B)廢玻璃 (C)鐵鋁罐 (D)廚餘。

（D）100. 化學藥劑應使用 (A)食鹽水 (B)礦泉水 (C)自來水 (D)蒸餾水 稀釋。

（B）101. 汗腺是存在於下列哪一層中？ (A)皮下組織 (B)真皮層 (C)基底層 (D)表皮層。

（D）102. 有關化妝品的取用，下列敘述何者正確？ (A)可分裝或更換容器，方便出遊時使用 (B)過量取出之化妝品，倒回瓶中以避免浪費 (C)若發生油水分離之現象屬正常情形，仍可照常繼續使用 (D)化妝棉取用，且避免接觸瓶口。

（A）103. 擦於皮膚上用以驅避蚊蟲之產品，係屬 (A)藥品 (B)環境衛生用藥管理 (C)含藥化妝品 (D)一般化妝品。

（C）104. 公司員工執行業務時，下列敘述何者錯誤？ (A)執行業務應客觀公正 (B)應避免與客戶有業務外的金錢往來 (C)在公司利益不受損情況下，可藉機收受利益或接受款待 (D)不得以任何直接或間接等方式向客戶索取個人利益。

（D）105. 下列有關工廠通道的清潔與維護之敘述，何者錯誤？ (A)防止油類濺灑地面，遇汙染應立即清洗乾燥 (B)地面應隨時保持乾燥清潔 (C)通道應保持暢通及清潔 (D)為了存貨及提貨方便，可將成品放置於通道或樓梯間。

（A）106. 職業安全衛生法所稱有母性健康危害之虞之工作，係指對於具生育能力之女性勞工從事工作，可能會導致的一些影響。下列何者除外？ (A)經期紊亂 (B)哺乳期間之幼兒健康 (C)妊娠期間之母體健康 (D)胚胎發育。

（B）107. 手掌、腳底、前額、腋下均含有大量的 (A)唾液腺 (B)汗腺 (C)皮脂腺 (D)腎上腺。

（B）108. 顆粒層細胞中的顆粒是 (A)黑色素 (B)角質素 (C)氣泡 (D)脂質。

（D）109. 未經領有工廠登記證而製造化妝品者，可處 (A)二 (B)三 (C)四 (D)一 年以下有期徒刑。

（A）110. 紫外線消毒法是運用 (A)釋出高能量的光線 (B)加熱原理 (C)氧化原理 (D)陽離子活性劑 使病原體的ＤＮＡ引起變化，使病原體不生長。

（C）111. 陽性肥皂液消毒劑，其有效殺菌濃度為 (A)0.5～1% (B)3～6% (C)0.1～0.5% (D)1～3% 之陽性肥皂苯基氯卡銨。

（D）112. 小汗腺分布於 (A)外耳道、腋窩 (B)臍部 (C)乳暈 (D)全身。

（C）113. 下列哪一種水是最好的飲用水？ (A)泉水 (B)河水 (C)自來水 (D)雨水。

（D）114. 負責表皮新陳代謝，可不斷分裂產生新細胞者為 (A)有棘細胞 (B)核細胞 (C)黑色素細胞 (D)基底細胞。

（D）115. 人體之最大器官是 (A)心臟 (B)胃 (C)肺臟 (D)皮膚。

（C）116. 下列哪一種消毒法是屬於化學消毒法？ (A)紫外線消毒法 (B)煮沸消毒法 (C)陽性肥皂液消毒法 (D)蒸氣消毒法。

（A）117. 美容業營業場所的光度應在 (A)200 (B)150 (C)50 (D)100 米燭光以上。

（B）118. 化妝品的保存期限 (A)由衛生局視產品別統一訂定 (B)視製造技術而有不同 (C)相同產品即有相同的保存期限 (D)由公會統一制定。

（C）119. 下列何者不存在真皮的網狀層中？ (A)小神經末梢 (B)淋巴管 (C)黑色素 (D)血管。

（D）120. 化妝品中產生主要作用的成分，就是 (A)乳化劑 (B)保溼劑 (C)基劑 (D)活性成分。

（B）121. 漂白水含 (A)酸性 (B)鹼性 (C)中性 (D)強酸性 物質。

（B）122. 下列哪個部位的肌肉紋理是斜向的？ (A)唇部 (B)頰部 (C)額部 (D)眼部。

（B）123. 台灣電力公司所謂的離峰用電時段為何？ (A)23：00~08：00 (B)22：30~07：30 (C)22：00~07：00 (D)23：30~08：30。

（D）124. 皮膚主要的化學屏障為 (A)有棘層和黑色素 (B)顆粒層和皮脂膜 (C)基底層和汗液 (D)角質層的游離脂肪。

（B）125. 殺滅致病微生物（病原體）之繁殖型或活動型稱為 (A)滅菌 (B)消毒 (C)防腐 (D)感染。

（A）126. 輸入的化妝品 (A)以原裝為限 (B)可自行調製 (C)可改裝 (D)可分裝。

（C）127. 大氣層中臭氧層有何作用？ (A)保持溫度 (B)對流最旺盛的區域 (C)吸收紫外線 (D)造成光害。

（A）128. 自然且近於膚色的粉底是 (A)基本色 (B)白色 (C)明色 (D)暗色 粉底。

（B）129. 身為公司員工必須維護公司利益，下列何者是正確的工作態度或行為？ (A)施工時不顧品質，以省時、省料為首要考量 (B)工作時謹守本分，以積極態度解決問題 (C)將公司逾期的產品更改標籤 (D)服務時首先考慮公司的利益，然後再考量顧客權益。

（D）130. 稀釋消毒劑以量筒取藥劑時，視線應該 (A)在量筒注入口位置 (B)在刻度下緣位置 (C)在刻度上緣位置 (D)與刻度成水平位置。

（C）131. 工作時帶口罩，主要係阻斷哪一種傳染途徑？ (A)經口傳染 (B)病媒傳染 (C)飛沫或空氣傳染 (D)接觸傳染。

（B）132. 對於吹哨者保護規定，下列敘述何者有誤？ (A)事業單位不得對勞工申訴人終止勞動契約 (B)為實施勞動檢查，必要時得告知事業單位有關勞工申訴人身分 (C)勞動檢查機構受理勞工申訴必須保密 (D)任何情況下，事業單位都不得有不利勞工申訴人之行為。

（D）133. 與狐臭有關的是 (A)皮脂腺 (B)小汗腺 (C)微血管 (D)大汗腺。

（A）134. 急救箱要放在 (A)固定且方便取用的地方 (B)上鎖的櫃子 (C)隨便 (D)高高的地方。

（B）135. 液體的酸鹼度(pH)值越高其 (A)酸性不變 (B)鹼性越強 (C)鹼性不變 (D)酸性越強。

（A）136. 如果水龍頭流量過大，下列何種處理方式是錯誤的？ (A)直接換裝沒有省水標章的水龍頭 (B)加裝可自動關閉水龍頭的自動感應器 (C)直接調整水龍頭到適當水量 (D)加裝節水墊片或起波器。

（B）137. 蒸臉噴霧有殺菌、消炎作用，是因噴霧中含有 (A)雙氧 (B)臭氧 (C)過氧 (D)酸氧。

（A）138. 下列何者不是保持皮膚美麗健康的法則？ (A)暴飲暴食 (B)保持皮膚清潔 (C)均衡的營養 (D)充足的睡眠。

（A）139. 執行職務中，若懷疑有貪汙瀆職或其他違反公共利益之不法情事，請問下列作法何者適當？ (A)向權責機關檢舉 (B)向朋友或同事訴苦 (C)為避免對自己有不良影響最好睜一隻眼閉一隻眼 (D)只要自己沒有責任就不管它。

（C）140. 下列哪一種消毒法是屬物理消毒法？ (A)酒精消毒法 (B)陽性肥皂液消毒法 (C)蒸氣消毒法 (D)複方煤餾油酚肥皂液消毒法。

（D）141. 異物梗塞時不適用腹部壓擠法者為 (A)成年人 (B)兒童 (C)青年人 (D)肥胖者及孕婦。

（D）142. 表皮的最內層是 (A)顆粒層 (B)角質層 (C)有棘層 (D)基底層。

（A）143. 防止嘴脣乾裂脫皮最有效的是 (A)護脣膏 (B)淡色脣膏 (C)有色脣膏 (D)亮光脣膏。

（C）144. 紫外線消毒法為一種 (A)原子能消毒法 (B)化學消毒法 (C)物理消毒法 (D)超音波消毒法。

（A）145. 勞工在何種情況下，雇主得不經預告終止勞動契約？ (A)不服指揮對雇主暴力相向者 (B)確定被法院判刑 6 個月以內並諭知緩刑超過 1 年以上者 (C)非連續曠工但一個月內累計達 3 日以上者 (D)經常遲到早退者。

（A）146. 哪一種家庭廢棄物可用來作為製造肥皂的主要原料？ (A)回鍋油 (B)果皮 (C)食醋 (D)熟廚餘。

（B）147. 果酸化學名為 (A)α-菸鹼酸 (B)α-氫氧基酸 (C)α-氫氟酸 (D)α-水楊酸。

（D）148. 關於香水的使用，下列敘述何者正確？ (A)香水應擦在體溫較低或脈搏跳動的地方 (B)可同時使用不同香味之香水 (C)為使香味持久，香水應一次大量使用 (D)香水的使用應配合 T.P.O.來選擇香味濃度。

（B）149. 對於核計勞工所得有無低於基本工資，下列敘述何者有誤？ (A)不計入休假日出勤加給之工資 (B)應計入加班費 (C)不計入競賽獎金 (D)僅計入在正常工時內之報酬。

（A）150. 隔離霜中的二氧化鈦(TiO)，其作用是 (A)隔離紫外線 (B)滋潤 (C)美白 (D)基劑。

（C）151. 粗糙無光澤且易呈小皺紋的是 (A)正常肌膚 (B)乾燥型油性肌膚 (C)乾性肌膚 (D)油性肌膚。

（A）152. (A)透明層 (B)基底層 (C)有棘層 (D)顆粒層 是一種無核細胞分布在手掌、足蹠。

（A）153. 為了保護環境，政府提出了 4 個 R 的口號，下列何者不是 4R 中的其中一項？ (A)再創新 (B)再利用 (C)再循環 (D)減少使用。

（D）154. 理燙髮美容業從業人員患有傳染病時 (A)覺得舒服時，可繼續從業 (B)可一方面治療一方面從業 (C)保護得當，應可繼續從業 (D)停止從業。

（B）155. 某公司員工執行職務時，應具備下列哪一項觀念？ (A)舉報不法可能導致工作不保，應三思而後行 (B)若懷疑有違反公共利益之不法情事，應向權責機關檢舉 (C)基於對職務倫理的尊重，雇主的指示即使不當，也要盡力做好 (D)當雇主的利益與公共利益相衝突時，即使違反法令也要以雇主利益優先。

(A) 156. 支配豎毛肌機能的是 (A)自主神經 (B)中樞神經 (C)感覺神經 (D)腦幹。

(C) 157. 一般桶裝瓦斯（液化石油氣）主要成分為 (A)乙炔 (B)甲烷 (C)丙烷 (D)辛烷 及丁烷。

(C) 158. 下列何者不是皮脂膜的功用？ (A)防止微生物繁殖 (B)潤滑皮膚 (C)防止長「青春痘」 (D)潤滑毛髮。

(B) 159. 從業人員肺結核X光檢查 (A)半年一次 (B)一年一次 (C)二年一次 (D)三年一次。

(C) 160. 皮膚老化產生皺紋，主要是由於 (A)表皮層 (B)骨骼 (C)真皮層 (D)皮下組織 內部組織衰退，失去彈性之故。

(D) 161. 勞工於室外高氣溫作業環境工作，可能對身體產生熱危害，以下何者為非？ (A)中暑 (B)熱痙攣 (C)熱衰竭 (D)痛風。

(D) 162. pH 值為表示物質酸鹼度之方法，其值從最小到最大為 (A)1～20 (B)1～14 (C)0～20 (D)0～14。

(A) 163. 就滲透性而言，下列何種動物皮膚與人類皮膚較相似？ (A)豬 (B)牛 (C)馬 (D)羊。

(C) 164. 下列何者不是能源之類型？ (A)電力 (B)蒸汽 (C)熱傳 (D)壓縮空氣。

(D) 165. 煮沸消毒法是於沸騰的開水中煮至少幾分鐘以上？ (A)三分鐘 (B)二分鐘 (C)四分鐘 (D)五分鐘 即可達到殺滅病菌的目的。

(D) 166. 家裡有過期的藥品，請問這些藥品要如何處理？ (A)繼續服用 (B)送給相同疾病的朋友 (C)倒入馬桶沖掉 (D)交由藥局回收。

(B) 167. 蒸臉器的用水，必須使用 (A)礦泉水 (B)蒸餾水 (C)自來水 (D)碳酸水。

(A) 168. 壓背舉臂法與壓胸舉臂法，應多久做一次？ (A)每分鐘 12 次 (B)每分鐘 72 次 (C)每分鐘 20 次 (D)每分鐘 5 次。

(A) 169. 汗水屬 (A)弱酸性 (B)中性 (C)強鹼性 (D)弱鹼性。

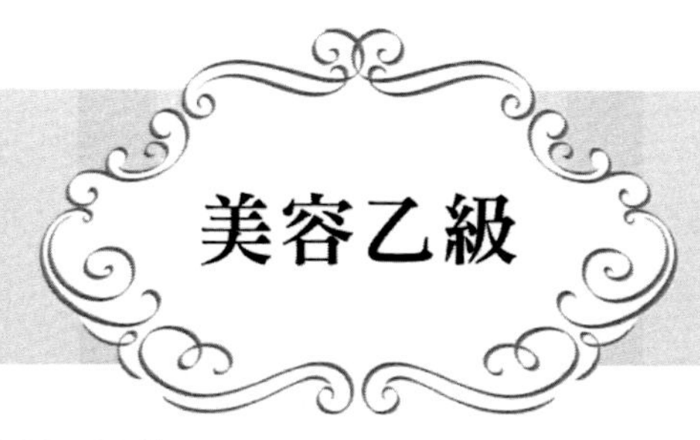

美容乙級

【107 年度考題精選】

單選題

（B）1. 一般而言，螢光燈的發光效率與長度有關嗎？ (A)無關，發光效率只與燈管直徑有關 (B)有關，越長的螢光燈管，發光效率越高 (C)無關，發光效率只與色溫有關 (D)有關，越長的螢光燈管，發光效率越低。

（D）2. 根據我國現行化妝品衛生管理法規規定，下列何種成分不得添加於化妝品中？ (A)維生素 C (B)熊果素(arbutin) (C)麴酸(kojic acid) (D)對苯二酚(hydroquinone)。

（D）3. 唾液腺中含有何種消化酶？ (A)蛋白酶 (B)胜肽酶 (C)脂酶 (D)澱粉酶。

（D）4. 下列何者非屬於容易發生墜落災害的作業場所？ (A)屋頂 (B)梯子、合梯 (C)施工架 (D)廚房。

（B）5. 下列何者成分沒有保溼的功能？ (A)甘油 (B)三乙醇胺 (C)膠原蛋白 (D)己六醇。

（A）6. 純露是哪一種萃取方法產生的副產品？ (A)蒸餾法 (B)脂吸法 (C)壓榨法 (D)化學溶劑法。

（C）7. 對紫外線具有防禦能力的是 (A)透明層 (B)脂肪層 (C)角質層 (D)網狀層。

（A）8. 人類皮膚的細胞，在增生模式上，與下列何種細胞最相近？ (A)骨髓細胞 (B)神經細胞 (C)肌肉細胞 (D)肝臟細胞。

（C）9. 身為專業人員，在服務客戶時穿著的服裝要 (A)講求品味，引人注目 (B)隨個人方便，高興就好 (C)合乎公司要求及安全衛生規定 (D)注重個性，追逐潮流。

（B）10. 把各波長的光全部吸收，其所呈現的色相為 (A)灰色 (B)黑色 (C)透明色 (D)白色。

（A）11. 由右心室流到肺臟血液經交換氣體($CO_2 \rightarrow O_2$)後，由肺臟流到左心房的血液循環稱為 (A)肺循環 (B)大循環 (C)體循環 (D)動脈循環。

（B）12. 下列何者為含藥化妝品？ (A)眼影膏 (B)防曬霜 (C)助曬面霜 (D)指甲油。

（A）13. 為了取得良好的水資源，通常在河川的哪一段興建水庫？ (A)上游 (B)下游出口 (C)中游 (D)下游。

（A）14. 使用暖氣機時，下列何種為節能之作法？ (A)設定室內溫度在20℃ (B)設定室內溫度在 24℃ (C)開啟風扇增加對流 (D)開一點窗維持通風。

（A）15. 職場內部常見之身體或精神不法侵害不包含下列何者？ (A)使勞工執行與能力、經驗相符的工作 (B)強求勞工執行業務上明顯不必要或不可能之工作 (C)脅迫、名譽損毀、侮辱、嚴重辱罵勞工 (D)過度介入勞工私人事宜。

（B）16. 嬰兒由母奶或配方食品中攝取的主要醣類為 (A)葡萄糖 (B)乳糖 (C)核醣 (D)果糖。

（B）17. 脈博是左心室收縮時，將大約 70ml 的血液壓入 (A)動脈 (B)大動脈 (C)靜脈 (D)微血管。

（B）18. 韻律按摩儀器使用時把小孔 (A)無限制 (B)一按一放 (C)固定不放 (D)全放。

（C）19. 綠色色光照射在紅色的服裝上，會呈現　(A)黃綠色　(B)綠色　(C)黑褐色　(D)紅色。

（D）20. 當工作累的時候，未到休息的時間，是否可以看一下網路新聞或個人信件？　(A)可以，隨時都可以，不需要被限制　(B)不可以，因為是公務電腦，用私人的電腦或設備即可　(C)可以，不影響工作即可　(D)不可以，因為，是正常工作時間不是休息的時間。

（B）21. 就狄斯勒(Gary Dessler)所提出的管理五大功能中，依據不同功能區分部門，適當分配人力與各項資源，以達分工合作之功效稱為？　(A)領導(leading)　(B)組織(organizing)　(C)任用(staffing)　(D)規劃(planning)。

（B）22. 紅外線儀器適合　(A)臉頰微血管破裂的皮膚　(B)血液循環不良的皮膚　(C)色素不均勻的皮膚　(D)老化脫水的皮膚。

（A）23. 下列何者為環境保護的正確作為？　(A)鐵馬步行　(B)自己開車不共乘　(C)不隨手關燈　(D)多吃肉少蔬食。

（A）24. 美容業新進員工之教育訓練宜優先重視　(A)職業道德　(B)產品之銷售技巧　(C)療程的銷售技巧　(D)經營管理。

（B）25. 下列何者不是短硬毛的毛髮？　(A)睫毛　(B)鬍鬚　(C)鼻毛　(D)耳毛。

（A）26. 營業場所預防意外災害，最重要的是　(A)建立正確的安全觀念養成良好習慣　(B)學會急救技術　(C)減少用電量　(D)維持患者生命。

（D）27. 缺乏哪一類維生素會影響血液的凝結？　(A)B　(B)D　(C)A　(D)K。

（A）28. 每日工作結束之後，應該將所有的工具歸位，並將環境清潔乾淨，是為什麼？　(A)讓下一位使用者，能夠更方便找的工具，也有舒

適環境工作　(B)避免被公司罰錢　(C)可以提前早點休息，將時間用來打掃，消耗時間　(D)公司有比賽，可以拿到獎金。

(A) 29. 表皮層屬於下列何種組織？　(A)上皮組織　(B)結締組織　(C)神經組織　(D)肌肉組織。

(C) 30. 有關蒸臉器的維護，下列何者錯誤？　(A)水面低於最小容量刻度時，應先關掉電源再加水　(B)蒸臉器的用水，必須使用蒸餾水　(C)電熱管如黏有雜質時，以酒精擦拭即可　(D)使用時應先插插頭，再打開電源。

(B) 31. 化妝品使用過後，如有皮膚發炎、發癢、紅腫、水泡等情況發生　(A)用大量化妝水冷敷　(B)應立即停止使用　(C)立刻換品牌　(D)用大量的收斂水冷敷。

(B) 32. 下列哪一層在表皮中所占之比例最大？　(A)基底層　(B)有棘層　(C)透明層　(D)顆粒層。

(A) 33. 下列何種粉劑遮蓋力最強？　(A)二氧化鈦　(B)雲母　(C)碳酸鎂　(D)高嶺土。

(D) 34. 指甲油之溶劑含有　(A)甲醛樹脂　(B)硝化纖維素　(C)礦物油　(D)乙酸乙酯。

(A) 35. 正確洗三溫暖的方法是　(A)淋浴→烤箱→淋浴→水池浸泡　(B)淋浴→烤箱→水池浸泡　(C)烤箱→淋浴→水池浸泡　(D)烤箱→淋浴。

(D) 36. 有關再生能源的使用限制，下列何者敘述有誤？　(A)需較大的土地面積　(B)設置成本較高　(C)風力、太陽能屬間歇性能源，供應不穩定　(D)不易受天氣影響。

(C) 37. 室內裝修業者承攬裝修工程，工程中所產生的廢棄物應該如何處理？　(A)交給清潔隊垃圾車　(B)倒在偏遠山坡地　(C)委託合法清除機構清運　(D)河岸邊掩埋。

（C）38. 皮膚水分揮發損失量(Trans-epidermal water loss, TEWL)與下列何者無關？ (A)皮膚的油脂分泌 (B)溫度 (C)皮膚的厚度 (D)季節。

（A）39. 下列何種傳染病非經蚊蟲叮咬傳染？ (A)愛滋病 (B)登革熱 (C)瘧疾 (D)日本腦炎。

（C）40. 下列對光線的敘述何者正確？ (A)三稜鏡所投射出來的非單色光 (B)鎢絲燈偏黃綠光 (C)黑色是將光線完全吸收 (D)光譜中波長最長的是藍色。

（D）41. 下列敘述何者錯誤？ (A)皮膚的腺體位於真皮層 (B)真皮層中以纖維細胞居多 (C)真皮層能提供表皮層的營養 (D)纖維細胞中以彈力纖維居多。

（C）42. 勞動場所發生職業災害，災害搶救中第一要務為何？ (A)災害場所持續工作減少損失 (B)搶救材料減少損失 (C)搶救罹災勞工迅速送醫 (D)24 小時內通報勞動檢查機構。

（A）43. 下列何者不是溫室效應所產生的現象？ (A)造成臭氧層產生破洞 (B)海溫升高造成珊瑚白化 (C)氣溫升高而使海平面上升 (D)造成全球氣候變遷，導致不正常暴雨、乾旱現象。

（D）44. 在下列何種狀況下適合接受指壓服務？ (A)身體衰弱時 (B)懷孕時 (C)飢餓空腹時 (D)身體疲勞時。

（D）45. 營養物質主要是經由哪一個部位吸收 (A)十二指腸 (B)大腸 (C)胃部 (D)小腸。

（D）46. 人性化的員工管理方式，下列敘述何者正確？ (A)以技術為中心，一切著重於工作成果 (B)對優劣不作批評，功過亦無獎懲 (C)僅以職權為基礎帶領部下 (D)主管宜參與員工各項活動，加強彼此間的交誼。

（B）47. 不能以化學方法來分解成為簡單的物質稱為 (A)混合物 (B)元素 (C)化合物 (D)乳液。

（B）48. 下列何種行為對生態環境會造成較大的衝擊？ (A)設立國家公園 (B)引進外來物種 (C)設立保護區 (D)植種原生樹木。

（C）49. 頭骨中唯一可藉關節活動而產生運動的骨骼是 (A)顴骨 (B)枕骨 (C)下頷骨 (D)頂骨。

（A）50. 深層潔淨皮膚的方法是採用 (A)蒸氣 (B)溫水洗臉 (C)化妝水擦拭 (D)濕布擦拭。

（C）51. 任職於某公司的程式設計工程師，因職務所編寫之電腦程式，如果沒有特別以契約約定，則該電腦程式重製之權利歸屬下列何者？ (A)編寫程式之工程師 (B)公司與編寫程式之工程師共有 (C)公司 (D)公司全體股東共有。

（D）52. 去光水中卸除指甲油的的主要成分為 (A)氯仿 (B)甲醇 (C)乙醇 (D)丙酮。

（A）53. 病患突然失去知覺倒地，數分鐘內呈強直狀態，然後抽搐這是 (A)癲癇發作 (B)暈倒 (C)休克 (D)中暑 的症狀。

（A）54. 企業創造利潤的最佳途徑是 (A)開源 (B)募款 (C)控制預算 (D)節流。

（B）55. 下列何者非為職業病預防之危害因子？ (A)物理性危害 (B)遺傳性疾病 (C)化學性危害 (D)人因工程危害。

（A）56. 抽血檢驗可確定受檢人是否感染 (A)梅毒 (B)癩病 (C)結核病 (D)砂眼。

（C）57. 股份有限公司的最高權利機構是 (A)董事長 (B)總經理 (C)股東大會 (D)法人代表。

(D) 58. 一般而言下列何者不屬對孕婦有危害之作業或場所? (A)經常變換高低位之工作姿勢 (B)暴露游離輻射 (C)經常搬抬物件上下階梯或梯架 (D)工作區域地面平坦、未濕滑且無未固定之線路。

(C) 59. 市場區隔是指「廠商將整個市場,依照某種標準加以區隔為較小的 (A)通路規模 (B)資訊系統 (C)目標市場 (D)商業模式。

(D) 60. 下列何者係由黴菌所引起的傳染病? (A)恙蟲病 (B)阿米巴痢疾 (C)痲瘋 (D)白癬。

(D) 61. 下列何項法規的立法目的為預防及減輕開發行為對環境造成不良影響,藉以達成環境保護之目的? (A)環境基本法 (B)公害糾紛處理法 (C)環境教育法 (D)環境影響評估法。

(C) 62. 依據台灣電力公司三段式時間電價(尖峰、半尖峰及離峰時段)的規定,請問哪個時段電價最便宜? (A)夏月半尖峰時段 (B)尖峰時段 (C)離峰時段 (D)非夏月半尖峰時段。

(B) 63. 有顏色的毛巾採用何種消毒法為宜? (A)氯液消毒 (B)煮沸消毒 (C)紫外線消毒 (D)酒精消毒。

(D) 64. 當微笑時,臉部哪一個肌肉會收縮? (A)下唇降肌 (B)口部三角肌 (C)頰肌 (D)顴肌。

(B) 65. 當週遭環境過冷時,皮膚如何調節體溫? (A)增加油脂的數量 (B)血管收縮 (C)增加汗液的數量 (D)血管擴張。

(D) 66. 下列何者具最強之殺菌力? (A)中波紫外線(UV-B) (B)紅外線 (C)長波紫外線(UV-A) (D)短波紫外線(UV-C)。

(D) 67. 在表皮層中可吞噬微生物並將其送到淋巴器官,刺激免疫系統產生反應的細胞是 (A)莫克細胞(Merkle cell) (B)有棘細胞 (C)基底細胞 (D)蘭氏細胞(Langerhans cell)。

（D）68. 下列皮膚上的何種措施，防曬效果最佳？ (A)按時塗抹 SPF 數值最大的防曬乳 (B)撐傘、戴帽 (C)塗抹 SPF 數值最大的防曬乳 (D)穿上衣物。

（A）69. 為建立良好之公司治理制度，公司內部宜納入何種檢舉人（深喉嚨）制度？ (A)吹哨者(whistleblower)管道及保護制度 (B)不告不理制度 (C)告訴乃論制度 (D)非告訴乃論制度。

（C）70. 美容院的設立登記，若有變更或歇業時皆需在 (A)10 日 (B)20 日 (C)15 日 (D)30 日 內提出變更登記。

（B）71. 去光水中卸除指甲油的的主要成分為 (A)甲醇 (B)丙酮 (C)氯仿 (D)乙醇。

（D）72. 收斂劑的成分是 (A)二氫丙酮 (B)過氧化氫 (C)硫磺 (D)金縷梅。

（C）73. 適於製作 W/O 乳液之界面活性劑其 HLB 值為 (A)0~2 (B)15~18 (C)3-6 (D)8~18。

（C）74. 下列何者為物理性防曬劑？ (A)對氨基苯甲酸鹽衍生物 (B)水楊酸鹽衍生物 (C)氧化鋅 (D)二苯甲酮。

（A）75. 對於皮膚類型的判別，應考慮 (A)水分、油分的比例 (B)水分的含量 (C)pH 值 (D)油分的多寡。

（A）76. 不適合使用蒸臉器的禁忌症為 (A)白斑 (B)油性皮膚 (C)青春痘 (D)粉刺。

（C）77. 蒸氣消毒係屬 (A)化學消毒 (B)乾熱消毒 (C)濕熱消毒 (D)低溫消毒。

（A）78. 下列對於體循環的敘述何者正確？ (A)起於左心室止於右心房 (B)起於左心房止於右心室 (C)起於右心室止於左心房 (D)起於右心房止於左心室。

（C）79. 熱蠟脫毛應先 (A)塗抹潤膚乳液 (B)擦拭收斂水 (C)測試蠟溫是否合宜 (D)做皮膚試驗。

（A）80. 正常皮膚值是因皮脂與汗水之故，其酸鹼值皆呈 (A)弱酸性 (B)弱鹼性 (C)中酸性 (D)中鹼性。

（A）81. 受政府機關委託代辦單位之負責人甲君，以新臺幣伍仟元代價，出具不實報告，下列敘述何者為非？ (A)甲無公務員身分，出具不實報告之行為應論處偽變造文書罪責 (B)甲出具不實檢驗報告，是違背職務之行為 (C)甲之行為已經觸犯貪汙治罪條例 (D)甲受託行使公權力為刑法上之公務員。

（D）82. 透過淋浴習慣的改變就可以節約用水，以下的何種方式正確？ (A)淋浴時抹肥皂，無需將蓮蓬頭暫時關上 (B)淋浴流下的水不可以刷洗浴室地板 (C)淋浴沖澡流下的水，可以儲蓄洗菜使用 (D)等待熱水前流出的冷水可以用水桶接起來再利用。

（D）83. 添加於化妝品中的神經醯胺具有何種作用？ (A)防曬 (B)抗痘 (C)美白 (D)保濕。

（A）84. 下列哪些是皮膚發炎反應的參與者？ (A)胖細胞、巨噬細胞、嗜鹼性球 (B)胖細胞、巨噬細胞、IgE 抗體 (C)胖細胞、巨噬細胞、嗜中性球 (D)胖細胞、巨噬細胞、紅血球。

（D）85. 化妝品中的保濕劑不具有下列何種功效？ (A)具柔軟效果 (B)作為溶劑 (C)延緩水分揮發 (D)清潔作用。

（B）86. 不能以化學方法來分解成為簡單的物質稱為 (A)化合物 (B)元素 (C)乳液 (D)混合物。

（D）87. 我國職業災害勞工保護法，適用之對象為何？ (A)未參加團體保險之勞工 (B)失業勞工 (C)未投保健康保險之勞工 (D)未加入勞工保險而遭遇職業災害之勞工。

（B）88. 石綿最可能引起下列何種疾病？ (A)巴金森氏症 (B)間皮細胞瘤 (C)心臟病 (D)白指症。

（B）89. 皮膚老化產生的鬆弛皺紋，主要是皮膚哪一層功能退化所引起？ (A)皮下組織 (B)真皮層 (C)基底層 (D)角質層。

（D）90. 所謂「積克醫生(Dr. Jacquet)夾法」，其主要的作用是 (A)減輕肌肉之緊繃感 (B)緩和皮膚之敏感度 (C)幫助脫屑 (D)促進皮脂腺之暢通。

（C）91. 下列敘述何者錯誤？ (A)米飯是供給能量的食物 (B)蔬菜及水果是維生素的主要來源 (C)根莖類是蛋白質含量高的食物 (D)牛肉、豬肉是蛋白質含量高的食物。

（A）92. 指甲組成成分和皮膚及毛髮的成分相同，主要成分是 (A)角質蛋白 (B)纖維素 (C)脂肪 (D)鈣。

（C）93. 電冰箱放置處，四周應預留離牆多少公分之散熱空間，且過熱的食物，應等冷卻後才放入冰箱，以達省電效果？ (A)15 (B)20 (C)10 (D)5。

（D）94. 下列有關省水標章的敘述何者正確？ (A)省水標章除有用水設備外，亦可使用於冷氣或冰箱上 (B)省水標章是環保署為推動使用節水器材，特別研定以作為消費者辨識省水產品的一種標誌 (C)獲得省水標章的產品並無嚴格測試，所以對消費者並無一定的保障 (D)省水標章能激勵廠商重視省水產品的研發與製造，進而達到推廣節水良性循環之目的。

（D）95. 法拉第(Faradic)電流是 (A)低頻率電流 (B)高頻率電流 (C)非間斷性的賈法尼電流儀(Galvanic current)電流 (D)間斷性賈法尼電流儀(Galvanic current)電流。

（D）96. 小狗在道路或其他公共場所便溺時，應由何人負責清除？ (A)土地所有權人 (B)清潔隊 (C)警察 (D)主人。

（A）97. 飲食習慣為全素者，易因何種營養素的缺乏而導致臉色蒼白貧血的現象？ (A)維生素 B12 (B)菸鹼酸 (C)維生素 E (D)維生素 C。

（A）98. 使用電儀器時必須採取的安全措施是 (A)去除顧客與美容師的首飾 (B)將顧客隔離 (C)將美容床放在導電的地方 (D)讓顧客手握濕布幫助導電。

（D）99. 對紫外線具有防禦能力的是 (A)脂肪層 (B)網狀層 (C)透明層 (D)角質層。

（B）100. 下列何種粉末遮蓋力較佳？ (A)碳酸鈣 (B)二氧化鈦 (C)滑石粉 (D)玉米澱粉。

（D）101. 下列何者為界面活性劑的選用依據？ (A)碘價(iodine value) (B)酸價(acid value) (C)皂化價(saponification value) (D)HLB 值。

（C）102. 公司員工甲意圖為自己或他人之不法利益，或對公司不滿而無故洩漏公司的營業秘密給乙公司，造成公司的財產或利益受損，是犯了刑法上之何種罪刑？ (A)竊盜罪 (B)詐欺罪 (C)背信罪 (D)侵占罪。

（C）103. 大氣層中臭氧層有何作用？ (A)造成光害 (B)對流最旺盛的區域 (C)吸收紫外線 (D)保持溫度。

（C）104. 不當抬舉導致肌肉骨骼傷害，或工作臺/椅高度不適導致肌肉疲勞之現象，可稱之為下列何者？ (A)感電事件 (B)不安全環境 (C)不當動作 (D)被撞事件。

（A）105. 下列何者不屬於美容院勞務類服務之經營項目？ (A)化妝品銷售 (B)化妝 (C)護膚 (D)美體。

（A）106. 我國移動汙染源空氣汙染防制費的徵收機制為何？ (A)隨油品銷售徵收 (B)依牌照徵收 (C)依照排氣量徵收 (D)依車輛里程數計費。

（C）107. 下列哪個植物萃取成分常放在化妝品中作為收斂劑？ (A)迷迭香 (B)蘆薈 (C)金縷梅 (D)七葉樹。

（D）108. 關於汗腺的敘述，何者正確？ (A)小汗腺只存在腋下 (B)小汗腺又稱為阿波克蓮汗腺 (C)大汗腺只存在嘴脣 (D)大汗腺會因細菌感染產生狐臭。

（C）109. 最易被皮膚吸收的油脂臘是 (A)合成性 (B)植物性 (C)動物性 (D)礦物性。

（C）110. 從業人員洗手在公共衛生上之意義？ (A)僅為洗掉其上的髮屑、皮屑 (B)沖洗後身心覺得舒暢 (C)可減少傳播傳染性病原體的機會 (D)只要便後洗手即可，不需每一顧客服務後逐一洗手。

（B）111. 如下圖，你知道這是什麼標章嗎？ (A)環保標章 (B)省水標章 (C)奈米標章 (D)節能標章。

（A）112. 有關黑色素細胞之敘述，何者錯誤？ (A)各人種間膚色不同主要是由黑色素細胞數目多寡決定 (B)在胚胎發育過程中是由外胚層衍化而來 (C)以其樹狀突觸(dendrites)，將黑色素小體傳送至組織液中 (D)黑色素的生成受到荷爾蒙、疾病及紫外線所影響。

（A）113. 某公司員工執行職務時，應具備下列哪一項觀念？ (A)若懷疑有違反公共利益之不法情事，應向權責機關檢舉 (B)基於對職務倫理的尊重，雇主的指示即使不當，也要盡力做好 (C)舉報不法可能導致工作不保，應三思而後行 (D)當雇主的利益與公共利益相衝突時，即使違反法令也要以雇主利益優先。

（D）114. 化妝品之防腐規範中，何種化妝品之要求最嚴格？ (A)口唇用 (B)清潔用 (C)頭髮用 (D)眉眼用。

（C）115. 二氧化碳和其他溫室氣體含量增加是造成全球暖化的主因之一，下列何種飲食方式也能降低碳排放量，對環境保護做出貢獻：A.少吃肉，多吃蔬菜；B.玉米產量減少時，購買玉米罐頭食用；C.選擇當地食材；D.使用免洗餐具，減少清洗用水與清潔劑？ (A)AD (B)AB (C)AC (D)ACD。

（A）116. 美容美髮業獲得利潤最主要的生產力來源是 (A)人力 (B)管理 (C)資金 (D)儀器設備。

（C）117. 營業場所從業人員如發現顧客有傳染性之皮膚病 (A)事後再將雙手及器具洗淨即可 (B)仍可為其服務 (C)應拒絕提供服務 (D)先洗淨其受感染的皮膚再行服務。

（A）118. 蜜蠟除毛的好處是 (A)將毛髮由毛根除去 (B)將毛髮在皮膚上折斷 (C)使毛髮變硬 (D)使用毛髮變細。

（C）119. 下列敘述何者錯誤？ (A)電流頻率越小，皮膚阻力越大 (B)電流頻率越高，作用深度越深 (C)電流頻率越高，皮膚阻力越大 (D)皮膚的角質層是電流進入身體的阻力來源。

（D）120. 使用 G5 按摩儀的揉捏式接頭，下列哪部位較不適合作按摩？ (A)背部 (B)臀部 (C)大腿 (D)腹部。

（D）121. 下列皮膚上的何種措施，防曬效果最佳？ (A)按時塗抹 SPF 數值最大的防曬乳 (B)撐傘、戴帽 (C)塗抹 SPF 數值最大的防曬乳 (D)穿上衣物。

（A）122. 美容師經健康檢查發現有 (A)開放性肺結核病 (B)胃潰瘍 (C)蛀牙 (D)高血壓 需停止執業。

（D）123. 有關承攬管理責任，下列敘述何者正確？ (A)勞工投保單位即為職業災害之賠償單位 (B)原事業單位交付承攬，不需負連帶補償責任 (C)承攬廠商應自負職業災害之賠償責任 (D)原事業單位交付廠商承攬，如不幸發生承攬廠商所僱勞工墜落致死職業災害，原事業單位應與承攬廠商負連帶補償責任。

（B）124. 下列有關保養品的選擇，何者正確？ (A)油性皮膚宜選含營養分較高的保養品 (B)乾性皮膚宜選含油分較高的保養品 (C)油性皮膚宜選含油分較高的保養品 (D)乾性皮膚宜選用收斂效果較高的化妝水。

（C）125. 純露是哪一種萃取方法產生的副產品 (A)化學溶劑法 (B)壓榨法 (C)蒸餾法 (D)脂吸法。

（A）126. 化妝品的煤焦油中若含 (A)苯環 (B)碳氧 (C)硫磺物 (D)碳化物 具有有致癌性。

（B）127. 營業秘密可分為「技術機密」與「商業機密」，下列何者屬於「商業機密」？ (A)設計圖 (B)客戶名單 (C)生產製程 (D)產品配方。

（B）128. 下列何者不宜使用 G5 振動儀？ (A)黑斑皮膚者 (B)孕婦 (C)青春痘皮膚者 (D)肥胖者。

（C）129. 溫室氣體減量及管理法中所稱：一單位之排放額度相當於允許排放 (A)一公斤 (B)一立方米 (C)一公噸 (D)一公擔 之二氧化碳當量。

（D）130. 使用直流電時，下列何者敘述錯誤？ (A)電流的流動都維持相同方向 (B)賈法尼電流是直流電 (C)電池是直流電 (D)電流的方向隨時間而不同。

（C）131. 人類眼睛網膜上的視覺細胞，對於「光線明暗」有密切關係為 (A)錐狀細胞 (B)虹彩 (C)桿狀細胞 (D)水晶體。

（C）132. 下列何者是屬於α-氫氧基酸的成分？ (A)棕櫚酸 (B)月桂酸 (C)乳酸 (D)硬脂酸。

（B）133. 店頭行銷的工作要項中，有關促進交易何者錯誤？ (A)商品陳列、品項之擴充 (B)商品成分檢驗 (C)提供樣品 (D)介紹說明商品。

（A）134. 下列敘述何者正確？ (A)黑色素是由體內的酪氨酸(Tyrosin)所合成的 (B)白化症的人其皮膚內無黑色素細胞 (C)膚色主要是以皮膚內黑色素細胞的多寡來決定 (D)黑色素細胞位於基底層細胞中，兩者間細胞個數比約為 1:100。

（C）135. 政府為推廣節能設備而補助民眾汰換老舊設備，下列何者的節電效益最佳？ (A)汰換電風扇，改裝設能源效率標示分級為一級的冷氣機 (B)因為經費有限，選擇便宜的產品比較重要 (C)優先淘汰 10 年以上的老舊冷氣機為能源效率標示分級中之一級冷氣機 (D)將桌上檯燈光源由螢光燈換為 LED 燈。

（D）136. 進出電梯時應以下列何者為宜？ (A)外面的人先進去，裡面的人才出來 (B)可同時進出 (C)爭先恐後無妨 (D)裡面的人先出，外面的人再進入。

（B）137. 成年期生長激素分泌不足會造成 (A)心智不全 (B)皮膚乾燥、有皺紋 (C)生長遲鈍 (D)過度肥胖。

（D）138. 下列何種粉末遮蓋力較佳？ (A)滑石粉 (B)碳酸鈣 (C)玉米澱粉 (D)二氧化鈦。

（A）139. 下列何者不是短硬毛的毛髮？ (A)鬍鬚 (B)耳毛 (C)鼻毛 (D)睫毛。

（B）140. 為了減少傳染病經由皮膚接觸傳染，下列何者錯誤？ (A)器械消毒 (B)使用消炎藥膏 (C)保持皮膚完整勿產生傷口 (D)工作前後洗手。

（A）141. 下列敘述何者錯誤？ (A)過濾淋巴液內的細菌和異物是淋巴管的功能之一 (B)淋巴系統就像人體組織的排水系統 (C)淋巴組織之功能可產生抗體，抵抗傳染病 (D)淋巴引流可以防止水腫。

（D）142. 降低油水間之表面張力，具乳化安定功能的是 (A)防腐劑 (B)保護劑 (C)添加劑 (D)界面活性劑。

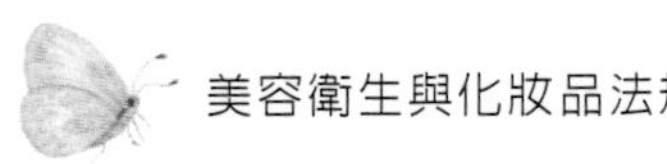

（B）143. 下列何者非屬使用合梯，應符合之規定？ (A)有安全之防滑梯面 (B)梯腳與地面之角度應在 80 度以上 (C)合梯材質不得有顯著之損傷、腐蝕等 (D)合梯應具有堅固之構造。

（C）144. 台灣地區地形陡峭雨旱季分明，水資源開發不易常有缺水現象，目前推動生活汙水經處理再生利用，可填補部分水資源，主要可供哪些用途：A.工業用水、B.景觀澆灌、C.飲用水、D.消防用水？ (A)ACD (B)ABCD (C)ABD (D)BCD。

（A）145. 下列敘述何者正確？ (A)皮膚吸收的途徑主要是經由毛囊而達皮膚內 (B)年齡越大毛髮的生長週期越長 (C)毳毛通常有髓質的構造 (D)毛幹主司毛髮的生長。

（D）146. 下列何者非個人資料保護法所稱之「蒐集」？ (A)在網路上搜尋知名學者的學、經歷 (B)人資單位請新進員工填寫員工資料卡 (C)在路上隨機請路人填寫問卷，並留下個人資料 (D)會計單位為了發給員工薪資而向人資單位索取員工的帳戶資料。

（C）147. 有關於社會新鮮人的工作態度，下列敘述何者不符合職場倫理？ (A)準時上班，不遲到早退，對同仁及顧客有禮貌 (B)遇到問題要向主管或前輩請教 (C)只要我喜歡，沒有什麼不可以 (D)多作多學，不要太計較。

（B）148. 下列何者，非屬法定之勞工？ (A)部分工時之工作者 (B)委任之經理人 (C)被派遣之工作者 (D)受薪之工讀生。

（A）149. 對於皮膚類型的判別，應考慮 (A)水分、油分的比例 (B)水分的含量 (C)pH 值 (D)油分的多寡。

（B）150. 何者不屬於「行銷組合」（Marketing Mix）的項目？ (A)地點(Place) (B)人(People) (C)促銷(Promotion) (D)產品(Product)。

（A）151. 將清理乾淨之器材以氯液消毒，其自由有效餘氯濃度為 (A)百萬分之二百 (B)十萬分之二百 (C)萬分之二百 (D)千分之二百。

（D）152. 下列何者是海洋受汙染的現象？ (A)形成黑潮 (B)臭氧層破洞 (C)溫室效應 (D)形成紅潮。

（A）153. 化學防曬劑係屬 (A)含藥化妝品 (B)一般化妝品 (C)日用品 (D)特用化妝品。

（A）154. 下列何種成分具有毒性且可能有致癌危險，歐洲、日本、台灣等國都列入禁止在美白化妝品使用？ (A)對苯二酚(hydroquinone monobenzyl ether) (B)鞣花酸(ellagic acid) (C)麴酸(kojic acid) (D)熊果素(arbutin)。

（C）155. 對於皮膚細胞之敘述下列何者正確？ (A)有棘細胞由 8-12 層的扁平細胞組成，是表皮中最厚的一層 (B)透明層在手掌及腳掌才有，由數層的扁平有核細胞組成 (C)顆粒層由 3-5 層，具有細胞核的扁平細胞所組成 (D)黑色素細胞受紫外線刺激會增生新細胞以產生黑色素。

（B）156. 有關手部保養的敘述，何者錯誤？ (A)寒冬最好以溫水洗手 (B)保養前需用酒精消毒保養部位 (C)勿使用刺激性香皂洗手 (D)為避免雙手沾上油汙，做家事最好戴上手套。

（D）157. 人類皮膚的細胞，在增生模式上，與下列何種細胞最相近？ (A)肌肉細胞 (B)神經細胞 (C)肝臟細胞 (D)骨髓細胞。

（A）158. 一般桶裝瓦斯（液化石油氣）主要成分為 (A)丙烷 (B)乙炔 (C)辛烷 (D)甲烷 及丁烷。

（A）159. 下列何者不是化妝品經皮吸收的途徑？ (A)經由微細血管吸收 (B)經由汗孔口毛囊口吸收 (C)由角質細胞間隙滲入 (D)直接穿越角質層。

（A）160. 在生物鏈越上端的物種其體內累積持久性有機汙染物(POPs)濃度將越高，危害性也將越大，這是說明 POPs 具有下列何種特性？ (A)生物累積性 (B)持久性 (C)半揮發性 (D)高毒性。

複選題

(ACD) 1. 下列何者攝取足量有利於骨骼健康的維持？ (A)鈣、磷 (B)攝取高蛋白質含量的飲食 (C)維生素 C (D)維生素 D。

(BC) 2. 關於皮膚用化妝品類廣告，得宣稱詞句為 (A)平撫肌膚疤痕 (B)撫平皺紋 (C)防止肌膚老化 (D)消除黑眼圈。

(ACD) 3. 「管理」的基本功能，包含 (A)規劃 (B)任用 (C)組織 (D)領導。

(ABC) 4. 挫傷或扭傷後，不可 (A)熱敷 (B)繼續活動 (C)加以揉搓以減少疼痛 (D)加壓並冷敷使血管收縮。

(BCD) 5. 關於頭髮用化妝品類廣告，得宣稱詞句為 (A)促進毛髮生長 (B)強化滋養髮根 (C)維護頭皮健康 (D)防止髮絲分岔。

(BC) 6. 針對肌肉的敘述，何者正確？ (A)顳肌藉由帽狀腱膜直接與額肌相連 (B)眼輪匝肌圍繞眼睛周圍，使眼瞼能自主性的閉合 (C)嚼肌為固定在顴管上，可將下巴往下拉 (D)口輪匝肌是一個薄而扁平的皮下肌肉。

(ABD) 7. 以下何者為影響法令紋深淺的肌肉？ (A)口輪匝肌 (B)頰肌 (C)皺眉肌 (D)下唇方肌。

(BCD) 8. 個人衛生的基本內涵應涵蓋哪些層面？ (A)自然 (B)心理 (C)身體 (D)社會。

(AC) 9. 甲狀腺荷爾蒙有何作用？ (A)促進成長作用 (B)調節血液中鈣與磷的含量 (C)調節新陳代謝 (D)製造免疫淋巴球。

(BCD) 10. 美容器具消毒，下列何者錯誤？ (A)低速電刷之刷頭使用前後均應消毒 (B)美容營業場所的毛巾，洗淨後即可再次使用 (C)美容儀器只有化學消毒方法才有效殺滅其病原體，物理消毒無法殺滅 (D)經煤餾油酚浸泡之美容器材，不須先以清水沖洗乾淨，消毒完成後即可使用。

（BD） 11. 淋巴系統是人體的重要防衛體系，分布全身的器官，其中以 (A)頭部 (B)腹部 (C)胸部 (D)頸部 淋巴組織聚集最多。

（CD） 12. 皮膚藉由下列何種組織達到物理性之保護作用？ (A)黑色素細胞 (B)皮脂膜 (C)角質層 (D)皮下脂肪組織層。

（ABD） 13. 有關化妝品廣告之規定，下列何者正確？ (A)應事先申請衛生主管機關核准，並向傳播機構繳驗核准之證明文件 (B)化妝品不得宣播猥褻、有傷風化或虛偽誇大之廣告 (C)含有醫療或毒劇藥品成分之化妝品的廣告，限登載於醫藥專業刊物 (D)其在核准登載、宣播期間，發現內容或登載、宣播方式不當者，原核准機關得廢止或令其修正之。

（AC） 14. 有關蠟脫毛法之敘述，何者正確？ (A)順毛上蠟逆毛剝除 (B)脫毛後，毛髮越長越粗 (C)可使毛髮由毛根除去 (D)蠟溫越高越好。

（ACD） 15. 關於皮膚用化妝品類廣告，得宣稱詞句為 (A)減少肌膚脫屑 (B)預防暗瘡 (C)預防皮膚乾裂 (D)改善暗沉。

（BD） 16. 按摩手技中，摩擦法的功用是 (A)消除脂肪 (B)促進血液循環 (C)消除皺紋 (D)促進肌膚新陳代謝。

（CD） 17. 下列何者屬於水溶性維生素？ (A)維生素 D (B)維生素 K (C)維生素 B 群 (D)維生素 C。

（CD） 18. 針對角質層的敘述，下列何者正確？ (A)角質層厚度不受年齡影響 (B)可經由毛細血管取得營養 (C)為扁平無核的角化細胞 (D)主要功能為防止水分蒸發及摩擦傷害。

（ABD） 19. 營業場所空調及其冷卻水塔之定期清洗、消毒維護，與預防下列哪些傳染病無關？ (A)肝炎 (B)流行性感冒 (C)退伍軍人症 (D)鼠疫。

（ACD） 20. 美容業獲得利潤的主要來源？ (A)活動促銷 (B)顧客教育 (C)產品販售 (D)技術服務。

（AB） 21. 下列哪些成分可以添加在化妝品中？ (A)果酸 (B)胺基酸 (C)類固醇 (D)維他命 A 酸。

（BC） 22. 皮膚角質的成分包含 (A)彈力纖維 (B)水分 (C)脂質 (D)荷荷芭油。

（BC） 23. 用電認識與安全，下列何者正確？ (A)使用延長線或電器電線時，應將其綑綁纏繞玻璃杯旁 (B)伏特是電流壓力的測量單位 (C)瓦特是電器之功率測量單位 (D)拔除蒸氣機插頭時，手與插頭距離應保持 5 公分較安全。

（CD） 24. 下列對於配色基本原理的敘述，何者錯誤？ (A)配色要考慮季節，炎熱氣候（夏季）宜使用寒色系 (B)利用規則的色彩層次，漸漸變化，可產生有秩序的律動感的是漸層配色(Gradation) (C)配色時，可選用不同色系 4~5 色搭配，以增加色彩的豐富度 (D)膚色泛黃者宜使用黃橙色唇膏、橄欖綠的眼影。

（BD） 25. 使用化妝品若發生過敏現象應如何處置？ (A)用大量化妝水冷敷 (B)立即停止使用 (C)熱敷安撫 (D)到皮膚科就診。

（ABC） 26. 下列哪些行為，有得到愛滋病的危險？ (A)共用針筒、針頭 (B)不安全的性行為 (C)共用刮鬍刀 (D)蚊子叮咬。

（ACD） 27. 業者未經合法工廠，私自調製化妝品販賣，屬違法行為可處以 (A)15 萬元以下罰金 (B)10 萬元以下罰鍰 (C)一年以下有期徒刑 (D)拘役。

（AB） 28. 針對紫外線對皮膚的影響，下列何者錯誤？ (A)會形成脂漏性皮膚炎 (B)對白斑患者有良好療效 (C)過度照射會使皮膚提前老化 (D)會製造維生素 D3。

（CD） 29. 有關攝影妝之敘述，下列何者正確？ (A)黑白攝影妝，化妝色彩宜採用鮮明、含亮粉的顏色 (B)個人專輯攝影妝應強調彩妝設計師個人風格為設計重點 (C)平面媒體攝影時，宜注重畫面的精緻 (D)攝影時會使五官容貌呈現平面感的燈光是正面光。

（CD） 30. 下列何種皮膚缺點，可使用綠色飾底乳修飾？ (A)黑斑 (B)黑頭粉刺 (C)尋常性痤瘡(青春痘) (D)酒糟鼻。

（BC） 31. 請選出胰臟的作用？ (A)解毒作用 (B)分泌荷爾蒙 (C)分泌胰液 (D)貯藏營養作用。

（CD） 32. 芳香療法中常作為基底油(Base Oil)之植物油，須具備下列哪些特性？ (A)須經 80° C 以上高溫萃取 (B)可添加人工色料增加穩定性 (C)不經化學提煉 (D)不得添加防腐劑。

（ABC） 33. 胸大肌分為哪三部分？ (A)胸骨肌 (B)肋骨肌 (C)鎖骨肌 (D)胸腔肌。

（AC） 34. 在色相環中，屬於暖色是 (A)橙 (B)黑 (C)紅 (D)青。

（BCD） 35. 下列何者是人體水分排出的途徑？ (A)肝臟 (B)腎臟 (C)皮膚 (D)肺臟。

（ABD） 36. 有關儀器之使用，下列何者錯誤？ (A)吸引機適用於酒槽鼻 (B)皮膚檢查燈(Wood,s lamp)其燈光是採用日光燈 (C)高速電刷洗臉器適用於油性、毛孔粗大肌膚 (D)使用電熱面罩護理皮膚，油性及面皰性肌膚應先擦上收斂化妝水。

（AB） 37. 請選出下列何者不含膽固醇？ (A)花生油 (B)橄欖油 (C)牛油 (D)豬油。

（BCD） 38. 對界面活性劑之敘述，下列何者正確？ (A)短鏈的是疏水基、長鏈的是親水基 (B)其特性包含乳化、潤濕、分散、殺菌 (C)界面活性劑可分為離子型和非離子型兩型 (D)其分子結構中包含親水和親油兩部分。

（ABC） 39. 身體保養時，何種按摩手技可使肌肉獲得舒緩及放鬆？ (A)振動 (B)按撫 (C)揉捏 (D)扣敲。

（BCD） 40. 白色毛巾宜以何方法消毒？ (A)煤餾油酚肥皂液 (B)煮沸 (C)漂白水 (D)流動蒸氣。

（AD） 41. 請選出肝臟的作用？ (A)製造膽汁 (B)消化碳水化合物 (C)分泌荷爾蒙 (D)合成肝醣。

（ACD） 42. 以下何者為影響法令紋深淺的肌肉？ (A)口輪匝肌 (B)皺眉肌 (C)下唇方肌 (D)頰肌。

（BCD） 43. 以化妝為例，下列何者屬於間接成本？ (A)化妝品耗材 (B)水電費 (C)網路行銷費 (D)房租費。

（BCD） 44. 缺乏何種營養素是導致貧血的主因 (A)維生素 E (B)維生素 B6 (C)鐵質 (D)維生素 B12。

（ABD） 45. 有關呼吸道完全阻塞之急救處理，何者正確？ (A)意識清醒的患者可用哈姆立克法急救 (B)嬰兒可用背擊法急救 (C)肥胖者可用腹部推擠法急救 (D)孕婦可用胸部按壓法急救。

（ABC） 46. 化妝品中添加下列哪些美白成分，依現行規定無須申請查驗登記？ (A)Sodium Ascorbyl phosphate (B)Ascorbyl Glucoside (C)Magnesium Ascorbyl Phosphate (D)Ascorbyl Tetraisopalmitate。

（BCD） 47. 關於皮膚用化妝品類廣告，得宣稱詞句為 (A)預防暗瘡 (B)預防皮膚乾裂 (C)改善暗沉 (D)減少肌膚脫屑。

（ABC） 48. 下列那些因素會影響體內鈣質的平衡？ (A)副甲狀腺素 (B)維生素 D (C)降血鈣素 (D)維生素 K。

（AB） 49. 下列哪些產品屬於「一般化妝品」？ (A)保濕乳液 (B)沐浴乳 (C)染髮劑 (D)燙髮劑。

（AB） 50. 保養品被皮膚吸收的路徑 (A)角質層 (B)毛囊口 (C)毛細血管 (D)汗腺的開口。

（BD） 51. 肩頸部按摩，最易放鬆的肌肉是 (A)頸闊肌 (B)斜方肌 (C)胸大肌 (D)胸鎖乳突肌。

參考資料 References

1. 「化妝品衛生管理條例暨有關法規」，行政院衛生署員工消費合作社印。
2. 趙揚清。行政院公平交易委員會「瘦身美容業處分案例彙編」，2000。
3. 吳緯文、王惠美。美容乙、丙級學科總複習，啟英文化事業有限公司，2003。
4. 周玫。乙級美容師學科證照考試指南（第三版），揚智出版社，2004。
5. 廖秀瑩、鈺人、劉銘富。美容學科匯總，國彰出版社，2005。
6. 羅雨順。資訊 EXAM 甲乙丙專業美容乙級學科考試。
7. 王怡文。化妝品法規，高立圖書有限公司。
8. 林恩仕、蘇玉燕。美容法規，高立圖書有限公司，2012。
9. 鄭玉波著、黃宗樂修訂。法學緒論（第二十二版），三民書局，2016。
10. 林紀東、蔡墩銘、鄭玉波、古登美。新編六法全書，五南圖書出版公司。
11. 王素華。家政行職業衛生與安全，台科大圖書，2013。
12. 王淑珍。美容（丙級）學術科通關寶典，台科大圖書，2005。
13. 王三郎。應用微生物學，高立圖書有限公司，1998。
14. 尤封陵等。基礎微生物學，高立圖書有限公司，2006。
15. 李秀蓮、周金貴、方碩立。美容與衛生 II，儒林，2001。
16. 李秀蓮、周金貴、林文鴻。化妝品學概論，儒林，2001。
17. 李景文、黃敏亮、涂漢欽、陳有志、陳獻章、潘乃紹。工業安全及衛生，高立圖書有限公司，2002。
18. 周志中。該急救！怎麼做？：實用 CPR 圖解，力大圖書，2006。

19. 林恩仕、蘇玉燕。化妝品法規，高立圖書有限公司，2003。
20. 林柏每等。健康與護理，幼獅，2006。
21. 林麗雪、簡月珍。化妝品學概論，啟英文化，2003。
22. 許德發。美容化妝品法規，新文京開發，2004。
23. 許德發等。化妝品概論，華格那企業，2008。
24. 陳樺亭。美容與衛生，啟英文化，2012。
25. 張靜安、陳淑芬、林碧珠。健康與護理，新文京開發，2007。
26. 張仁福。環境衛生學，新文京開發，2004。
27. 郭雅音、謝素娥、羅雪霞。微生物學，藝軒，1995。
28. 彭金玉、蔡琦、徐瑞蓮、黃淑桂、張聰民、莊佳霖、王詠騰。美容衛生學，華格那企業，2013。
29. 楊昌裔。職業安全與衛生（第四版），全華，2014。
30. 賴貞秀、張乃方。化妝品學概論，龍騰文化，2001。
31. 全國法規資料庫：law.moj.gov.tw。
32. 衛生福利部網站：www.mohw.gov.tw。
33. 臺北市政府衛生局網站：www.health.gov.tw。
34. 經濟部智慧財產局：www.tipo.gov.tw。
35. 衛生福利部疾病管制署全球資訊網：http://www.cdc.gov.tw。
36. 衛生福利部食品藥物管理署．化妝品相關法規：http://www.fda.gov.tw/TC/site.aspx?sid=640。
37. 勞動部勞動及職業安全衛生研究所：http://www.ilosh.gov.tw。
38. 勞動部勞動力發展署－技能檢定中心全球資訊網：https://www.wdasec.gov.tw/wdasecch/index.jsp。

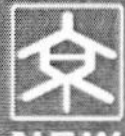

NEW WCDP
新文京開發出版股份有限公司
新世紀・新視野・新文京 — 精選教科書・考試用書・專業參考書